新文京開發出版股份有限公司

NEW WCDP

新世紀 · 新視野 · 新文京 — 精選教科書 · 考試用書 · 專業參考書

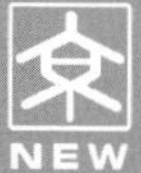

New Wun Ching Developmental Publishing Co., Ltd.

New Age · New Choice · The Best Selected Educational Publications — NEW WCDP

第 3 版
3rd Edition

健康促進

HEALTH PROMOTION

許雅雯．葉慧容．黃戊田．林麗華
吳敏欣．洪于婷．蔡新茂．林指宏 編著
何東波 總校閱

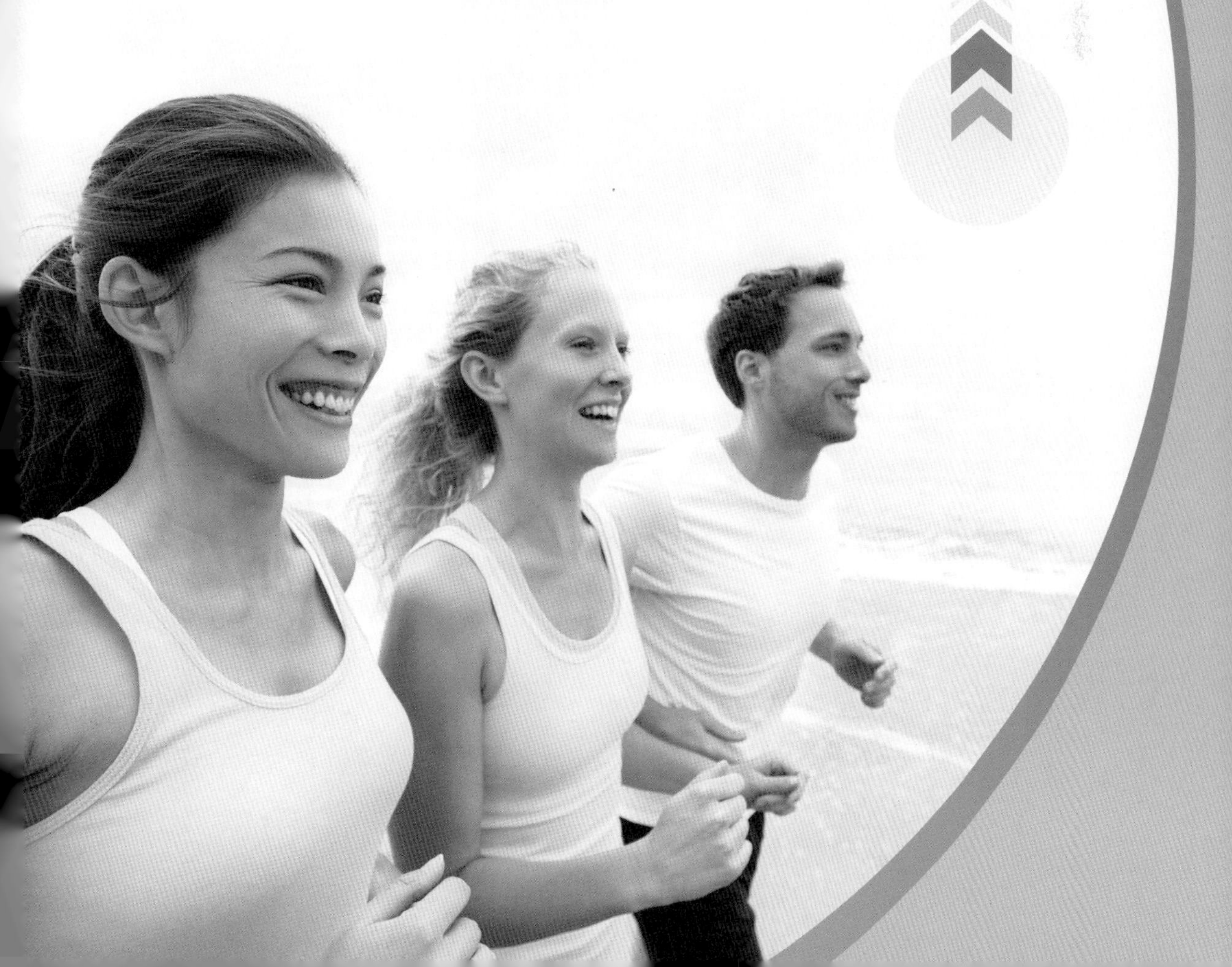

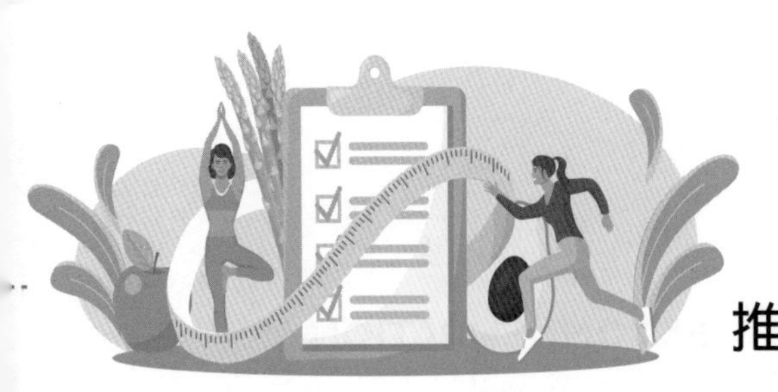

推薦序 RECOMMENDATION

依據聯合國世界衛生組織 (WHO) 之「老化綱領」指標及 2014 年國家發展委員會統計資料指出，臺灣已於 1993 年正式邁入「高齡化社會 (ageing society)」，2018 年成為「高齡社會 (aged society)」國家；嗣後，臺灣由「高齡社會」邁入「超高齡社會 (super-aged society)」的時間將更為短促，預計僅需 8 年時間。易言之，迄至 2025 年，臺灣老年人口將快速成長至總人口數之 20%。是時，臺灣人口老化速度位居全球第一。

內政部統計處調查顯示，臺灣自 2003 年起，12 年內「平均餘命」增加 3.94 歲，達到 81.3 歲；其中，女性為 84.7 歲，男性為 78.1 歲，女性平均餘命雖較男性高，但健康平均餘命百分比卻比男性低，顯見其生命末期需要照護時間較男性長。在在顯示：邁入高齡化社會期間，臺灣國民平均餘命雖已逐年延長；惟因國人長期忽視「預防保健」及「健康維護」的自我責任，導致國人「健康平均餘命」顯著落後於「平均餘命」的扭曲現象。終究其關鍵所在，歸因於醫藥科技之發展旨在提供「消極式疾病醫療」，而非「積極式健康促進」；前者係以「醫藥衛生」與「醫藥養命」為前提，後者則以「健康促進」與「樂活養生」為導向。

臺灣全民健保制度實施以來，雖受世界各國的欽羨；惟最大的迷失是，政府花費龐大經費在平均餘命的末端，即疾病治療的部分，而較少投資在前端的預防保健。隨著老年人口的增加，全民健保的經費支出尚能撐多久？值得吾人省思。邇來，臺灣正視高齡化社會的成長，地方政府刻正積極推動「高齡友善城市 (aged-friendly city)」的終極目標。希冀延長老人健康餘命、減少醫療支出、改善國民生活品質，精進高齡者「終身學習、健康快樂、自主尊嚴、社會參與」等政策，以期「活躍老化」、「成功老化」，使高齡者享有「永齡康健、樂活人生」的老年生活，實現「臨終前二週才躺在床上生活！」之臻境。

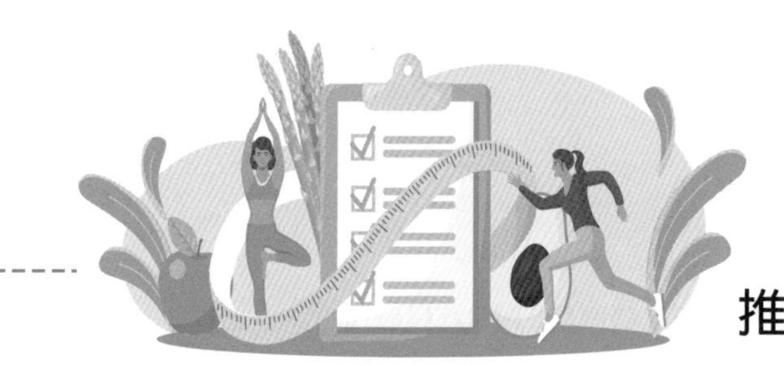

推薦序 RECOMMENDATION

再者，追溯 1979 年美國衛生、教育與福利部於「2000 年全民健康」之全球策略中，明確修正健康政策及健康服務方向，促使人們擁有「正向健康」之生活態度，啻是預防死亡或疾病的發生而已。1986 年，WHO 進一步揭櫫「健康」係 21 世紀人類的共同責任與追求目標，並將「健康促進」列為人類健康服務的新策略。此外，根據美國史丹佛研究中心 (SRI) 指出，全球健康市場區分為「健康促進產業 (wellness industry)」與「疾病醫療產業 (sickness industry)」兩大類型。亦即，由往昔端賴醫藥專業服務與疾病醫療，轉趨正向的、積極的主動從事預防保健、健康維護、休憩養生之「樂活」生活型態 (life style of health and sustainability, LOHAS)，在在顯示「樂活服務產業」儼已成為 21 世紀新潮流。

有鑑於總體環境的急遽變遷，本校除依循高等技職教育政策暨順應國家健康產業發展亟需外，時刻尋求「轉型與突破」，務期迎合全球休閒、健康、觀光及醫療等產業的發展脈絡、竭力落實 WHO 揭櫫的健康真諦，並減緩少子化與高齡社會結構之衝擊，裨益構築莘莘學子「適性揚才」的學習與成長環境為期許。

1964 年，時值臺灣環境衛生與醫療資源嚴重匱乏之際，本校創校初期係以「藥學」起家；然隨著社經文化的更迭，加上國人生活型態的改變，意識「自我健康管理」的重要性。本校爰整合相關教學資源，設置「休閒暨健康管理學院」，期能發揮「科際整合 (Inter-disciplinary)」之綜效。有幸在何院長東波博士的支持與鼓勵下，匯聚公共衛生、基礎醫學、養生照護、運動科學、觀光遊憩、都市規劃、社會工作等專業領域之教師，共同編著「健康促進」一書，俾提供學生健康促進領域中之最新知識與技能。本書共分為十章，係以「預防保健」為啟始，循序闡釋「健康行為理論」與「健康生活型態」、「飲食與健康」、

「健康體適能」與「飲食與健康」、「心理健康」與「壓力管理」、「健康旅遊」與「觀光醫療」，以及「銀髮族健康促進」等議題，期能勾勒「樂活服務產業」風貌，營造新世紀「健康促進」模式，不啻吻合全球健康產業發展趨勢；同時，兼顧「健康務實」教育理念暨「全人健康服務」終極教育目標。

期盼本書能帶給每位讀者嶄新的觀念，認識全方位之「健康促進」與「樂活服務產業」面向，藉以形塑新世紀「養生照護產業」願景；進而，開創高齡友善服務場域，對本校培育「樂活服務產業專業人才」之教育使命具有劃時代意義。

嘉南藥理大學　前副校長

吳森琪

序言 PREFACE

根據 CFH 健康知識網報導：「由於環境衛生的改善、糧食的充裕、疾病的有效預防和醫療的進步，全世界絕大多數國家的國民零歲平均餘命，近年來持續增加。尤其是某些亞洲國家，其十年內平均壽命增加超過 5 歲。」1900 年人類的平均餘命僅約 55 歲，但到了 2019 年世界人口的平均餘命已經達到 72 歲。有些人認為當今人類的平均餘命均稱太短，在健康知識更普及，環境汙染降低、醫療技術更精進之後，人類平均餘命 100 歲將不再是夢想。

然而平均餘命的提高，並不等於人們的生活品質提高。在我們身邊仍有許多人生活在病痛中，僅靠著藥物或醫療延續生命，那些人不但自己生活在痛苦中，有時甚至還會拖累周遭的親人，社會上也因此付出更多成本。譬如，臺灣健保署每年的支出有很大比例是用在臨終病人身上。芬蘭訂有健康促進目標，其希望每個人「臨終前兩週才躺在床上」，其他時間皆能活動自如。倘若臺灣社會也能達到類似於芬蘭的健康促進目標，屆時我們每個人都能健康的活著，不但自己能夠快樂生活，身旁親友的生活品質也會隨之提高。

1986 年在加拿大渥太華 (Ottawa) 召開第一屆健康促進國際會議 (First International Conference on Health Promotion) 後，世界各國的健康政策已經逐漸從消極的「疾病預防」轉為積極的「健康促進」。渥太華的健康促進憲章將健康促進界定為：「使人們能夠強化自身掌控，並增進健康的過程。」健康促進的觀念是促使人們擁有「正向積極的健康」，而不再只是預防死亡或疾病的發生而已。健康促進強調的並不僅止於平均餘命的增加，也包括健康快樂的生活，但要達到健康促進的目標是需要靠大家一起來努力的。

健康促進的理念是全人健康，它將健康的範疇擴展到每個人在生理、心理以及社會面向的健康，也就是意味著一個人身、心、靈的正常發展。若要達到全人健康，一個人除要均衡飲食、規律運動外，還要做到健康的生活型態，甚至於擁有積極樂觀的人生態度。比較當今臺灣的社會現況，要達到健康促進的全人健康之理想，顯然尚有許多地方有待努力與克服，其中包括：健康促進相關政策的訂定與制度的變革、健康觀念的普及、提升健康促進產業的發展，以及人們擁有健康的生活型態，並知關懷他人等。

嘉南藥理大學與時俱進，將健康促進列為學校校務發展重點目標。嘉南藥理大學休閒暨健康管理學院為了推廣健康促進教育，將「健康促進」列為基礎必修課程，並邀請專精健康促進領域的老師們共同編輯此書。本書可視為健康促進入門必讀的書籍，其內容除介紹健康促進觀念與生活型態、健康飲食、健康體適能、心理健康與壓力管理外，為因應高齡化社會的來臨，本書還提供許多銀髮族健康促進的技能及提升身心靈健康的方法。三版更增補新知，更新政策與數據，提供近年健康促進及其產業的最新趨勢。期盼透過本書的閱讀，除有助於讀者獲取正確的健康促進觀念，也能因此實踐健康促進的理念於日常生活中，而獲得更圓滿的健康人生。

嘉南藥理大學休閒暨健康管理學院

院長 何東波 謹識

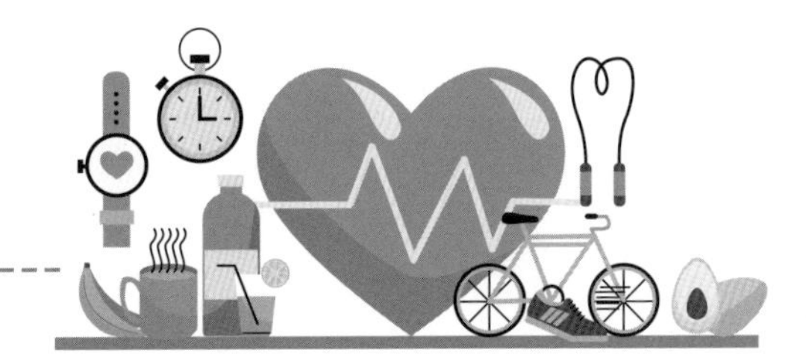

編著者簡介 ABOUT THE AUTHORS

總校閱

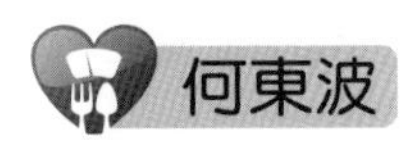

何東波

學歷

- 美國西北大學土木工程研究所都市及區域計畫博士
- 國立中興大學都市計畫研究所碩士
- 國立成功大學都市計畫學系學士

現職

- 嘉南藥理大學休閒保健管理系教授兼休閒學院院長

編著者

許雅雯

學歷

- 美國南加州大學預防醫學博士
- 美國南加州大學公共衛生學碩士
- 國立臺灣大學公共衛生學學士

現職

- 嘉南藥理大學醫務管理系副教授

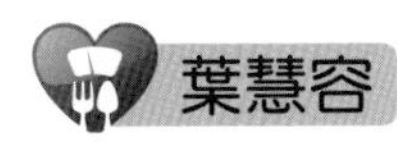

葉慧容

學歷

- 國立成功大學基礎醫學研究所博士
- 國立陽明醫學院公共衛生學研究所碩士

現職

- 嘉南藥理大學職業安全衛生系副教授

黃戊田

學歷

- 國立成功大學基礎醫學研究所博士
- 國立成功大學微生物暨免疫學研究所碩士
- 國立成功大學生物系學士

現職

- 嘉南藥理大學休閒保健管理系教授

林麗華

學歷

- 菲律賓西南大學體育所碩士
- 中國文化大學體育系學士

現職

- 嘉南藥理大學運動管理系副教授

吳敏欣

學歷

- 東海大學社會工作學系博士
- 東海大學社會工作學系碩士
- 東海大學社會工作學系學士

現職

- 嘉南藥理大學社會工作系助理教授

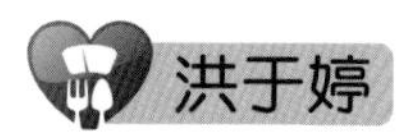

洪于婷

學歷

- 國立成功大學都市計畫系博士

現職

- 國立金門大學都市計畫與景觀學系副教授

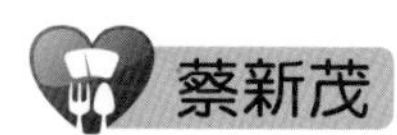

蔡新茂

學歷

- 國立陽明大學生理學研究所博士

現職

- 嘉南藥理大學休閒保健管理系助理教授

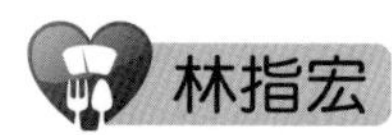

林指宏

學歷

- 國立成功大學醫學院基礎醫學博士

現職

- 嘉南藥理大學觀光事業管理系副教授

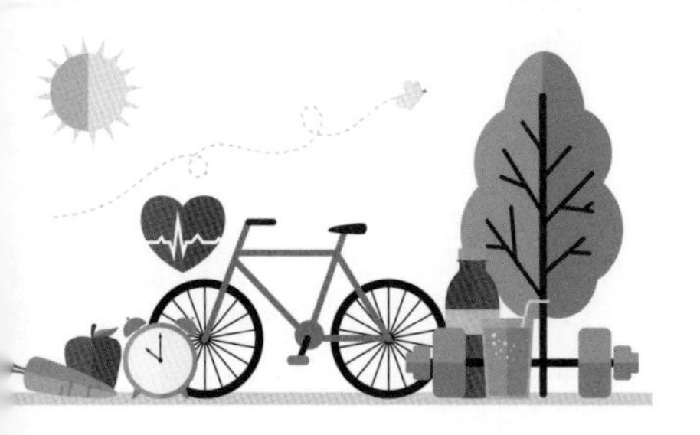

目錄 CONTENTS

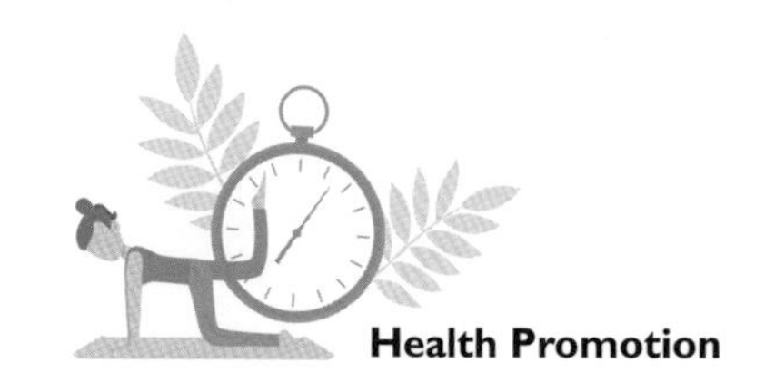

Chapter 07 健康旅遊與觀光醫療

洪于婷

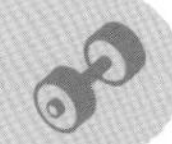

Chapter 08 銀髮族健康促進

葉慧容

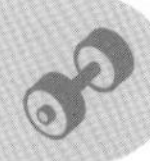

Chapter 09 身心靈統合－另類療法與健康促進

蔡新茂

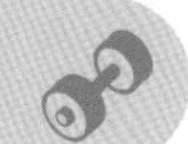

Chapter 10

健康促進產業的未來發展

林指宏

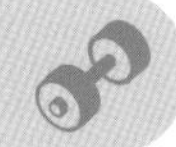

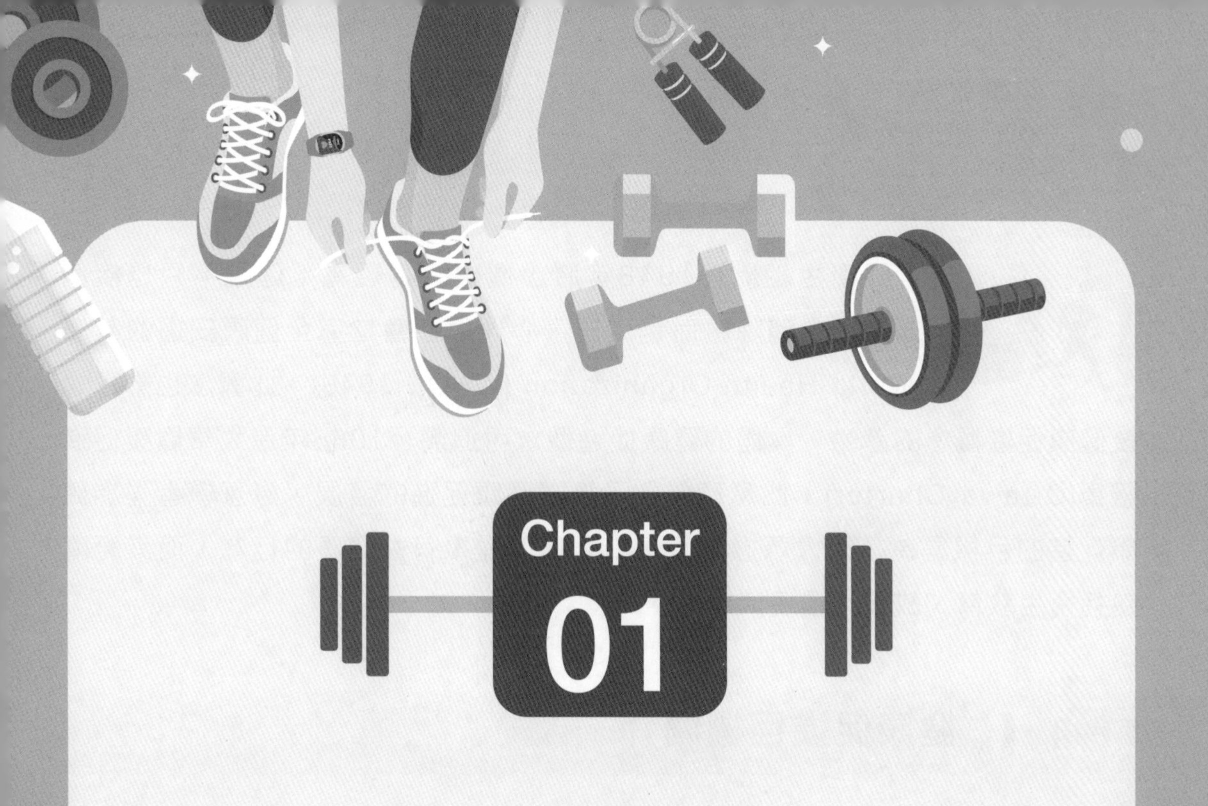

Chapter 01

健康促進概論

許雅雯　編著

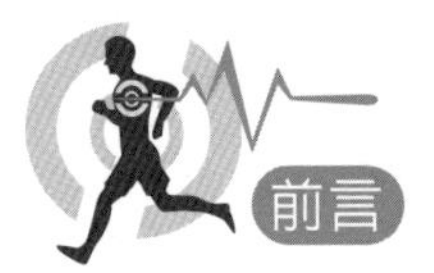

世界衛生組織在1948年將「健康」定義為：健康不只是疾病或羸弱之消除，而是生理、心理與社會之完全健康安適的狀態(World Health Organization [WHO], 1948)。此觀念也影響之後健康促進概念的產生，具體的健康促進觀念可追溯至1986年渥太華健康促進憲章(Ottawa Charter)；此憲章開啟了後續健康促進的發展，專家學者強調健康促進的目標是為了使大眾過更健康的生活而從事有益健康的行為，而其範圍包括衛生教育、政策、環境與媒體。

1-1 健康促進目標簡介

一、美　國

根據美國疾病管制局(Centers for Disease Control and Prevention, CDC) 2010年的統計資料顯示，在十大死因當中有七項屬於慢性疾病；而在這些慢性疾病當中又以心血管疾病與惡性腫瘤為主，此二項疾病占了約47%的總死亡案例。在2012年研究指出，美國將近一半的成年人（約1.17億人）有至少一項的慢性健康問題（如糖尿病、心臟疾病、癌症、中風、關節炎），而大約25%的美國成年人至少有二項的慢性健康問題(Ward, Schiller, & Goodman, 2014)。自1979年起大約每隔10年會由美國衛生與人群服務部(U.S. Department of Health and Human Services)擬定接下來10年針對不同健康議題之健康促進和疾病預防的方針，這些方針是依照相關衛生單位在過去10年的科學研究結果為基礎。每次的健康方針不僅對美國公共衛生領域具關鍵性的影響，也是其他國家效法的指引，期盼這些藉由科學證據而制定的目標，能夠深遠的影響各單位的政策方案，進而提升大眾健康和消除健康不平等。目前最新的版本為《2030年健康人民》，並提出355個核心目標，其中包含了五項影響健康的社會決定因素：教育普及與品質、健康照護可近性與品質、鄰里與建築環境、社會和社區背景及經濟穩定（圖1-1）。

教育普及與
品質
健康照護可近
性與品質
經濟穩定
鄰里與建築
環境
社會和社區背景

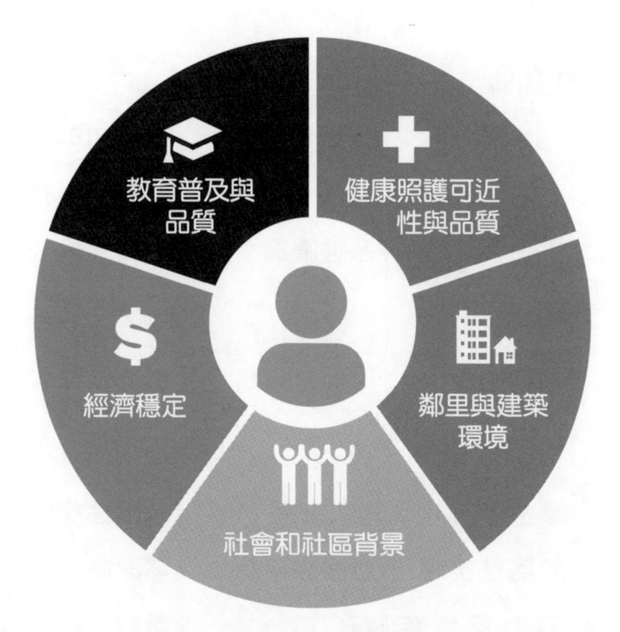

圖 1-1　2030 年健康人民之影響健康的社會決定因素

資料來源：U. S. Department of Health and Human Services (2020). *Healthy People 2030*. https://health.gov/healthypeople

二、臺　灣

根據調查顯示，國人平均壽命有持續上升的趨勢，2021年男性的平均壽命為78.1歲，女性為84.7歲。臺灣1952~2021年的十大死因整理在表1-1當中（衛生福利部，2022），發現隨著醫藥科技的進步與整體公共衛生環境條件的提升，臺灣的十大死因由1952年以消化系統疾病和傳染病如胃炎、肺炎、腸炎與結核病等為主因，轉變至2021年時以惡性腫瘤、心血管、糖尿病等慢性疾病為主，可見死因統計由數十年前以傳染疾病為主的趨勢，變成慢性病的病因。值得注意的是，在2021年十大死因報告中指出臺灣十大死因中有六項與肥胖有關，包含惡性腫瘤、心臟疾病、腦血管疾病、糖尿病、高血壓性疾病與腎病。目前國內外多數以運動和飲食為主軸的減重衛生教育介入成功率偏低或是成效有限(Mastello et al., 2011)，了解更多可能影響運動與肥胖的因素，可提供未來減重相關的健康促進方案和政策的制定，進而達到改善全民健康的長期目標。

表 1-1　1952~2021 年的十大死因統計

年份	1952年	1981年	1991年	2006年	2021年
順位	男女合計	男女合計	男女合計	男女合計	男女合計
1	胃炎、十二指腸、腸炎及大腸炎	腦血管疾病	惡性腫瘤	惡性腫瘤	惡性腫瘤
2	肺炎	惡性腫瘤	腦血管疾病	腦血管疾病	心臟疾病（高血壓性疾病除外）
3	結核病	事故傷害	事故傷害	心臟性疾病	肺炎
4	心臟疾病	心臟性疾病	心臟性疾病	糖尿病	腦血管疾病
5	中樞神經之血管病變	高血壓性疾病	糖尿病	事故傷害	糖尿病
6	周產期之死因	慢性肝病及肝硬化	慢性肝病及肝硬化	肺炎	高血壓性疾病
7	腎炎及腎水腫	支氣管炎、肺氣腫及氣喘	肺炎	慢性肝病及肝硬化	事故傷害
8	惡性腫瘤	肺炎	腎炎腎徵候群及腎性病變	腎炎腎徵候群及腎性病變	慢性下呼吸道疾病
9	支氣管炎	結核病	高血壓性疾病	自殺	腎炎、腎病症候群及腎病變
10	瘧疾	腎炎腎徵候群及腎性病變	支氣管炎、肺氣腫及氣喘	高血壓性疾病	慢性肝病及肝硬化

資料來源：衛生福利部統計處(2022)・*衛生福利統計專區*。http://dep.mohw.gov.tw/DOS/np-1776-113.html

1-2 三段五級的疾病預防概念

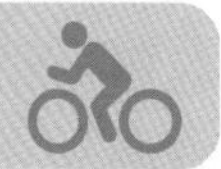

一、疾病預防之三段五級觀念

疾病的預防在公共衛生領域扮演極重要的角色，不論是在慢性疾病或是傳染性疾病的防治上，最常被舉出的疾病預防觀念，便是三段式的疾病預防方針。下列介紹三段式疾病預防概念時，會結合疾病自然史觀念，以方便讀者了解各階段的預防概念如何實際套用在疾病的發展歷程上。

（一）疾病自然史與分期

一般而言，無論是慢性疾病或是傳染性疾病的發生過程，皆會依循疾病自然史(natural history of disease)的分期進行自然的演變(Bhopal, 2002)：**易感受期(stage of susceptility)**、**次臨床期(stage of presymptomatic disease)**、**臨床期(stage of clinical disease)**、**殘障期(stages of diminished capacity)**。在**易感受期**，個體還沒有生病，但是個人之周遭環境中已有危險因子（如不健康的生活型態、暴露在易致病的環境中）的存在，只是這些危險因子還沒有累積到足以致病的臨界點；若是傳染性疾病，有可能這些致病因子尚未進入人體內。通常流行病學學者積極致力於找出不同疾病的危險因子，其目的在於協助降低疾病發生的機率，改善大眾的健康。當疾病進入**次臨床期**時，前述的致病因子或是危險因子已經在人體內產生病理變化，但尚未有臨床症狀的出現；此階段也可稱為潛伏期，個人身體內的生理變化，還是處在低於臨床診斷標準階段，比較難被察覺與診斷出來。當疾病進入**臨床期**時，代表個人體內的生理變化或是病理機轉已經達到了臨床診斷標準，此時身體內機能有了較明顯變化，臨床症狀開始出現可以被診斷與察覺的症狀。當疾病進入**殘障期**時，個人可能是身處在發病後的康復期當中，但仍有一些身體上的殘疾或是失能狀態的存在。當疾病無法治療或復原時，會在個人身體上遺留殘障或造成部分功能的喪失，有時此階段的殘疾狀態會是長期的，如嚴重中風後造成的肢體協調問題。一般殘障期是自然疾病史的最後一個階段，某些學者會再加上**死亡期**，用以代表當疾病持續惡化後，可能會導致死亡；值得注意的是，有時候死亡並不是原發疾病所造成，而是導因於合併症或其他續發疾病的不治。表1-2將舉例說明疾病自然史的四項分期。

表 1-2　疾病自然史分期及說明

分　期	定　義	舉例說明
易感受期	個體還沒有生病，但環境中已有危險因子的存在，只是尚未累積到足以致病的臨界點	某人運動量不足又長期攝取高熱量飲食，雖然血壓偏高但還未達到臨床上高血壓的診斷標準
次臨床期	致病因子或危險因子已在人體內產生病理變化，但還沒有臨床症狀出現	感冒病毒已進入人體開始對免疫系統造成影響，但是還在潛伏期中，所以尚未出現症狀
臨床期	體內的生理變化達到臨床診斷標準，有明顯症狀出現	感冒病毒已進入人體開始對免疫系統造成影響，身體開始有明顯感冒症狀的出現，如發燒、流鼻水及喉嚨痛
殘障期	疾病若無法治療或復原時，會在個人身體遺留殘障或造成部分功能的喪失	糖尿病會引起神經病變，導致麻痺以及四肢的疼痛與無力感；也可能引起眼睛病變，嚴重時可能突發失明

（二）三段式的疾病預防觀念

三段式的疾病預防觀念在1940年代被Leavell與Clark (1965)提出，身為公共衛生領域的先驅，Leavell與Clark將預防醫學以疾病三角觀念：宿主(host)、環境(environment)、病原／致病因子(agent)為出發點衍生出三階段的公共衛生預防流程，包含初段預防、次段預防與三段預防。

1. 初段預防(primary prevention)

初段預防階段的目標為降低某族群中某疾病之新個案的發生率，此階段主要針對的目標族群為**可感受期**的對象，而常採取的措施著重於降低風險性，包含透過行為的校正與改變（如戒菸、戒檳榔）、隔絕接觸到疾病暴露因子的管道（如戴口罩、勤洗手、隔離）或是強化對於某疾病的抵抗性（如施打疫苗）。其中行為的改變措施可分成主動(active)與被動(passive)二種：主動的行為改變措施，包含經常刷牙與使用牙線以預防蛀牙、每天固定進行30分鐘的中等劇烈程度運動，以預防肥胖相關慢性病的發生等；被動的行為改變包含添加氟化物到牙膏當中來防止蛀牙、藉由減肥手術(bariatric surgery)來降低肥胖風險與相關慢性疾病的發生等。

2. 次段預防(secondary prevention)

次段預防強調降低目前現有的疾病個案的數量（盛行率），因此適用身處於疾病症狀但尚未表現出來的**次臨床期**，或症狀剛出現時的**臨床期**對象。此階段常採取的措施包含偵測和治療症狀尚未出現前的病理徵兆，以及症狀出現後的病情控制。一般認為最符合成本效益的項目，也是最初步的次段預防是健康檢查（如子宮頸抹片檢查、大腸癌篩檢、膽固醇檢驗），如果能及早發現並及早治療，將可以大幅地改善日後疾病惡化的風險。一般常見的健康檢查須由專業醫護人員在醫院、診所以及健檢中心進行；而大學生通常在大一開學時也會有初步的健康檢查篩檢。

3. 三段預防(tertiary prevention)

當疾病已經發生後，三段預防著重於減少疾病所導致的殘疾情況、改善疾病所引發的併發症和功能性障礙，並設法延長壽命與提升生活品質；一般採取復健方式來達成三段預防的目標。此階段常採用的措施包含降低疾病惡化的危險因子（如協助心臟病人維持體重控制、協助肺炎病人戒菸、協助有過敏性氣喘的病人尋找過敏原以減少日後的接觸）。當疾病所造成的殘疾為不可逆，並且演變成長期性的功能性受損時，此階段採取復健方式以協助病人避免殘疾的惡化、延長壽命和訓練部分動作以及改善認知情形來增進整體的生活品質（如訓練嚴重中風病人的協調能力與認知功能）。

（三）三段五級預防

過去學者針對前述的三段預防提出五項層級的公共衛生措施，以協助相關衛生單位具體化每階段預防建議採取的事項。如圖1-2所示，五層級的措施分

健康促進	特殊保護	早期診斷 適當治療	限制殘障	復健
1. 加強衛生教育 2. 提高生活水準 3. 良好的營養補充 4. 正當休閒和適當運動 5. 良好的就業及工作環境 6. 健全個性的發展 7. 改善環境衛生 8. 性教育與婚姻指導 9. 遺傳優生諮詢 10. 婚前健康檢查與定期身體檢查 11. 訓練壓力管理與良好的心理健康 12. 增加針對銀髮族之身心健康促進活動 13. 加強宣導健康休閒與紓壓的管道和方法	1. 按時接受預防接種 2. 注意個人衛生 3. 利用環境衛生知識 4. 職業傷害的保護 5. 預防意外 6. 提供特殊營養調理 7. 避免接觸致癌物質 8. 慎防接觸過敏原 9. 高危險群的照顧	1. 個人或團體中尋找病例 2. 實施篩檢 3. 選擇性檢查，其目的在： (1) 預防和治療疾病的進行 (2) 預防病源傳播 (3) 預防出現合併症 (4) 減少殘障的可能性	1. 完全治療 2. 住院診治 3. 居家照顧及療養 4. 防止病情惡化及限制殘障、死亡	1. 心理、生理及社會適應、發揮最大能力 2. 職能復健 3. 完全就業 4. 長期照顧
第一級預防	第二級預防	第三級預防	第四級預防	第五級預防
初段預防		次段預防	三段預防	
病理前期		病理期		
無症狀期／易感期		臨床病徵期		殘障期／死亡期

圖 1-2　三段與五級預防

資料來源：王榮德(2009)・*公共衛生學*・巨流。

別為健康促進、特殊保護、早期診斷與適當治療、限制殘障與復健。其中**健康促進**包含民眾為了增加對於自身健康的控制力，與改善健康的過程當中所採取的措施，廣義的定義包含衛生教育宣導、提倡健康行為、注重心理健康、維持適當健康休閒活動、建造健康的生活環境等。**特殊保護**是按照目標族群之情況，來建議能夠協助降低暴露於危險因子的方法，如預防交通意外事故傷害、預防職業災害、避免有毒物質外洩、降低過敏與汙染來源等。**早期診斷與適當治療**一般泛指在疾病尚未發病前，所進行的身體健康檢查與疾病篩檢，以及在疾病發病初期時所進行的治療；通常越早針對病症進行適當治療，越能增加治療之效果，如子宮頸抹片檢查、大腸癌篩檢或是針對急性感染症狀給予藥物治療等。**限制殘障**之目標為減輕疾病帶來的殘疾情況、降低疾病惡化和其他病發症狀，如提供持續藥物治療降低併發症的發生、定期追蹤生理指標監控疾病復發的狀況。**復健**包含了整體生理、心理、職業功能的復健，以及延伸到輔助職業發展的技能訓練、照護中心轉置的找尋等；復健的主要目的為維持和增進整體的個人生活品質。

許多現行的健康促進方案皆受到三段五級預防概念的影響，以下針對二項常見的慢性疾病舉例說明，如何將三段五級預防概念應用到健康促進的策略擬定。

表 1-3　三段與五級預防之說明

疾病類型	初段預防		次段預防	三段預防	
	健康促進	特殊保護	早期診斷 適當治療	限制殘障	復　健
第2型糖尿病	養成固定運動習慣、維持體重控制	針對高風險族群提供特殊膳食建議	進行血糖篩檢、提供適當治療療程	提供持續性的降血糖藥物以控制病情和避免神經以及血管病變	加強足部護理
中　風	規律運動、飲食控制、戒菸、戒酒	高血壓以及心臟病人須遵照醫囑指示長期治療控制	定期量血壓、血糖及血膽固醇	提供治療以促進神經修復或重新整合	接受職能與物理治療訓練、平衡協調重建運動功能

1-3 健康生活型態與健康行為

一、健康行爲

從上述的三段五級疾病預防方針，會發現不論是在提供如何烹飪健康膳食的知識、鼓勵養成規律運動的習慣或是建議接受適當的治療，這些預防的建議實施方式皆可包含二部分的工作，一部分是鼓勵民眾採取讓自身的健康效益變更好的行動，另一部分是與民眾溝通和傳遞訊息。因此，我們將接著介紹健康行為的範疇以及健康傳播之概念。

健康行為(health behavior)一般泛指個人不論其健康情形，所採取增進自身健康、維持自身健康情形或改善自身健康為目標的一切活動。根據美國死因統計結果指出，心血管疾病、癌症與腦血管疾病為美國三大主要死因；而在這些疾病以及其他常見的疾病所導致的死亡案例中約50%的因素可以歸類為與生活型態相關（如吸菸、喝酒、不健康的飲食習慣、缺乏運動等）(Office of Behavioral and Social Sciences Research, 2006)，其他20%可歸為環境相關因子（如環境衛生、醫療資源的可近性）、另外20%為生理因素（如個人疾病史、基因等）、剩下的10%為和健康照護系統相關因素（如健康保險制度、醫療費用等）。個人日常的生活型態是由許多個人的行為所構成，故健康行為對於疾病的預防與保健，不論是慢性病或是急性傳染病都占有舉足輕重的地位。

健康行為包含的範圍廣泛，基本上只要是行為或是行動本身對於健康有影響，便可以稱為廣義的健康行為，舉凡定期到醫院進行健康檢查、按照醫囑服用藥物、規律運動、維持早睡早起的習慣、到戶外活動時做好防曬的措施、飯前洗手、施打疫苗等都可算是健康行為的一環。由於涵蓋的範圍廣大，影響健康行為的因素非常多元，一般可以區分成幾種較大的構面：社會心理層面（如壓力、過勞）、有害物質的暴露（如有毒物質、輻射）、其他健康危害行為（如嚼檳榔、不安全性行為）、社會環境因子（如環保政策）、健康照護系統（如醫療的費用）、社會和組織的因素（如學校內的保健中心的人力分配、機場內否有緊急醫療協助服務）。上述提及的影響健康行為因素，可以藉由衛生教育或是透過相關社會福利法規的修訂等，得到短期或是長期的改善，因此，找出與健康行為相關且能夠被改變的修正因子(modifiable factors)，是近年來健康行為科學當中極為重要的一項趨勢。那要如何影響與改變個人的健康行為呢？將會在第3章中介紹以健康行為理論為出發點的行為改造策略。

二、健康行爲的多面向考量

過去二世紀以來，吸菸行為是健康促進學門當中極為熱門的研究議題，而近年來肥胖已經與吸菸成為國際關心的二項重要健康焦點議題。根據一項在英國以500萬人為調查對象的流行病學研究指出(Bhaskaran et al., 2014)，較高的身體質量指數(body mass index)與17種不同種癌症之罹患率有關；在該篇研究的研究族群中發現，當研究族群平均每增加1 kg/m^2 單位的身體質量指數，會有3,790件罹患癌症的新病例發生。另外，根據美國健康經濟相關研究指出(Cawley & Meyerhoefer, 2012)，美國在2005年醫療總支出中約有190億美金與肥胖相關的疾病有關。但美國並不是世界上唯一面臨肥胖健康危機的國家，在許多已開發歐美國家和發展中國家（如巴西），肥胖盛行率皆有攀升的趨勢。由於和肥胖相關的二項重要健康行為是運動和飲食，在此將以運動行為當作例子，舉出運動此一單項健康行為如何受到不同層面因素之影響。

隨著科技進步，工業化的生產方式取代傳統人力為主的產業、機械引擎的研發帶來使用交通運輸工具的方便性等，現代人在日常生活中需要勞動的機會，因為現代化的生活型態而相對降低。新興科技發展所帶來生活的便利性與文明，這些轉變不可否認地也減少了民眾進行身體活動的機會。運動量不足是許多國家經常被列舉出來討論的健康危機；以美國為例，根據美國國家健康與營養調查(The National Health and Nutrition Examination Survey, NHANES)全國性資料庫調查結果指出，美國成年女性中沒有運動習慣的人口比例由1994年的19.1% 於2010年提高了2倍以上到51.7%；而在美國成年男性當中則是由1994年的11.4%在2010年攀升了3倍以上，到達43.5% (Ladabaum et al., 2014)。

探討影響個人的運動行為深具公共衛生上的重要性，但是個人的行為受到許多不同因子的影響，若要深入地了解影響運動行為的原因，其中一項方法是以美國學者Sallis所提出針對運動行為的的社會生態模式(social ecological model) (Sallis et al., 2012)。影響運動行為的因子有許多種，Sallis大致上將影響的因素分成五大範疇：個人、身體活動領域、社會文化背景、居住環境和政策法規。就個人層級方面，運動行為會受個人身心健康狀況、性別、年齡、身體適能、動作敏捷度等因素所影響，因此，在探討運動情形時需要考量這些個人層級的相關因子，通常要提出改善運動量的建議時，務必要秉持因材施教的原則，並針對個人提出適合每個人的個別化衛生教育介入方案。與個人運動行為相關的身體活動量領域影響又可以細分成休閒遊憩(recreation)、交通(transportation)、家庭(household)、職業(occupation)四個面向。另外，在量測個人的身體活動量時，應該考量每個人不同的休閒生活習慣（如喜歡單車運動、喜歡爬山、喜歡在家看電影與上網）、通勤的交通工具（如騎單車、開車、走路、騎機車、搭捷運）、住家環境（如家中有跑步機、家中有重量訓練設備）以及個人的職業工作型態（如需要久坐的辦公室工作型態、需要常站著的櫃臺人員、需要時常走動的包裹運送員）。接著，我們再往大環境方向探討影響個人身體活動量的因素，個人所身處的社會文化背景亦會對運動行為產生影響，像是生長在父母親鼓勵多參加運動社團、運動校隊的小孩，有較高的機率本身喜歡運動，或是有較多好朋友喜歡相同運動的人，相對有較高的機率因為同儕的潛移默化而增加運動頻率。

最後，在巨觀層面上與個人身體活動量相關的二項因素為居住環境（如城市中公園數量的多寡、社區裡健身設備的數量、腳踏車步道的可近性）和政策法規（如規定學校體育課的時數）。這二項因素通常需要較長時間才可以獲得顯著的改善，也較具有挑戰性，一旦成功建造了支持民眾進行運動的居住環境和頒布相關的配套法令，這二種因素對於提升運動量的效果影響力較大，也較容易有長期的作用。

由上述的描述可知，在探討運動量此一單項健康行為，需要多元地考量任何可能影響身體活動量的微觀以及巨觀的影響因子。同樣地邏輯思考也該被應用在探討其他的健康行為上，畢竟個人決定從事或是不從事某些健康行為，都是受到許多層面因子的交互作用影響而造成，甚至在不同的時間點，同一個人對於同一項健康行為的看法和觀點也會改變，這也是為何健康行為科學是一門時常需要反覆探索和驗證理論的學科。

1-4 健康傳播

一、健康傳播(Health Communication)

根據世界衛生組織報告(Rimal & Lapinski, 2009)，2009年是美國公共衛生史上頭一回將健康傳播(health communication)列為美國健康國民2020目標(The United States of America's Healthy People 2020 Objectives)的其中一個章節。近年來，健康傳播開始逐漸受到各方重視，並被認為與群眾健康和安適情形相關的各個環節息息相關，如疾病預防、健康促進與生活品質等。傳播是人與人之間溝通的方式，亦是個體之間與社會之間傳送和分享訊息的管道(Rimal & Lapinski, 2009)；一般而言，組成傳播的三大要素為訊息傳播者、訊息內容與訊息接受者。健康傳播是一個新的領域，並在過去十年之間越來越受到各界的重視；健康傳播是一門強調以傳播方式來達到健康促進目標的學科，健康傳播可利用公共衛生計畫、衛生教育介入、醫病溝通等模式將欲傳遞的訊息傳達給目標族群，期盼目標族群能將這些訊息強化和提升成自身的健康知識之後，進而影響民眾採取對於自己健康有效益的行動(National Communication Association, 2013)。

那健康傳播對於衛生教育、健康促進以及健康行為上分別扮演了什麼樣的角色呢？健康行為科學領域最大的挑戰，在於很難將健康知識轉化成具體的健康促進行為，換句話說，個人健康知識的提升，不能完全代表他／她會採取某項健康行為。具體而言，正確的健康知識和具備足夠的健康行為動機，是影響個人採取健康行為與否的關鍵因子，故許多政府單位或是學者會擬定衛生教育計畫或是健康促進介入來宣導健康知識、進行健康行為的健康益處和教育進行健康行為所需要的技巧，其最終目的，是希望當民眾具有充分的知識和動機後，能夠下定決心開始健康促進的行動。如圖1-3所示，在上述傳遞健康訊息的過程當中，健康傳播可被應用成為一項訊息傳遞的工具；畢竟在進行衛生教育以及健康促進介入執行過程中，「訊息溝通」是無法避免的。健康傳播領域有專門的理論來探討如何針對目標族群挑選適當的傳媒管道（如電視、網路、手機簡訊、電台等），並搭配訊息的強度（如海報張貼的數量、發簡訊的次數）和內容設計，在有效的時間內影響最多數量的目標族群，並期望能夠延長訊息傳播後所帶來的效果。

健康傳播計畫在結束時，可能可以成功地使民眾實際進行所宣導的健康行為，通常較難完成的目標，是讓個人持續性地進行該項健康行為。一項成功的健康傳播計畫除了需要各層級的配合，往往較成功的例子皆有政府在背後大力支持和提供資金運作，才得以將健康傳播產生的正向健康成果最大化。

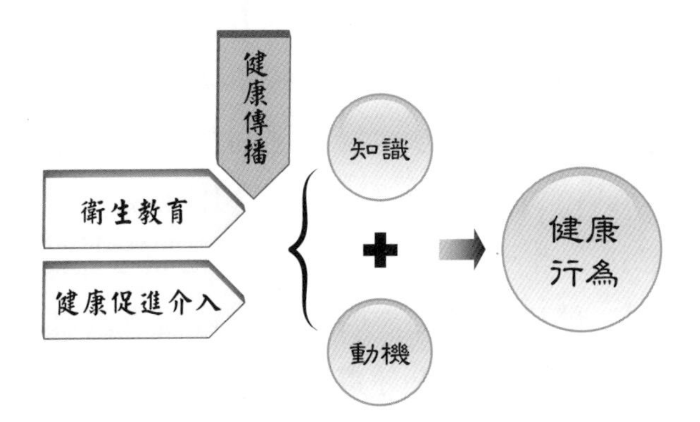

圖1-3　健康傳播、衛生教育與健康行為之關係圖

二、健康傳播之應用

誠如之前所提，戒菸是公共衛生歷年來的重點關心焦點之一，為了宣導青少年戒菸的觀念，美國傳統基金會(The American Legacy Foundation)於2002年在全美國發起了名為“TRUTH”的戒菸宣導活動。“TRUTH”以多元的健康傳播管道進行衛生教育宣導，包含設立專屬網站與部落格、

“TRUTH”
戒菸宣導網站

以青少年為代言人製作海報、製作宣導廣告和短片，甚至和青少年喜愛的球鞋品牌VANS每年定期於紐約舉辦衝浪活動，共同提倡戒菸的重要性。此外，一改過去制式化地告誡青少年吸菸所帶來的健康害處，並以此激勵年輕人戒菸的策略，“TRUTH”戒菸宣導活動抓住青少年內心想要叛逆的衝動以及自我作主的想法，反過來在健康傳播內容當中告訴青少年，香菸公司如何以商業包裝手法引誘和操弄民眾購買香菸和吸菸。針對青少年不想受控制的想法以及想要獨立作主的傾向，“TRUTH”戒菸宣導活動在告知青少年香菸公司的「陰謀」後，誘使激發青少年不甘被操作的反抗衝動，進而拒絕吸菸；此宣導活動成功地降低了美國青少年的吸菸率(Megdal & Bender, 2006)。

隨著時代的改變，健康傳播的應用也趨向多元化，為吸引更多目標族群的注意力，學者提出娛樂衛生教育(entertainment education)的概念，強調在以傳播手法宣導衛生教育觀念時，也可以向商業娛樂產業看齊，將娛樂的元素融入到教案的設計當中，以增加訊息傳達過程中的趣味性，使更多目標族群有興趣參加和接收訊息。比如說，美國疾病管制局會與時下的熱門影集合作，健康專家學者與電視劇的編劇以及製作人，共同開會討論如何將重要和正確的健康知識巧妙地結合在劇情中；如此一來，不僅政府衛生單位可以在高收視率節目當中，將健康訊息傳遞給廣大的收視族群，電視臺也可以趁機提供機會教育，使本身的節目更具有社會的使命感，締造雙贏的局面。

「急診室的春天(ER)」是美國電視臺NBC製作以急診室的故事為主軸的影集，該影集在1999~2009年間在美國和全球都有極高的收視率；美國衛生單位與「急診室的春天」的製作團隊合作，在適當的劇情中會巧妙地將一些健康知識與訊息包裝在劇情裡頭。其中有一集的劇情描述某一青少年因為打工造成的工作傷害而到急診室就醫，醫師在治療過程中發現男孩有高血壓，於是告知少年如何利用健康飲食、攝取蔬果和規律運動的方法來控制血壓。某研究調查了「急診室的春天」的固定收視族群在該特定劇情播放之前和之後的對於高血壓的健康知識程度，分析結果指出觀眾在看過與高血壓相關的該集「急診室的春天」後，他們的健康知識、態度和採取健康行為的頻率上皆有顯著的進步(Valente et al., 2007)。

結　語

本章介紹了健康促進的源起、疾病的自然史、公共衛生的三段五級預防觀念、健康行為概念以及健康傳播的應用；這些公共衛生策略都可以應用在慢性疾病和傳染病的防治上，因此，健康促進在已開發國家和開發中國家當中皆具重要的地位。接下來，本書將介紹與生理、心理、和社會相關的健康議題，包含公共衛生、健康行為、心理健康、健康旅遊、銀髮族健康促進以及另類療法，你準備好了嗎？

問題與討論 Discussion

1. 參考疾病自然史分期及說明（表 1-2），選擇一種疾病並練習說明該疾病在不同疾病自然史分期的狀況。

2. 參照三段與五級預防（表 1-3），舉出一種疾病（如：癌症）並練習說明在不同階段和層級對於該疾病之預防策略分別為何？

3. 參考本章所介紹之健康行為定義，請列舉五項健康行為。

4. 請說明健康傳播、衛生教育與健康促進之關聯性。

5. 有哪些健康傳播計畫成功的改變了民眾的健康行為或是對群體的健康帶來正面的影響？請搜尋網路或是書面資料，並介紹該案例。

參考文獻
Reference

王榮德 (2009)・*公共衛生學*・巨流。

衛生福利部統計處 (2022)・*衛生福利統計專區*。https://www.cdc.gov.tw/Category/List/ZrvS2zJwZ03tl8CbKYdI8g

AFMC (n.d.). *Basic concepts in prevention, surveillance, and health promotion. Primer on Population Health.* http://phprimer.afmc.ca/

Bhaskaran, K., Douglas, I., Forbes, H., Dos-Santos-Silva, I., Leon, D. A., & Smeeth, L. (2014). Body-mass index and risk of 22 specific cancers: A population-based cohort study of 5.24 million UK adults. *Lancet, 384*(9945), 755-65.

Bhopal, R. S. (2002). *Concepts of epidemiology.* Oxford.

Cawley, J., & Meyerhoefer, C. (2012). The medical care costs of obesity: An instrumental variables approach. *Journal of Health Economics, 31*, 219-230.

Centers for Disease Control and Prevention (2011). *Death and mortality*. http://www.cdc.gov/

Ladabaum, U., Mannalithara, A., Myer, P. A., & Singh, G. (2014). Obesity, abdominal obesity, physical activity, and caloric intake in US adults: 1988 to 2010. *The American Journal of Medicine, 127*(8), 717-727.

Leavell, H. R., & Clark, E. G. (1965). *Preventive medicine for the doctor in his community: An epidemiologic approach.* McGraw-Hill.

Mastellos, N., Gunn, L. H., Felix, L. M., & Car, J., Majeed, A. (2014). Transtheoretical model for dietary and physical exercise modification in weight loss management for overweight and obese adults. *Cochrane Database System Reviews*, (10).

Megdal, L., & Bender, S. (2006). *Evaluating media campaign effectiveness: Others do it, why don't we?* http://aceee.org/

National Communication Association (2013). *What is communication.* http://www.natcom.org/

Office of Behavioral and Social Sciences Research (2006). *Healthier lives through behavioral and social sciences research.* http://obssr.od.nih.gov

Rimal, R. N., & Lapinski, M. K. (2009). *Bulletin of the World Health Organization: Why health communication is important in public health.* http://www.who.int/

Sallis, J. F., Floyd, M. F., Rodríguez, D. A., & Saelens, B. E. (2012). Role of built environments in physical activity, obesity, and cardiovascular disease. *Circulation, 125*(5), 729-737.

U. S. Department of Health and Human Services (2020). *Healthy People 2030*. https://health.gov/healthypeople

Valente, T. W., Murphy, S., Huang, G., Gusek, J., Greene, J., & Beck, V. (2007). Evaluating a minor storyline on ER about teen obesity, hypertension, and 5 a day. *Journal of Health Communication, 12*, 551-566.

Ward, B. W. Schiller, J. S., & Goodman, R. A. (2014). Multiple chronic conditions among US adults: A 2012 update. *Preventing Chronic Disease, 11*, E62.

WHO (1948). *WHO definition of health*. http://www.who.int/

WHO (n.d.). *Health topics: Health promotion.* http://www.who.int/

– MEMO –

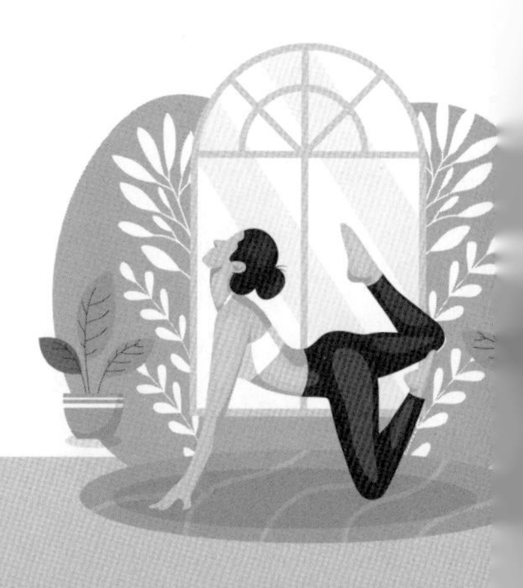

Chapter 02

公共衛生與預防保健

葉慧容　編著

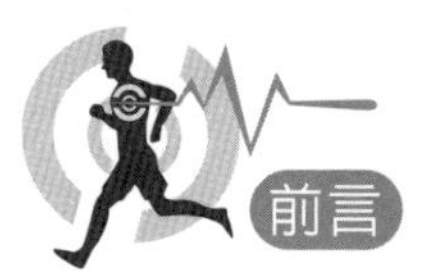

人們所關心健康議題隨著科技進步及社會變遷不斷在轉變，由近年來的高雄氣爆、餿水油及毒澱粉食品安全等，甚至國際流行嚴重特殊傳染性肺炎(COVID-19)等事件，凸顯公共衛生的重要。公共衛生強調「預防」概念，若能將之應用日常生活中，便能提供民眾早期診斷與預防失能機會，達到疾病預防、維護健康與促進健康的目標。

2-1 公共衛生基本概念及重要性

談及「公共衛生」可能很多人會問「公共衛生是什麼？是不是跟清理水溝、掃廁所有關？」或是「是不是衛生教育？如戒菸、戒酒」。近幾年來多半在重大事故或疫情發生時才聽到「公共衛生」這個名詞，如臺灣在2003年流行的嚴重急性呼吸道症候群(severe acute respiratory syndrome, SARS)、自2020年全球大流行嚴重特殊傳染性肺炎(COVID-19)或每年皆有疫情發生的登革熱，甚或毒奶粉、黑心油、餿水油等食安事件，上述只是公共衛生的一小部分。「公共」指的是大眾的事情，故舉凡影響大眾健康之議題，皆是「公共衛生」的範疇，例如全民健保、醫療照護、飲用水、環境保護、職業衛生、流行病及衛生政策等，甚或因應高齡社會隨之而來長期照護，亦是公共衛生範圍。由於環境衛生改善、預防接種成效及醫療照護普及，使得臺灣平均餘命高達80歲以上。

即使到了E化時代，疾病發生不會因科技進步而減少，醫療政策不盡然可有效控制疾病或問題爆發的速度，「公共衛生」的重要觀念為「預防疾病、促進健康」，正所謂「上醫醫未病」，有別一般醫療，有病治病，一對一解決問題。隨著社會環境多樣化，民眾的需求日益增多，所以政府提供的衛生服務內容也隨之增加。目前公共衛生服務的對象從個人、家庭、乃至群體，以「社區為基礎」模式推行衛生服務，且依照影響個體健康之整體環境而推展符合其需求之措施。

公共衛生的定義與範圍會隨時空、人類對健康需求等因素而異。依據1923年美國學者文士樂(Winslow)所下的定義：「公共衛生是一種預防疾病、延長壽命、增進身心健康與效能的科學與藝術。透過有組織的社區力量來從事環境衛生、傳染病管制及個人衛生教育；並組織醫護事業，使疾病得以獲得早期診斷與治療，進而發展社會機構，以保證社會上每個人均有足以維持健康的生活水準，使每一位國民都能實現其健康與長壽的天賦權利」，闡明了公共衛生的目的、宗旨、推行方式及工作範圍。

2-2 健康與疾病關係

在生物醫學模式中，健康是沒有疾病或是健康檢查報告正常，但上述定義過於籠統，世界衛生組織(World Health Organization, WHO)在1948年宣示健康為基本人權之一，將健康定義為：「生理、心理和社會的安適美好狀態，不僅是沒有生病或身體虛弱而已」，此定義從身體健康擴充至心理及社會，而非只著重於「無病」的狀態。

健康與疾病並非二分法而是一種連續狀態，人體健康從高層次的安適狀況、良好、普通、不佳、極差、直至最後死亡的線性光譜，個體的健康狀況是動態過程，依不同時空而變動，於上述線性光譜中移動。健康並不是一種絕對的概念，如過去同性戀被視為一種精神疾病，現在則是逐漸被社會大眾接受的性傾向。

狹義的「健康」單指生理的健康；廣義的「健康」則包含多元化的層面，如健康體適能、不吸菸、性生活、安全、壓力管理、健康檢查、排除疾病危險因子、藥物控制、癌症預防、精神狀態、均衡營養及健康教育等。Ewles與Simnett (1985)提出整體健康概念來探討健康，可以視為WHO健康定義的具體描述，說明如下：

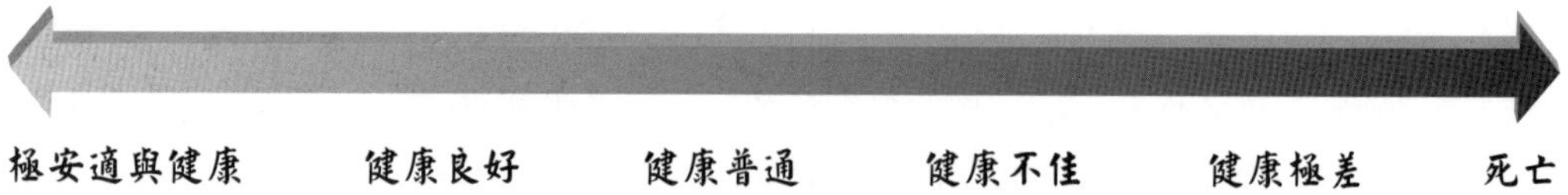

圖 2-1　健康與疾病的關係

資料來源：陳淑芬、林慧珠(2007)・*健康與護理*・新文京。

1. 身體的健康：沒有疾病和殘障之功能上健康，為應付日常生活所需足夠的機能與能力。
2. 心理的健康：主觀的感覺健康，具有清楚且有條理的思考的能力。
3. 情緒的健康：係指情緒認知，可以適當表達情緒、處理壓力、沮喪及焦慮能力。
4. 社會的健康：創造與維持與他人之間關係，和他人互動能力。
5. 靈性的健康：反應一個人的價值系統，是指個人的行為信念或原則，達到心靈平靜的狀態，如宗教信仰及行為。
6. 社團或團體的健康：類似社區健康概念，意指健康的生活圈，生活在健康的環境中。

綜合上述，健康不僅沒有疾病，應該是多面向的、動態的、積極的，是正向健康，是自己的責任，是有價值的。

三、影響健康因素

Alan Dever (1976)提出，影響人體健康因素有生物遺傳、環境、生活型態及醫療照護等四種，其中以生活型態影響最大，占43%。日本亦於1996年提出相同結果，並指出成人的疾病開始於40歲左右，且皆是生活型態導致之疾病。我國1992年的研究顯示，影響健康的四大因素由高而低分別為：生活型態占46%、生物學因素占25%、環境因素占19%及健康照護體系占10%，分述如下：

1. 生活型態：生活型態是一個人或團體的生活方式，有「持久」、「持續不斷」之意涵，本節係指個體所採行與健康有關的行為，如均衡飲食、規律運動、充足睡眠等，近十年臺灣主要死因分析發現，以慢性疾病為主：惡性腫瘤、糖尿病、慢性阻塞性肺疾病、腦血管疾病、心臟疾病、腎病變及高血壓，大多與不健康生活型態有關。不論是「健康促進生活型態」或「不健康生活型態」等均是長期養成的習慣導致的生活方式，決定健康的關鍵在於多元的「健康促進生活型態」，除了常見的營養、睡眠、運動及菸酒等生理層面外，更包含環境、人際、靈性等精神、心理層面。
2. 生物學因素：即個人體質差異，通常指人口學特徵、遺傳性因素、家族病史等，如血友病、蠶豆症、海洋性貧血等，皆會影響個體健康。
3. 環境因素：暴露在有害環境，依其致病因屬性可分為：
   (1) 生物因素：任何有生命物質如細菌、病毒、黴菌、寄生蟲等而引起之傷害或疾病，如A型肝炎、B型肝炎、肺結核及嚴重特殊傳染性肺炎等。
   (2) 物理因素：如噪音、振動、異常氣壓、游離與非游離輻射、照明等以不同形式之能量或少量物質傳播於環境中，由於暴露過量引起之健康危害，如噪音造成聽力損失、振動導致白指症等。
   (3) 化學因素：一般空氣汙染、水汙染、土壤汙染、食品安全等大都由化學物質所致，如餿水油事件、三聚氰胺毒奶粉、毒澱粉、高雄日月光K7廠廢水汙染事件等。
4. 健康照護體系：整體性健康照護服務的提供，包括對個人或族群的疾病預防、治療與安寧緩和醫療，其涉及醫療政策、醫療資源分布、醫療品質、及民眾獲得醫療照護可近性等。

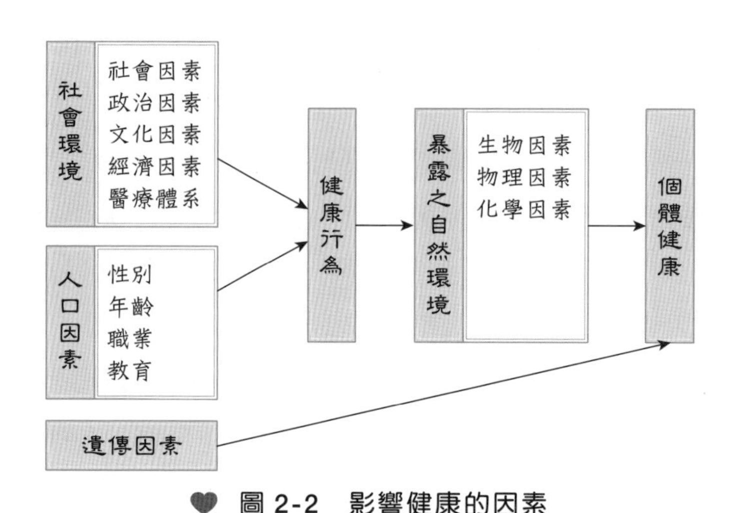

圖 2-2　影響健康的因素

資料來源：楊志良(2007)・*公共衛生新論*・巨流。

2-3 預防保健服務

一、預防保健服務檢查對象與服務項目

醫療照護，除了疾病就醫之外，預防保健亦是重要工作內容之一，其目的為疾病預防與健康促進。人體就像一輛汽車，由許多精密零件所組成，車子需要定期進廠檢驗、維修與保養，更何況人體構造較汽車複雜。預防保健工作包括：疾病篩檢、健康諮詢及化學預防（疫苗及藥物），篩檢係針對無症狀個體施予較便宜或簡易的檢查方法，以便早期發現疑似疾病的個案，進而加以診斷，並對確診個案予以適當的治療。健康檢查主要的目的為早期發現及早期適當介入，透過健康檢查可以協助民眾找出潛在致病因子，藉由適當健康指導，如均衡飲食、戒菸、體重管理等改變生活型態，以預防疾病發生或防止疾病惡化。健康檢查是預防醫學主要方法，也是管理健康和促進健康的重要手段。民眾對於健康要求隨教育程度增加日漸提高，「健康檢查」蔚然為全民運動。健康檢查或預防保健措施依個人情況不同而有差異，預防保健實施項目之選擇條件有下列準則：

1. 疾病的發生率及死亡率影響重大。
2. 疾病已有有效的治療方法。
3. 疾病有一段無症狀時期。
4. 疾病在症狀開始前的治療，預後較好。
5. 所用檢查方法簡單、準確率高。
6. 疾病的盛行率高而且檢查方法價格合理。

（一）哪些人需要做健康檢查

1. 一般健康檢查能提供涵蓋全身部位的初步檢查，當發現異常現象時，須進一步接受更精密的檢查。
2. 健康檢查實施對象依個人身體狀況而定，若有肥胖或不良的生活習慣，例如吸菸、喝酒、常熬夜、少運動等或有糖尿病、高血脂、癌症等家族病史者，或是癌症及心血管疾病的高危險群者，可針對其身體狀況接受特殊健康檢查。

（二）健康檢查的內容

我國自1995年開始實施全民健康保險，並提供預防保健服務補助，對象包含兒童、孕婦、婦女及40歲以上成人，不同年齡層及性別的疾病發生率不同，所需要檢查的項目也有差異，目前成人預防保健「健康加值」方案補助的對象及頻率為：

1. 40歲以上未滿65歲者，每三年補助一次。
2. 65歲以上者，每年補助一次。
3. 罹患小兒麻痺且年齡在35歲以上者，每年補助一次。
4. 55歲以上原住民，每年補助一次。

表 2-1　成人預防保健服務補助項目

項　目	內　　容
基本資料	問卷（疾病史、家族史、服藥史、健康行為、憂鬱檢測）
身體檢查	一般理學檢查、身高、體重、血壓、身體質量指數(BMI)、腰圍
實驗室檢查	1. 尿液檢查：蛋白質、腎絲球過濾率(eGFR)計算 2. 血液生化檢查：GOT、GPT、肌酸酐、血糖、血脂（總膽固醇、三酸甘油酯、高密度脂蛋白膽固醇、低密度脂蛋白膽固醇） 3. B型肝炎表面抗原(HBsAg)及C型肝炎抗體(anti-HCV)，1966年或以後出生且滿45歲，可搭配成人預防保健服務終身接受1次檢查
健康諮詢	戒菸、戒酒、戒檳榔、規律運動、維持正常體重、健康飲食、事故傷害預防、口腔保健

資料來源：衛生福利部國民健康署(2021)・*成人預防保健服務*。http://www.hpa.gov.tw/

二、常見癌症篩檢

衛生福利部公布2021年十大死因，「惡性腫瘤」仍居第一位，自1982年起已連續39年高居國人死因之首位，其中肺癌、肝癌及結腸直腸癌為前三大癌症死因，死亡率受高齡化影響長期呈現上升趨勢。目前癌症有發現率增加、死亡率降低現象，顯示民眾對防癌認知日益增加。癌症篩檢可以早期發現癌症或其癌前病變，經治療後可以阻斷癌前病變進展為癌症且可以降低死亡率，如果家族中有癌症的病史，建議針對相關癌症，至少應每年定期追蹤檢查一次。政府補助四大癌症篩檢之政策與範圍如下表2-2。

以下為臺灣地區常見篩檢之說明：

1. 肺癌篩檢

經衛福部(2022)統計，肺癌為2019年癌症發生率排名第2名，死亡率為所有癌症第1名，肺癌初期症狀並不明顯，最常見是咳嗽，肺癌篩檢方式通常為胸部X光，但敏感性低，低劑量電腦斷層攝影篩檢肺癌的敏感度較高，但有偽陽性較高、輻射暴露及價格昂貴等缺點。一般仍建議戒菸為預防肺癌的最佳方法。

表 2-2 政府補助四大癌症篩檢項目

癌症別	篩檢對象	篩檢方式	篩檢或補助頻率
子宮頸癌	30歲以上女性	1. 子宮頸抹片檢查 2. 骨盆腔檢查 3. 子宮頸細胞病理檢驗	每年1次
乳癌	1. 45歲以上至未滿70歲之婦女 2. 40歲以上至未滿45歲且其母親、女兒、姊妹、祖母或外祖母曾罹患有乳癌之婦女	乳房X光攝影檢查	每2年1次
大腸癌	50歲以上至未滿75歲	定量免疫法糞便潛血檢查	每2年1次
口腔癌	30歲以上有嚼檳榔（含已戒）及吸菸習慣者或18歲以上至未滿30歲有嚼檳榔（含已戒）原住民	口腔黏膜檢查	每2年1次

資料來源：衛生福利部國民健康署(2021)。*成人預防保健服務*。http://www.hpa.gov.tw/

2. 肝癌篩檢

肝癌為臺灣常見的惡性腫瘤，由肝炎三部曲「慢性肝病→肝硬化→肝癌」可知肝癌與肝炎有很大的相關性，臺灣大多數的肝癌與B、C型肝炎有關，建議B、C型慢性肝炎病人每6個月至1年追蹤一次，包括抽血檢查GOT、GPT、腹部超音波檢查及甲型胎兒球蛋白檢查。

3. 大腸癌篩檢

2019年癌症登記統計資料顯示結腸、直腸、乙狀結腸連結部及肛門惡性腫瘤發生率的排名於男性為第1位、女性為第3位。早期發現大腸癌其存活率相當高，且大腸癌癌前階段相當長，適合篩檢。國民健康署分析顯示，經由大腸癌篩檢發現的病變，有94.2%是處於癌前病變及0~2期癌症的早期病變。研究亦指出定期接受糞便潛血檢查，可有效降低大腸癌死亡率2~3成，建議每年一次檢查糞便潛血，但準確性易受食物影響。在不同時間三次糞便檢體有一次陽性反應，則必須進一步檢查，如全大腸鏡檢查。年齡在50~75歲建議實施糞便潛血檢查，若有異常須進行乙狀結腸鏡檢查及全大腸鏡檢查。

4. 乳癌篩檢

乳癌是臺灣女性癌症發生率第1名，根據國民健康署統計，臺灣女性乳癌發生率從1995年的每十萬人口28.46%大幅增加為2019年的81%；臺灣乳癌發生率高峰在40~60歲之間。

(1) 自我檢查法：每月月經來潮後7~10天，停經後婦女及懷孕中婦女每月採固定時間做自我觀察及觸診。

(2) 乳房X光攝影檢查：適合年齡較大婦女；若為小於35歲年輕女性，因為乳房組織較緻密，適合乳房超音波檢查。

(3) 基因篩檢：美國影星安潔莉娜裘莉(Angelina Jolie)經醫學檢查證實帶有缺陷基因*BRCA1*，為不想步上母親與外婆罹癌的後塵，毅然接受預防性的雙乳房切除術，以降低罹癌風險。一般人不需要接受基因篩檢，若為下列高危險群女性則建議做*BRCA1*及*BRCA2*基因篩檢：(1)兩位一等親罹患乳癌，其中一人在50歲之前得到乳癌；(2)任何年齡層中，一、二等親有三人罹患乳癌，一及二等親中有人罹患雙側乳癌，一或二等親有兩人以上罹患卵巢癌，一或二等親中有人同時罹患乳癌及卵巢癌。

5. 前列腺癌篩檢

年齡增加是前列腺癌主要因子，建議50歲以上男性應每年接受一次肛門指診與血清前列腺特異抗原(prostate specific antigen, PSA)濃度檢查，若有家族史的男性，應提早至40~45歲追蹤。

6. 子宮頸癌篩檢

子宮頸癌是婦女癌症中最容易早期發現的，且早期治療之治癒率相當高，子宮頸抹片檢查是相當簡便、經濟且有效的方法。建議30歲以上婦女，或已有性經驗的女性，無論年齡大小，每年需做子宮頸抹片檢查，連續三年陰性者，則至少每三年檢查一次。

2-4 疾病防治

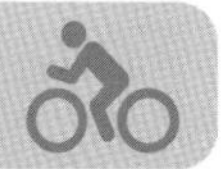

一、傳染病防治

傳染病是指特定病原體或其毒性產物，直接或間接地經由傳染窩(reservoir)或病媒傳染給宿主的疾病。開發中國家死亡率較已開發國家高，並且以傳染病較為嚴重，幾乎占了世界的90%以上。由於環境衛生、營養改善及預防接種之賜，現今臺灣舊的傳染病（傷寒、霍亂）已不是威脅，取而代之的是新興的或仍無法治癒的傳染病，如愛滋病、禽流感、2003年臺灣爆發嚴重急性呼吸道症候群(severe acute respiratory syndrome, SARS)或2020年全球大流行嚴重特殊傳染性肺炎(COVID-19)等。臺灣自1946年戮力於瘧疾防治工作，1965年世界衛生組織(WHO)正式將臺灣列入瘧疾根除地區，除1972年北臺灣出現零星「當地新染病例」、1995年醫院內感染及2003年在臺東發生介入感染病例外，其餘的皆是境外移入感染；自1955年，就未曾再有天花病例發生，WHO於1980年正式宣布天花已經從地球上根除，並全面停止施打牛痘疫苗，天花成為第一個由人類從自然界根除的疾病。衛生福利部（原衛生署）在1991年提出根除小兒麻痺、先天性德國麻疹、麻疹及新生兒破傷風的「三麻一風根除計畫」；2000年向WHO提報臺灣地區根除小兒麻痺。目前計畫仍持續進行中，並藉由貫徹預防接種，加強疫情監測來防治。

（一）傳染病發生的原因：三角模式

疾病之發生及傳播需同時有感染源、易感染宿主和傳染途徑三要素存在，亦所謂的感染鏈(infection chain)，此三者關係如圖2-3。

1. 病原體(pathogen)：能夠引起感染或傳染病的細菌或病毒等微生物。
2. 傳染窩(reservoir)：病原體能夠居住、繁殖或賴以維生的環境，如人、動植物、土壤等。

3. 宿主(host)：在自然情況下，供給病原體營養或寄生場所、人或動物。
4. 感染源(source of infection)：病原體藉以快速傳播至宿主的人或動物。

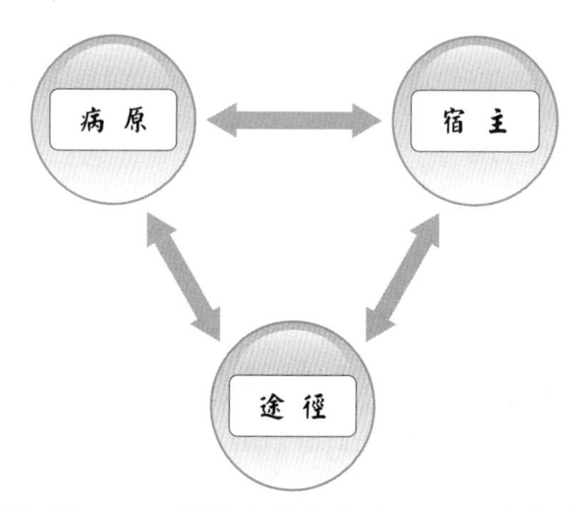

圖 2-3 傳染病發生的原因：三角模式

資料來源：陳建仁(1983)・*流行病學*・伙伴。

5. 傳染途徑(route of transmission)：病原體進入人體而感染人體的方法。
   (1) 直接傳染(direct transmission)：病原直接由受感染的宿主或傳染窩傳至被傳染者。
      A. 直接接觸：病原經由直接的皮膚、生殖器、黏膜接觸進入宿主體內，如梅毒、淋病、愛滋病等。
      B. 垂直感染：病原經由胎盤血液進入胎兒體內，如愛滋病、B型肝炎、梅毒等。
      C. 飛沫傳染：咳嗽、打噴嚏時，致病原直接進入宿主眼睛或口鼻，如水痘、德國麻疹、流行性感冒、肺結核等。
   (2) 間接傳染(indirect transmission)：病原是透過特定的媒介進入宿主體內。
      A. 媒介傳染：經由接觸無生命物體，如床鋪、玩具、汙染食物、水等。

B. 蟲媒傳染：病原經由節肢動物傳染至可感染宿主的過程，如日本腦炎、登革熱等。

C. 空氣中的灰塵或霧滴：病原附著於飄浮空氣中的灰塵或霧滴而傳播，如流行性感冒、肺結核、退伍軍人症等。

（二）法定傳染病

為了杜絕傳染病之發生、傳染及蔓延，世界各國依據傳染病的罹病率、死亡率等規範必須報告的疾病，規範內容包含由誰報告、報告內容和報告方式等。我國於1944年首次制定傳染病防治條例，傳染病防治法將傳染病依致死率、發生率及傳播速度等危害風險程度高低分類之疾病分類如下，並可透過網路即可完成傳染病通報。

1. 第一類傳染病：指天花、鼠疫、嚴重急性呼吸道症候群等。24小時內報告，應於指定隔離治療機構施行隔離治療。
2. 第二類傳染病：指白喉、傷寒、登革熱、猴痘等。24小時內報告，必要時得於指定隔離治療機構施行隔離治療。
3. 第三類傳染病：指百日咳、破傷風、日本腦炎等。一週內通報，必要時得於指定隔離治療機構施行隔離治療。
4. 第四類傳染病：指前三款以外，經中央主管機關認定其傳染流行可能對國民健康造成影響，如疱疹B病毒感染症、恙蟲病、水痘併發症、流感併發重症、庫賈氏病、布氏桿菌病等。經中央主管機關認有監視疫情發生或施行防治必要之已知傳染病或症候群。
5. 第五類傳染病：指前四款以外，如嚴重特殊傳染性肺炎、黃熱病、伊波拉病毒感染、拉薩熱、新型A型流感、中東呼吸症候群冠狀病毒感染症等。

（三）傳染病防治策略

1. 依疾病自然史

防治策略依疾病自然史分為初段預防（易感染期、發病前）、次段預防（疾病發生）、末段預防（疾病預後），工作重點如表2-3：

表 2-3　傳染病的防治策略

初段預防	次段預防	末段預防
・改善環境衛生 ・暴露前的預防注射 ・注重食品衛生 ・病媒管制 ・改變不安全的行為：衛生習慣、性行為 ・消毒、滅菌 ・隔離、檢疫或特殊處理	・嚴密的偵測系統與通報管理、疫情評估體系 ・追蹤病例接觸史 ・暴露後的預防注射 ・至疫區前先施打疫苗或服用藥物 ・定期篩檢食品	・有效治療 ・防止傳染擴散

資料來源：劉明德、黃建財、黃淑倫、呂昀霖、林川雄、簡伶朱、薛夙君、黃瑞珍、莊德豐、馮靜安、歐陽文貞(2021)・*公共衛生概論*（七版）・華格那。

2. 依疾病發生著手

(1) 管理傳染源：如傳染病報告、隔離、消毒、早期發現早期治療。

(2) 杜絕傳染源：如愛滋病防治，使用保險套以防止性傳染病傳播。

(3) 增加宿主抵抗力：如預防接種、均衡營養、適當運動、充分休息與睡眠。

（四）我國現行預防接種時程

我國現行預防接種時程請參閱表2-4及2-5。

表 2-4 我國現行預防接種的時程

適合接種年齡	接種疫苗種類	劑型
出生後24小時內	B型肝炎疫苗	第一劑
出生滿1個月	B型肝炎疫苗	第二劑
出生滿2個月	白喉破傷風非細胞性百日咳、b型嗜血桿菌及不活化小兒麻痺五合一疫苗(DtaP-Hib-IPV)	第一劑
	結合型肺炎鏈球菌疫苗(PCV13)	
出生滿4個月	白喉破傷風非細胞性百日咳、b型嗜血桿菌及不活化小兒麻痺五合一疫苗(DtaP-Hib-IPV)	第二劑
	結合型肺炎鏈球菌疫苗(PCV13)	
出生滿5個月	卡介苗[註1]	一劑
出生滿6個月	B型肝炎疫苗	第三劑
	白喉破傷風非細胞性百日咳、b型嗜血桿菌及不活化小兒麻痺五合一疫苗(DtaP-Hib-IPV)	第三劑
	流感疫苗[註2]（每年10~12月）（初次接種兩劑，之後每年一劑）	一劑
出生滿12個月	水痘疫苗	一劑
	麻疹腮腺炎德國麻疹混合疫苗(MMR)	第一劑
出生滿12~15個月	結合型肺炎鏈球菌疫苗(PCV13)	第三劑
	A型肝炎疫苗[註3]	第一劑
出生滿1年3個月	活性減毒嵌合型日本腦炎疫苗[註4]（每年集中於3~5月接種）	第一劑
出生滿1年6個月	白喉破傷風非細胞性百日咳、b型嗜血桿菌及不活化小兒麻痺五合一疫苗(DtaP-Hib-IPV)	第四劑
	A型肝炎疫苗	第二劑
出生滿2年3個月	活性減毒嵌合型日本腦炎疫苗（每年集中於3~5月接種）	第二劑

表 2-4　我國現行預防接種的時程（續）

滿5歲至入國小前	白喉破傷風非細胞性百日咳、b型嗜血桿菌及不活化小兒麻痺五合一疫苗(DtaP-Hib-IPV)	一劑
	麻疹腮腺炎德國麻疹混合疫苗(MMR)	第二劑
	日本腦炎疫苗*（每年集中於3~5月接種）	一劑*

註：

1. 105年起，卡介苗接種時程由出生滿24小時後，調整為出生滿5個月（建議接種時間為出生滿5~8個月）。
2. 8歲（含）以下兒童，初次接種流感疫苗應接種2劑，2劑間隔4週。9歲（含）以上兒童初次接種只需要一劑。目前政策規定國小學童於校園集中接種時，全面施打1劑公費疫苗，對於8歲（含）以下初次接種的兒童，若家長覺需要，可於學校接種第一劑間隔4週後，自費接種第二劑。
3. A型肝炎疫苗107年1月起之實施對象為民國106年1月1日（含）以後出生，年滿12個月以上之幼兒。另包括設籍於30個山地鄉、9個鄰近山地鄉之平地鄉鎮及金門連江兩縣等原公費A肝疫苗實施地區補接種之學齡前幼兒。另自108年4月8日起，擴及國小六年級（含）以下之低收入戶及中低收入戶兒童。
4. 106年5月22日起，改採用細胞培養之日本腦炎活性減毒疫苗，接種時程為出生滿15個月接種第1劑，間隔12個月接種第2劑。*針對完成3劑不活化疫苗之幼童，於滿5歲至入國小前再接種1劑，與前一劑疫苗間隔至少12個月。

表 2-5　成人預防接種建議時程表

疫苗種類＼年齡（歲）	19~26	27~49	50~64	≧65
破傷風、白喉、百日咳相關疫苗(Tdap/Td)	每10年接種一劑Td，其中一劑以Tdap取代Td			
麻疹、腮腺炎、德國麻疹混合疫苗	2劑			
季節性流感疫苗	每年接種一劑			
B型肝炎疫苗	3劑			
A型肝炎疫苗	2劑			
肺炎鏈球菌13價結合型疫苗	1劑			1劑
肺炎鏈球菌23價多醣體疫苗	1或2劑			1劑
日本腦炎疫苗	1或3劑			
人類乳突病毒疫苗	3劑	3劑（27~45歲）	無特別接種建議	
帶狀疱疹疫苗	無特別接種建議		1劑	

註：灰底為建議接種；其他如有感染疾病之風險，可依建議接種。
資料來源：衛生福利部疾病管制署(2021)‧*預防接種*。http://www.cdc.gov.tw/

（五）我國常見傳染病

臺灣地處亞熱帶，傳染病時有所聞。以下列舉四種常見傳染病：

1. 肺結核：國內曾爆發醫院院內集體感染肺結核，校園也有多起學生感染開放性肺結核事件。在臺灣男性發生率比女性高，老年人發生率比年輕人高。肺結核由好氧性的耐酸性結核桿菌引起，主要傳染途徑是藉由飛沫與空氣傳染，另外，食用遭結核菌汙染的食物亦可能被感染。結核病初發病時沒有明顯或特異性的症狀，且過程緩慢，常見的症狀為體重減輕、倦怠、發燒、咳嗽、食慾不振等，但上述症狀於其他慢性胸腔疾病亦會出現，故只能作為診斷的參考之用，若要確立診斷，多依據胸部X光片與痰液檢驗。結核病可以治癒，現已有有效抗結核藥物治療，須遵照醫師提供的治療處方規則服藥；其預防方法為衛生教育、保持高度警覺，有類似症狀應及早就醫並定期接受胸部X光檢查及接種卡介苗。

2. 登革熱：由登革病毒所引起的急性傳染病，俗稱「天狗熱」或「斷骨熱」，透過埃及斑蚊、白線斑蚊叮咬傳播病毒，分為Ⅰ、Ⅱ、Ⅲ、Ⅳ四種血清型別，每一型都具有感染致病的能力。患者一旦感染某一型的登革病毒，即可對該型的病毒具有終身免疫，然而，若是先後感染不同型別之登革病毒，有高機率導致重症，無及時治療之死亡率超過20%。主要症狀為發燒或惡寒、皮膚發疹、肌肉痛、噁心、嘔吐、頭痛及後眼窩痛等。出血型性登革熱，除前述症狀外，尚有腸胃道出血、月經過多等。罹患此症要多休息、補充水分，約一週就能逐漸康復，不會有後遺症。防治登革熱的方法是清除積水容器，以杜絕病媒蚊孳生，必要時，在水中投予殺蟲劑、使用捕蚊燈、蚊帳、紗窗，避免蚊子叮咬及出入高感染地區需穿著長袖及長褲。

3. 腸病毒：為幼兒常見疾病；腸病毒係指一群病毒，包含小兒麻痺病毒、克沙奇病毒、伊科病毒及腸病毒等，常於夏季、初秋流行，經由接觸病人口鼻分泌物、糞便、飛沫等途徑傳染，一般多發生在10歲以下兒童，少見於成人，易於人口密集區發生流行，潛伏期約3~5天。可以引發多種疾病，典型症狀為口腔、手掌、腳掌出現水泡、潰瘍，可能合併發燒。病程約7~10

天。有些會引發較特殊臨床表現，如無菌性腦膜炎、腦炎、心肌炎、心包膜炎、肺炎、麻痺等併發症，新生兒及嬰兒偶有休克症候群發生，死亡率極高，需由實驗室檢驗，才能確定診斷。多數症狀輕微者，予以症狀治療即可。對於極少數有併發症個案，則需醫師診治。病人於康復期，病毒仍可經由糞便排出，持續數週之久，而致感染他人。腸病毒目前無特效藥及疫苗，最好的預防方法為避免出入公共場所，不要與疑似病人接觸及加強個人衛生、常洗手。

4. 急性肝炎：臺灣常見為病毒性肝炎，病毒可為A、B、C型肝炎病毒，A型肝炎主要為糞口傳染，而B、C型肝炎則為血液體液傳染。治療一般多為支持性療法，對B型肝炎已有藥物療法。防治方面，主要為注重個人衛生、施打B肝疫苗和加強輸血檢驗等。

二、慢性病防治

1950年代先進工業國家隨著生活型態改變及抗生素的發明，慢性病（如心血管疾病、惡性腫瘤、失智症等）已取代傳染病成為主要的疾病型態。根據衛生福利部的公布2021年國人死因統計結果以慢性病為主，依序是惡性腫瘤、心臟疾病、肺炎、腦血管疾病、糖尿病、高血壓性疾病、事故傷害、慢性下呼吸道疾病、腎炎、腎病症候群及腎病變、慢性肝病及肝硬化。慢性病具有多重病因、潛伏期長、發病期不確定、再加上各種因子對於發生率和病程的影響並非一致，所以慢性病的研究往往是漫長而不易有結果的，政府投入慢性病防治的心血與成本相對高，且是長期的付出。

（一）慢性病定義

慢性病(chronic disease)係指持續6個月以上的疾病狀態，具有以下5項特性：

1. 病程是長期性或永久性的：通常會持續一段很長的時間，或是永久性的伴隨著病人，而無法完全根除。

2. 留下殘障的後遺症：導致病人身體某些功能的喪失。
3. 導因於不可逆的病理變化：病程的發展為不能恢復的。
4. 視病情需有不同的復健：依病人之疾病或病狀需有不同的復健方式。
5. 因疾病的需要，需長期的醫療照護：依病人不同的疾病類別或嚴重度，需有長期的醫療照護服務。

（二）慢性病防治的重要性

根據2020年統計，65歲以上醫療費用占比從2010年的34.4%，增加至38.75%，慢性病醫療費用占率更從39.9%增加到47.9%。隨著醫療科技的進步，很多疾病大多僅能控制，但無法完全根治，最終則轉為慢性病。人口老化及國人平均餘命延長使得慢性病的盛行率增加，同時亦帶來家庭、社會相當大照顧負荷。現今世界各國均著重於慢性病的預防及控制，並紛紛將慢性病防治列為公共衛生領域之優先實施的重要方針。

慢性病由於多重病因、缺乏明確致病機轉、潛伏期長、發病期不易確定，加上各種因素對於疾病發生率與病程的影響並非一致，使得慢性病難以防治，國際慢性疾病組織更將慢性病視為二十一世紀人類的癌症。

（三）慢性病的範圍

慢性病的範圍很廣泛，包含傳染性疾病的肺結核、後天免疫缺乏症候群，非傳染性的癌症、心臟疾病；身體病變的白內障及骨質疏鬆、心智病變的精神疾病、老年失智症；可自行照護的高血壓、糖尿病、完全依賴的中風癱瘓等。亦包含先天性的疾病，如血友病、唐氏症，或後天車禍意外事故的脊髓損傷等。

（四）慢性病的防治原則

由於慢性病在致病機轉上常具有多重病因和危險因子，對發生成疾病的作用不一、潛伏期長、發病期難以確定等特性，加上缺乏明確致病機轉，預防措施不似傳染病較著重於初段預防中的預防接種及環境衛生等防治工作，而是需依病程有階段性的目標及策略。

（五）慢性病個論

1. 高血壓

高血壓是心血管疾病、腦中風、糖尿病、腎臟病等重大慢性病的共同危險因子。依據2017~2020年國民營養健康狀況變遷調查結果，18歲以上國人的高血壓盛行率達26.76%，且盛行率隨年齡增加而上升；中年男性（40~64歲）高血壓盛行率約34.11%，而65歲以上高血壓盛行率則攀升到65.32%；中年女性（40~64歲）為23.88%，而老年女性高血壓盛行率增至61.46%。此外，各年齡層的男性高血壓盛行率皆高於同年齡女性。高血壓的成因為多面向性，包括環境因素、體重過重、攝取過多鹽分與酒類、缺乏適量運動等。

(1) 高血壓種類，依成因可分為兩類：

A. 本態性（原發性）高血壓，占高血壓病人95~99%以上，此類病人無特定原因。可能與遺傳、肥胖、飲食（鈉鹽及鉀鹽）、吸菸、酒精攝取過量、缺乏運動、社會心理因素（如壓力）及環境因素等有關。

B. 續發性高血壓常與藥物、懷孕、腎臟病變或腎上腺內分泌異常等因素有關，占高血壓病人1~5%以上。

(2) 高血壓的診斷標準

血壓是指當心臟收縮和舒張時，血流衝擊動脈血管壁所造成的壓力，18歲以上健康成人的理想血壓是收縮壓小於120 mmHg，舒張壓小於80 mmHg。目前只要血壓收縮壓介於120~139 mmHg、舒張壓介於80~89 mmHg，即會被列為「高血壓前期」族群，必須持續觀察並改善飲食及生活型態。根據衛生福利部國民健康署《高血壓防治學習手冊》，高血壓依據血壓量測的數值，可以分為四個階段。當舒張壓或收縮壓其中一項超過標準值時，即可能被判定為高血壓（表2-6）。

表 2-6　成人高血壓分類表

血壓分類	收縮壓(mmHg)		舒張壓(mmHg)
成人正常血壓	<120	和	<80
高血壓前期（警示期）	120~139	或	80~89
第一期高血壓	140~159	或	90~99
第二期高血壓	160以上	或	100以上

(3) 高血壓的處置：生活型態調適是一種有效的高血壓治療法，包含體重控制、增加體能活動、飲酒適量、減少鈉鹽攝取等，也可當作藥物控制的輔助療法。依據2015 中華民國心臟學會(TSOC)和臺灣高血壓學會(THS)所訂定高血壓治療的指引，建議高血壓病人採取「S-ABCDE」健康生活型態，如表2-7所示。

表 2-7　「S-ABCDE」健康生活型態

改變	建議	收縮壓(mmHg)降低效果
S：限鹽 (Salt restriction)	每天2~4克	減少1克鹽，可降低2.5 mmHg
A：限酒 (Alcohol limitation)	男性：< 30克／天酒精 女性：< 20克／天酒精	2~4 mmHg
B：減重 (Body weight reduction)	BMI：22.5~25.0 kg/m^2	每減重1公斤，可降低1 mmHg
C：戒菸 (Cessation of smoking)	完全戒除	無獨立效果，但可降低中風發生
D：飲食控制 (Diet adaptation)	得舒飲食(DASH diet)	10~12 mmHg
E：持續運動 (Exercise adoption)	有氧運動，一天至少40分鐘，每週至少3~4天	3~7 mmHg

2. 糖尿病

根據2017~2020年國民營養健康狀況變遷調查顯示，臺灣地區40~64歲成年人糖尿病（空腹血糖≧126 mg/dL或已服用糖尿病藥物）的盛行率，男性及女性分別為15.39%及8.89%。研究結果顯示，相關的危險因子有先天性的遺傳因素及後天性的肥胖、老化、葡萄糖耐受性異常、高血壓、缺乏運動、飲食、尿酸、蛋白尿、長期使用類固醇、避孕藥等藥劑、懷孕胎數等。

(1) 糖尿病症狀

糖尿病主要的症狀為三多一少（多吃、多喝、多尿及體重減少），並可能有視力模糊、易疲倦、皮膚癢、手腳麻痛、傷口癒合不良、女性外陰部搔癢、感染及急性酮酸中毒等。

(2) 糖尿病類型

A. 第1型糖尿病(type 1 diabetes)：多發生在兒童或青少年，大約占所有糖尿病人的5~10%，病人無法產生胰島素，治療方式須長期施打胰島素。

B. 第2型糖尿病(type 2 diabetes)：此病多發生在中老年人，約占所有糖尿病人的90~95%，病人多有肥胖或體重過重的情形，患病初期胰島素的分泌可能為正常或略高，治療方法為口服降血糖藥物來控制血糖。

C. 營養失調型糖尿病：常見於熱帶地區一些開發中國家，通常有幼年時期營養不良的病史，治療上需給予高蛋白飲食。

D. 妊娠型糖尿病：妊娠期間才發生的糖尿病，通常至產後即消失。

E. 其他類型糖尿病：成人糖尿病中，約2%的糖尿病是由胰臟疾病、內分泌疾病及藥物所引發之高血糖狀態。

F. 葡萄糖耐量異常(impaired glucose tolerance, IGT)：為空腹及飯後血糖值介於正常與糖尿病間之診斷。

3. 高脂血症(hyperlipidemia)

膽固醇≥240 mg/dL，三酸甘油酯≥200 mg/dL，低密度脂蛋白≥160 mg/dL，高密度脂蛋白<35 mg/dL，超過上述範圍者即為高脂血症。根據2017~2020年國民營養健康狀況變遷調查資料顯示，臺灣地區40~64歲成年人高血脂（血清膽固醇≧240 mg/dL或服用降血脂藥者）的盛行率，男性及女性分別為37.8%、27.53%。造成高脂血症的原因可分為與遺傳有關的內因性和飲食問題所造成外因性因素，其中內因性占80~90%，外因性只占10~20%。相關的危險因子有吸菸、喝酒、肥胖、運動量不足、緊張、女性更年期、藥物使用不當等。

4. 腦血管疾病(cerebrovascular disease, CVA)

腦中風為一種急症，因腦部的血流受阻，導致無法供應腦部氧氣，其為臺灣地區重要死因之一，即使存活，仍會遺留程度不一的障礙。腦中風的危險因子分為二大類：

不易改變危險因子：

(1) 年齡：男性大於45歲，女性大於55歲。

(2) 性別：男性罹病率大於女性。

(3) 家族史：父親、兒子或兄弟在55歲以前；或母親、女兒或姊妹在65歲以前，發生心肌梗塞或猝死者。

經由醫療或生活型態可改變的危險因子：

(1) 疾病：高血壓、糖尿病、心臟病或血脂過高等疾病，或紅血球過多症、服用口服避孕藥等。

(2) 生活型態：肥胖、吸菸、缺乏運動、喝咖啡、酒精過量攝取等。

5. 骨質疏鬆症(osteoporosis)

常見的骨骼、肌肉及關節慢性疾病為骨質疏鬆症、類風濕性關節炎、痛風、退化性關節炎等，其中以骨質疏鬆症對健康的威脅最大。根據世界衛生組織的定義，骨質疏鬆症為「進行性的系統疾病」，在早期不會引起任何症狀，常見的症狀以痠痛為主，漸漸的骨質密度流失，導致骨骼易碎裂程度增加，進而增加骨折的危險性。骨質一般約於20~35歲時到達高峰，之後維持數年後，即以每年約0.5~1%的比例逐漸減少。女性在更年期後，由於雌性素的缺乏，使得骨質流失的惡化情形更為嚴重，骨質平均流失率高達15%。

骨質疏鬆症在50歲以上的盛行率約20~30%，危險因子包括老化、女性、遺傳、吸菸（尼古丁）、酒精或咖啡因攝取過量、雌性素分泌減少（更年期、卵巢切除等）、鈣質攝取缺乏、運動不足或過度運動、藥物使用（腎上腺皮質醇、抗癲癇藥物、利尿劑及甲狀腺素等）及重金屬汙染等。

結　語

健康概念發展至今，不斷擴大「健康」定義，其已包含身、心、人際、環境等全面、多元的意涵。無論國內外的研究均發現，影響健康最重要因素為生活型態，健康促進是預防醫學的初段預防，係以「健康」為目的，改變個人生活型態及環境為策略，著重於正面積極的健康。醫療科技和健康服務的投資，不再是提升健康的最佳途徑，取而代之的應是各類促進健康、預防疾病的策略和活動。因此，健康促進可說是第二次公共衛生革命的產物。

問題與討論
Discussion

1. 試述公共衛生的定義。

2. 請說明慢性病定義。

3. 請說明我國目前補助癌症篩檢項目。

4. 試述傳染病的防治策略。

5. 試述目前我國成人預防保健服務的項目。

參考文獻
Reference

王秀紅、徐畢卿、王瑞霞、黃芷苓、張彩秀、黃瑞華、蔡健儀、黃慧文、高家常、黃寶萱、陳國東、謝秀芬、蔡秀敏 (2020)・*健康促進－理論與實務*（五版）・華杏。

行政院衛生署國民健康局 (2011)・*骨質疏鬆症臨床診療指引*・行政院衛生署國民健康局。

吳晉祥、黃盈翔、張智仁 (2007)・老年人的預防性健康照護・*臺灣老年醫學雜誌，2*(3)，145-163。

許怡欣、黃耀輝、薛承泰、宋鴻樟、潘文涵、楊奕馨、金傳春、邱弘毅、張武修、胡淑貞、姚振華、陳秀賢、侯嘉玲、黃璉華、陳惠姿、邱清華、姜志俊、康照洲、黃文鴻、…林明薇 (2016)・*公共衛生學*（五版）・華杏。

陳建仁 (1983)・*流行病學*・伙伴。

陳淑芬、林碧珠 (2007)・*健康與護理*・新文京。

陳雪芬、黃雅文、許維中、姜逸群、張宏哲、陳嫣芬、黃曉令、黃惠瑩、黃純德、林志學、林文元、魏大森、王靜枝、彭晴憶 (2019)・*老人健康促進*（二版）・華都。

楊志良 (2007)・*公共衛生新論*・巨流。

劉明德、黃建財、黃淑倫、呂昀霖、林川雄、簡伶朱、薛夙君、黃瑞珍、莊德豐、馮靜安、歐陽文貞 (2021)・*公共衛生概論*（七版）・華格那。

衛生福利部疾病管制署 (2021)・*預防接種*。http://www.cdc.gov.tw/

衛生福利部國民健康署 (2021)・*成人預防保健服務*。http://www.hpa.gov.tw/

衛生福利部國民健康署 (2022)・*十大癌症發生率*。https://www.gender.ey.gov.tw/gecdb/Stat_Statistics_DetailData.aspx?sn=nLF9GdMD%2B%2Bv41SsobdVgKw%3D%3D

衛生福利部國民健康署 (2022)・*108 年癌症登記報告*。https://www.hpa.gov.tw/Pages/List.aspx?nodeid=269

衛生福利部統計處 (2020)・*2017~2020 國民營養健康狀況變遷調查*。https://dep.mohw.gov.tw/dos/cp-2503-44928-113.html

Ewles, L., & Simnett, I. (1985). *Promoting health: A practical guide to health education.* Wiley.

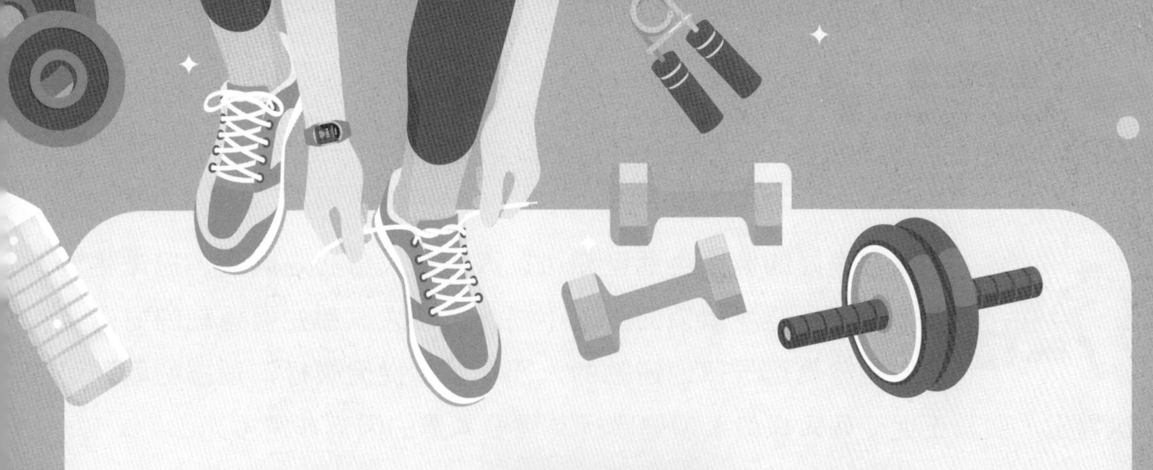

Chapter 03

健康行為理論與生活型態改變

許雅雯　編著

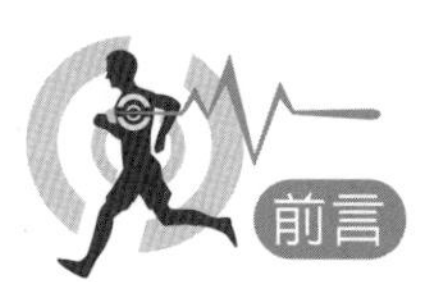

擁有良好的健康生活型態可以改善個人身心之健康，日常生活中有許多健康習慣的養成不易。為何大家都知道運動的好處，但能夠真正規律地運動的人卻不多？從健康行為理論的觀點可以看出，要真正促使個人採取某項健康行為需要考量的因素非常多元！

3-1 健康行為理論－個人層級(Individual Level)

個人如何決定開始進行健康行為？又為何某些人在眾多健康促進行為的建議之中，只會選擇進行特定的健康行為呢？健康行為理論可以幫助我們了解個人在決定是否要進行某些行為時的決策模式以及影響因子。清楚這些行為理論模式，將可以幫助相關衛生單位擬定鼓勵民眾進行健康促進行為之衛生教育介入，以求達到預防醫學之功效。從古至今，有許多學者提出健康行為的理論，雖然學派眾多但依照這些理論所提出的對象，可以簡單區分成二個層次：個人層次與人際互動層次。由於上述的二個層次中各有許多的健康行為理論存在，本節僅針對每個層級中各挑出一項常被應用的理論予以介紹和討論；若對其他理論有興趣者，建議可尋求健康行為理論專書作更深入的研讀。

一、健康信念模式

健康信念模式(health belief model)最早源自於1950年左右，當時美國的社會心理學家為了解釋為何民眾不願參與預防肺結核的衛生計畫，而開始構思可能之行為模式，之後該模式被廣泛用來解釋病人對於接受醫生解釋疾病診斷和症狀時的反應，特別是為何某些病人的遵從醫囑性欠佳。經過不同學者的解釋與修正，自1980年代起健康信念模式有了具體的模式(Becker, 1974; Rosenstock, 1974)；此模式強調個人在決定是否採取某特定行為時，會受到採取該行動後的獎勵(reward)多寡，在不同的報酬中又以立即性的報酬影響最大。

此模式認為當個人覺得自己身處在疾病的易感性(susceptible)較高的情況下時，也就是當個人意識到某疾病的罹患機率較高時，他們比較有可能會採取行動來預防疾病的發生。在發現他們身處的情境會帶來不好的健康結果，或是導致疾病惡化的時候，若有一系列的行為改變可以帶來健康的益處並降低疾病易感性（如降低罹患疾病的風險和嚴重度），個人在衡量進行這一系列健康行為的健康效益大於壞處後（如進行該健康行為所需要的時間、金錢成本等），他們會開始著手進行此一系列的健康行為改變過程。健康信念模式理論中的因子如表3-1所示(Glanz et al., 2002)，以下逐一介紹。

（一）自覺易感性(Perceived Susceptibility)

自覺易感性表示個人認定自己會遭遇到某種情況的機率大小，一般可用來代表族群之疾病風險、按照個人的生活型態所估計出的個人疾病風險。比如，有嚼食檳榔習慣的族群得到口腔癌的機率和有糖尿病家族病史的族群得到糖尿病的風險。

（二）自覺嚴重程度(Perceived Severity)

自覺嚴重程度係指個人認為某情況發生之後，所加遽的嚴重程度和衍生的後果。實際應用在健康促進領域上時，可泛指某特定情境下，或進行某項行為而導致的健康結果和健康風險，這些風險可以是醫療與健康上的風險或是社會層面的風險。比如，個人若不對疾病進行治療將使病情惡化、疼痛感上升、存活率下降等；個人若持續酗酒可能使人際關係受損、影響工作表現、破壞家庭生活和睦等。

（三）感知利益(Perceived Barriers)

感知利益係指個人開始進行行為改變後，這些行為改變能夠有效地降低風險多寡以及嚴重程度之情形。此處指的利益不全然是與健康相關，也可以是獎金、情感的滿足與安慰。比如，使用保險套會降低感染HIV的風險、施打流感疫苗可減低得到流感的機會、定期進行健康篩檢可以使家人安心。

（四）感知行動障礙(Perceived Barriers)

感知行動障礙係指個人相信進行特定建議的行為改變時，所伴隨的成本與生理／心理上的代價，包含情感層面、實質上金錢與時間的成本消耗和不方便性等。通常個人意識到進行行為改變的障礙後，會試圖解決這些障礙，包含尋求幫助、確認資料的正確性、提供誘因鼓勵自己等。比如，定期進行健康篩檢要花不少錢而且候診時間可能很久、大腸鏡檢查會有不舒服的感受、進行手術會有手術失敗或併發症的風險。通常個人在決定是否要進行某項行為改變時，會進行簡單的成本效益分析，來評斷進行某項行為的好處、壞處以及成本；一旦個人判斷進行某項行為得到的優點多於缺點之後，個人有較高的機率會進行該項健康行為。

（五）行動線索與提示(Cues to Action)

行動線索與提示係指啟動和活化個人的預備狀態的策略，這裡所指的線索與提示可以是一連串的資訊、事件、媒體宣導等，不一定僅限於單一訊息的形式。每個人能接受之最有效的行動線索，會因個人成長背景、職業、家庭狀況、年齡等因素而異；因此，有效的行動線索需要針對個人進行個別化設計，以符合目標族群的需求。通常提供越多的行動線索，越能製造更多機會來激發目標族群的預備狀態，將他們由「準備」的狀態提升到「開始執行行為改變」的狀態。當應用在衛生教育設計時，我們可提供民眾「如何進行」的資訊來增加他們的感知度；或是使用提醒系統提醒民眾要記得進行某行為。比如，提供如何戒菸的教育訊息來提醒民眾戒菸並不困難、頻繁的食品安全事件的媒體報導，會促使民眾開始關心飲食安全。行動線索也可能是個人的生活經驗，比方說周遭有親友最近生病住院，能促使個人開始注意自身的健康情形。

圖3-1顯示上述提到的各項健康信念模式元素之間的關係(Glanz et al., 2002)。個人知覺、個人修飾因子以及行動線索皆會影響個人對於疾病的感知和威脅感；而疾病的感知和威脅感再進而影響個人行為改變的機率。圖中也顯示個人修飾因子會對個人知覺、個人對於疾病的感知和威脅感以及個人行動機率造成影響。

表 3-1　健康信念模式之要素

要　素	定　義	應　用
自覺易感性	個人認定自己會遭遇到某種情況的機率大小	族群之疾病風險、按照個人的生活型態所估計出的個人疾病風險
自覺嚴重程度	個人覺得該情況發生時的嚴重度和後果	明確指出該情況會導致的結果和風險
感知利益	個人認為進行建議的行為改變後，所降低的風險以及改善的結果嚴重程度	定義所需進行的行動，這些行為改變會帶來的好處以及需要採取哪些行動、如何做、什麼時候採取行動
感知行動障礙	個人相信進行特定的行為改變時所伴隨之有形成本與生理／心理上的代價	找出行動障礙並設法解決這些障礙，包含尋求幫助、確認資料的正確性、提供誘因等

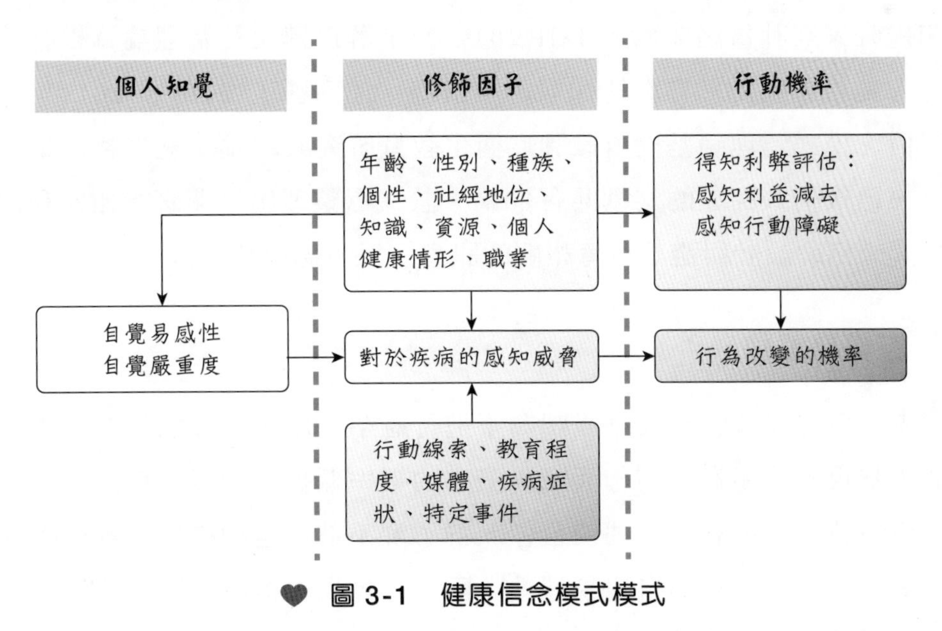

圖 3-1　健康信念模式模式

資料來源：Glanz, K., Rimer, B. K., & Lewis, F. M. (2002). *Health behavior and health education. theory, research and practice*. Wiley & Sons.

二、應用健康信念模式的實例分享

許多衛生教育方案為了提升成效和行為改變的成功機率，常需要以行為理論作為設計教育方案的基礎；在正式執行計畫前多花點時間選擇合適的理論，並按照理論中提及的元素概念擬定執行教案，將可確保未來真正執行方案時的成功率。在眾多健康行為理論當中，健康信念模式自從1950年代提出來後立即成為最常被應用在健康專案當中的個人層級理論之一。學者Christopher (2010)回顧了18個以健康信念模式為基礎的研究（一共包含2,702位受試者），並以整合分析之概述(meta analysis)分析在此18項研究當中，各健康信念模式的元素是否對於健康結果具有預測能力；結果發現在所有的元素中，以感知利益和感知行動障礙對於健康行為的改變最具影響力。接下來，我們將舉例說明如何應用健康信念模式為架構來設計符合健康促進實例。

制定適合目標族群的避孕教育有助於安全性行為的宣導、避免意外懷孕的比例和提升家庭計畫之成效。Hall(2012)為了解以健康行為理論為根基的衛生教育介入是否能成功影響女性採取避孕措施，他回顧了從1966~2011年當中，以健康信念模式為理論基礎所設計之衛生教育研究共82篇，經嚴格地納入條件篩選後，最後納入回顧的文獻共有10篇。該文獻整理出早期研究如何利用健康信念模式來協助設計與避孕教育相關的訊息，以下擷取部分例子並延伸討論：

（一）自覺易感性

首先，自覺易感性代表個人認為不進行避孕措施所導致意外懷孕的機率，若是個人覺得不使用避孕措施而意外受孕的機率偏低，則越不可能採取避孕措施。衛生單位會藉由教育方式使目標族群了解不進行避孕措施而意外受孕的機率有多高，以提升民眾的自覺易感性，因為一旦民眾提高自覺易感性，採取避孕措施的可能性也會相對地增加。

（二）自覺嚴重程度

以自覺嚴重程度為例，過去研究在宣導避孕時，會針對因未實施避孕措施而在非預期受孕下懷孕所帶來的社會、心理和身體上的後果與代價（如青少年意外懷孕可能需休學、墮胎對身體的負擔、養育子女的經濟負擔、懷孕時身體改變對日常生活帶來的影響等）當作宣導重點，期盼藉由清楚地讓目標族群明白上述後果，激發他們實施避孕措施的動機。Jaccard、Dodge與Dittus(2003)的研究指出：「不了解並低估懷孕對於學生生活所帶來影響的青少年，他們在進行性行為時，採取避孕措施的機率也偏低。」

（三）感知行動障礙

感知行動障礙泛指採取避孕行為時所帶來的任何身體和心理的不便，以及時間和資金上的代價，包含使用避孕措施（如購買保險套）或藥物所需要的費用、使用避孕藥所伴隨的副作用（如體重上升）、須按時服藥的不方便性、需要定期回婦科就診和排隊掛號等。當個人認定採取避孕行為所帶來的壞處和障礙越多，執行避孕措施的機率越低。

（四）感知利益

執行避孕行為的感知利益包含所選擇避孕措施的有效性（成功避孕的機率）、取得方便性（保險套或避孕藥物是否容易取得？看婦科醫生時，候診時間是否過長？）、避孕措施的價錢、服用避孕藥物的有效時間長短等。當個人認為避孕行為的優點越多，其執行避孕措施的機率也相對較高。衛生教育內容中可以宣導避孕的觀念，並強調採取避孕措施是對自己負責任的表現，來增加民眾對於避孕行為的接受度和認同感，進而提升採取避孕措施的機率。實際上，美國為使養成安全性行為的觀念，某些校園內設置保險套自動販賣機，以避免購買時的尷尬和增加易取得性，期盼藉由保險套自動販賣機的設立，帶來方便購買保險套的優點，增加學生採取避孕措施的意願。

（五）行動線索與提示

行動線索可以區分成外在線索與內在線索二種；善用行動線索誘使個人意識到可能會意外懷孕的危機，並強化採取避孕措施的動機。內在刺激指個人自身意識到意外懷孕的徵兆，如女性生理期的延遲而產生的憂慮；外在刺激係指旁人或是周遭環境的因子，如婦科醫師在例行性檢查時的問診、新聞報導關於墮胎所產生骨盆腔發炎的案例。提供目標族群即時且有效地行動線索，是激發個人由原本不打算採取任何避孕措施，轉換到決定開始進行避孕措施的關鍵；通常，提供成功案例的故事或利用宣導避孕措施的方式，可有助於提升民眾對於避孕方式的了解和重視度，而利用多元化的管道來傳遞行動線索給目標族群，能夠提升民眾對健康行為的感知。

三、利用健康信念模式規劃生活型態改變之衛生教育介入

健康信念模式可以被應用在不同衛生教育設計中。若有機會協助政府擬定一個以健康信念模式為基礎的衛生教育方案，來提升大學生的運動量，你會怎麼設計呢？表3-2簡單列出與健康信念模式理論中，各元素相對應的可能介入策略，以供參考。

表 3-2　健康信念模式應用於提升運動體適能的說明

要　素	應用於衛生教育介入
自覺易感性	提醒大學生檢視自己目前運動量是否達到每日的建議標準（每星期至少進行150分鐘的中等激烈程度之運動），當大學生發現一週運動量少於150分鐘建議量時，會警覺自己的運動量偏低
自覺嚴重程度	向大學生宣導若不建立規律運動之習慣，將會面臨的生理及心理的健康危害風險，如肥胖所帶來日後罹患心血管疾病和代謝相關慢性病的風險
感知利益	宣導規律運動帶來的好處，如體重維持、精神變好、可以固定參加運動社團認識朋友、睡眠品質提升等
感知行動障礙	了解大學生為何沒有進行規律運動，如是否打工太忙、學校是否有足夠的運動場地與健康器材、參加社區或學校的健身俱樂部價錢是否過高等
行動線索與提示	提供大學生行動線索來激發大學生想要開始規律運動的動機，如宣導藉由規律運動而降低疾病風險或是維持體重控制的成功案例、宣導鄰近學校的運動場地和資源等

3-2 健康行為理論－人際互動層次 (Interpersonal Level)

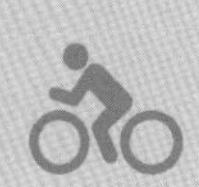

一、社會認知理論

社會認知理論(social cognitive theory)是以進行健康行為時的認知和情緒的角度為出發點，探討個人為何決定進行行為的改變；社會認知理論常被認為是將心理學和社會學的因子納入人類行為科學考量的一項理論。社會認知理論的前身是社會學習理論(social learning theory)，於1962年由學者Bandura所提出，Bandura持續調整該理論並在1986年改名為社會認知理論；其強調人類的學習是經由所處的社會情境與社會脈絡中的其他人、環境觀察到的行為等，有了相互交流影響後所產生的，此觀念又稱為交互決定理論(reciprocal determinism)。

社會認知理論最大的特點在於其著重社會層面的影響力，尤其強調外在與內在的社會增強(social reinforcement)對於個人行為改變的影響；個人的行為模式會取決於他們在進行某項行為所帶來的結果，執行該行為後所帶來的獎勵和懲罰（外在與內在的社會增強）多寡，會左右他們進行該行為的動機。社會認知模式也提出，個人會經由學習和模仿學習對象的行為模式，得到行為上的改變；因此，利用媒體宣導健康行為的代言人和故事，可以間接使民眾藉由模仿學習達到生活習慣的養成。Bandura在解釋社會認知理論時提出了許多概念，社會認知理論中的因子如表3-3所示，以下逐一介紹：

1. 環境(environment)

環境因素代表存在於個人之外，但可影響個人行為的所有因子；環境因子可以簡單區分成社會環境與實體環境二種。社會環境泛指家庭影響力、同儕壓力、社會價值觀、政策法規等，而實體環境指實際空間的環境，如運動場的跑道好壞、公司是否具有無障礙空間設施等；一般而言，提供越多友善的社會環境和更多社會支持將可鼓勵該行為的發生。

2. 情境(situation)

情境係指個人對於環境的知覺和心理感受，這些對於環境的個人主觀感知與個人的行為有關。感知的定義廣泛，包含個人對於環境中的因子，如活動時間、地點、實體設備、活動參與者、個人於情境中所扮演的角色等。通常可藉由糾正個人對於環境的錯誤或不良感知和提倡健康及正確的規範與常模，來促使個人達到行為改變之目的。上述的環境和情境二項因子，被視為了解個人行為的生態架構(ecological framework)。

3. 行為能力(behavioral capability)

行為能力指執行特定行為所需具備的知識與技巧，其包含的層面非常廣，比方說，如何進行有氧運動、如何烹飪出健康低卡的食物、如何戒菸、辨識食品營養標示的能力等。為了使目標族群具足夠的知識和技術來執行行為改變，可以在衛生教育課程中教導如何進行該行為所需的技巧和觀念。

4. 結果期待(outcome expectations)

個人對於行為的預期結果，亦被稱為先天性的決定因子；個人既有的對於某特定行為之預期結果和看法，會影響他們日後決定是否採取該特定行為。通常個人對於每項行為都存在一些固有的想法，認為進行某項行為會帶來特定的結果，因此，當他們決定採取行動時，便會期待預期中的結果會發生。個人所想像的預期結果並非與生俱來，通常個人的預期深受過去經驗所影響，並且是具有可塑性的；因此，個人對於預期結果的想法可因為下列事件而改變：過去經歷相同的情況時所得到的結果、觀察到其他人身處類似情境的結果、聽到他人身處類似情境的結果、個人對於某行為的情緒反應。這也可以解釋為何當某人觀察到別人進行戒菸，達到良好的身體健康改善時，他們會開始考慮戒菸，因為他們期待別人的成功案例也發生在自己身上。

5. 期望價值(outcome expectancies)

指個人對於執行某行為後的期望之量性價值。此預期價值可以是正面或是負面價值。個人執行某行為前會先衡量所有的正向和負向價值，經過個人評估之後，會選擇進行正向價值較高與負向價值較低的行動。一般可藉由宣導進行某行為後產生的正向價值（可以是實際的價值獎金或是抽象的感官刺激）來鼓勵民眾進行行為改變，如規律運動後體脂肪下降的健康意義、推廣健康蔬果餐時可強調蔬果餐的美味，因食物美味帶來的滿足是立即的正向期望價值。

6. 自我控制(self-control)

指個人為了達成目標而進行行為改變時的自我行為控制能力。一般會把想要鼓勵民眾進行的活動轉化成為容易被個人所控制的行為，增加民眾決定進行該活動與否的控制權。為了增加個人決定採取行動的機率，一般可提供個人對於採取行為改變之決策權、監督自身的目標設定計畫、目標行為達成率和自我獎勵等。比如說教導青少年拒絕毒品的能力或是抗拒高熱量速食的引誘，可使他們遠離毒品和控制高熱量速食的食用量。

7. 觀察學習(observational learning)

觀察學習指個人藉由觀察他人行為和某行動所造成的結果，而從中學習該項行為。大部分的行為，都能夠藉由觀察和模仿他人從事該行為的過程獲得有效學習；觀察學習的最大優點是降低了親自第一次嘗試而失敗的經驗，藉由他人的案例了解正確做法，亦可省下嘗試錯誤的時間。環境在社會認知理論扮演重要角色，環境因子不但可以影響一個人的想法和認知態度，環境中的人也可以扮演個人的學習對象。若發現別人進行一項行為時帶來的結果越好，越能激發自己採取該項行動的動機。某些過去的衛生教育會找代言人或是對於目標族群有影響力和吸引力的人物，也是希望民眾能將對他們的尊敬與喜愛，轉化成採納這些代言人所倡導的行為。

8. 增強作用(reinforcements)

依照個人執行某項行為後的反應，可以加強或削弱未來個人在繼續進行同一項行為的機率。增強作用是人類學習理論中很重要的一環，而增強作用可分成二種：當個人執行某行為後所得到的獎勵和反應是正面的，也就是個人獲得正增強的情形下，他們未來再繼續執行同樣行為的機率會變高。比如說，小朋友多吃蔬菜獲得父母的大力稱讚，日後會再吃蔬菜的機率較高。

在負增強的情形下，個人未來再繼續執行同樣行為的機率也是會提高的；個人進行該行為是為了消除或避開某項不好的結果，而不是因為好的結果想改變（正增強）。關於戒菸的負增強例子，某人開始戒菸是因為持續吸菸會加速自己外觀的老化。個人對於某些行為的想法和反應可透過宣導而慢慢改變，一般建議先訓練目標族群找出特定行為對自身的正向作用為何，再訓練個人將這些好處和正向作用內化後，進化成為激勵自我的動機來源。

9. 自我效能(self-efficacy)

自我效能代表個人估計自己能成功採取行動的信心程度。現代人許多疾病都與生活型態有關，當要探討的是改變一個人已經維持多年的生活習慣時（如熬夜、吃宵夜、長期吸菸），挑戰度自然大幅提升，也較難說服個人開始進行行為的改變。因此，個人需要下定決心並具備相當程度的信心，相信自己能夠完成這些行為的改變，這樣的心態對於將來能成功地進行健康行為改變非常重要。增強自我效能的方法包含提供訓練、教導如何執行該項行動、建立漸進式的目標設定計畫、提供鼓勵和增強作用、示範如何進行建議的行為改變、降低執行行為帶來的焦慮等。比如，示範如何烹飪少油和少鹽的健康料理、提供成功減重的前三名獎金以玆鼓勵、邀請成功戒檳榔人士分享經驗等。藉由上述方法和策略可以提升個人自我效能，進而增加成功執行行為改變的機率。

Bendura在提出社會認知理論時指出，自我效能是預測個人是否會執行某項行為改變的最重要的先決條件，因為自我效能會影響個人決定要花多少努力和心思投入在執行該項行為上。過去研究發現越高的自我效能，會增加執行健康行為的預測力，如對於健康飲食習慣有較高自我效能的高中生，其攝取蔬菜和水果的量也比較高(Bruening et al., 2010)。

透過適當的教育訓練可以增加個人自我效能，教育方式包含被動式觀察和主動式參與二種；二項方式都已被過去研究證明，能有效訓練目標族群執行某項行為的技巧和方法，一旦個人熟練這些技術後，他們的自我效能就會慢慢增加。考量許多健康行為的複雜性之後，專家建議為提升個人的學習能力，最好將欲教授的健康行為技巧分成許多簡單的步驟並分多次傳授，以增加個人成功學習和吸收知識的機率，進一步提升對於該行為的自我效能。

上述各點是社會認知理論的重要觀念，此理論強調個人可以透過人、環境、行為之間的相互交流影響後產生新的行為學習，又稱為交互決定（圖3-2）(Pajares, 2002)。圖3-2中的行為、個人因素（認知因素）和環境因素三者之間呈現雙向的交互作用，彼此之間會相互影響。此模式中的行為代表了某項行為（如運動行為、飲食行為、服用藥物行為）以及會直接影響個人執行該行為的因子，如個人的行為能力與技巧、自我控制能力等；個人因素（認知因素）指和個人以及內在想法相關之因子，如個人對於執行某行為的結果期待、對於某行為所抱持的態度和關於如何執行該行為的知識、自我效能等；環境因素則代表了與個人所身處周遭環境有關的因素，如社會上的價值觀、親友的社會支持、親友造成的壓力、社會資源、社經地位、媒體影響等。近年來討論健康促進時常強調巨觀環境的重要性，有別於健康信念模式著重於個人的層面，社會認知理論所提倡的人、環境、行為三者之間的交互影響，時常被引用來探討環境是如何影響個人的生活型態。

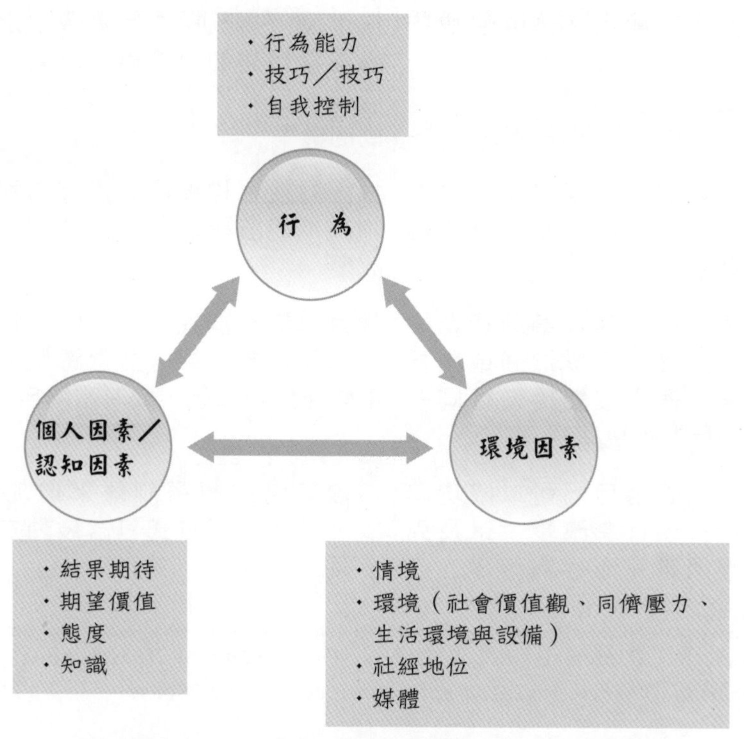

圖 3-2　社會認知理論元素之間的交互決定

資料來源：作者自行繪製。

表 3-3　社會認知理論之要素

要　素	定　　義	應　　用
環境	個人的外在因子	家庭影響力、同儕壓力、社會價值觀、無菸校園、政策法規
情境	個人對於環境的感知	活動時間、地點、實體設備、活動參與者、個人於情境中所扮演的角色
行為能力	執行特定行為所需具備的知識與技巧	進行行為改變所需的任何能力，例如如何進行有氧運動、如何烹飪出健康低熱量的食物、如何戒菸
結果期待	對於行為的預期結果	過去在相同的情況下的結果、觀察或聽到其他人身處類似情境的結果、對於某行為的生理和情緒反應
期望價值	對於執行行為後的預期價值、誘因	要推廣健康蔬果餐時，可以強調蔬果餐的美味，因為食物的美味帶來的滿足是立即的正向期望價值
自我控制能力	個人規範自我達成目標的能力	提供個人對於採取行為改變之決策權、藉由監督自身的目標設定計畫和目標行為達成率和自我獎勵，來影響個人決定採取行動的機率
觀察學習	行為習得歷程是藉由觀察他人行為的行動和造成的結果	找出對於目標族群有影響力和可信力的人物來示範該行為，以期待個人有行為上的改變
增強作用	依照個人執行某項行為後的反應，可以增強或削弱未來個人在繼續進行同一項行為的機率	訓練目標族群找出某些特定行為對自身的好處和正向結果，並教導個人如何將這些正向作用內化後，成為激勵自我的動機
自我效能	個人認為自己可以成功執行一項行為改變，以及克服困難完成行為改變的自信心	透過適當的教育訓練來增加個人自我效能，其中教育方式包含被動式觀察和主動參與二種

資料來源：Glanz, K., Rimer, B. K., & Lewis, F. M. (2002). *Health behavior and health education: Theory, research and practice*. Wiley & Sons.

二、應用社會認知理論的實例分享

Rajati等學者(2013)以社會認知理論為基礎，設計了一系列與運動相關的衛生教育來訓練有心臟衰竭症狀的病人，期盼藉由運動改善病人之生活品質。社會認知理論涵蓋的層面很廣，單以環境因子為例，就可以由家庭環境、學校／職場、擴展到社區以及國家政策的層面；因此，一般在應用社會認知理論時，很難將此理論所有的元素都考量在其中，通常擬定衛生教育介入時，會只針對此理論的幾項重要元素為基礎來設計。

以Rajati等學者(2013)針對心臟病人為對象所做的研究為例，他們所設計的衛生教育方案，強調自我控制能力的訓練、社會支持的建構、自我效能的提升和增加生活中觀察學習的機會。該研究中的自我控制能力訓練課程是以面對面方式訪談，用以協助病人建立適合自己能力與作息的運動計畫、學習執行運動監控與記錄運動量、建立自我獎賞機制並提升自我對於完成規律運動預期價值。研究人員會定期與病人討論個別化運動計畫的執行進度，如有按時達成目標便給於鼓勵，藉由正向回饋的提供使加強正增強作用，促使病人增加定期運動的行為頻率。

為了增加心臟病人參與衛生教育介入時的情緒支持，此研究幫助病人建立社會支持的方式，是要求家屬需陪同參加衛生教育介入的訪談，使家屬能夠了解病人該如何進行建議的運動的處方籤、可能會遭遇到的瓶頸、如何適時地提供支持並鼓勵多和病人一同運動；藉由這些方式幫助病人養成固定運動習慣、控制病情以及提高生活品質。

而在提升運動自我效能部分，該研究鼓勵將自己的運動計畫細分成幾個階段性的小型目標；由於小型目標的達成率比起大型目標來的容易和時程較短，每當完成一個小型目標後，便給予鼓勵來增加成就感和自信心，誘發病人繼續努力進行運動的動機。同時，該研究也藉由邀請病人一同觀賞關於心臟病和癌症病人如何克服困難和挑戰，並維持規律運動習慣的影片，影片結束後會有專家進行團體晤談，並討論影片中主角遭遇挫折，以及克服困難的成功維持運動行為的過程，藉此提供病人觀察學習影片中案例的機會。

三、利用社會認知理論規劃生活型態改變之衛生教育介入

社會認知理論可以被應用在不同的健康生活型態改變的衛生教育設計中，經過上述理論的介紹以及過去文獻的探討後，若是今天有機會協助政府擬定一個以社會認知理論為基礎的衛生教育方案，來提升公司員工的蔬果攝取量時，你會怎麼設計？表3-4簡單列出與社會認知理論中的各元素相對應的可能介入策略以供參考。

表 3-4　社會認知理論應用於提升蔬果攝取量的說明

要　素	應用於衛生教育介入
環境	在公司員工餐廳的菜單當中增加蔬菜與水果的菜色、提供現打果汁和延長販售現切水果與沙拉的時間（如包含下午茶時間與早餐時間等）
情境	張貼攝取健康五蔬果的海報於員工餐廳、e-mail提供健康飲食的文章
行為能力	辦理講座教導大家如何在家簡易做出美味又健康的蔬果料理、如何選購營養成分高的蔬果
結果期待	期待藉由多攝取低熱量和高纖維的蔬果，能達到體重控制的效果
期望價值	宣導如果多攝取低熱量的蔬果，體重下降後可以降低膽固醇與血壓，節省因為慢性病需到醫院就診的時間與金錢成本
自我控制能力	教導員工如何擬訂一週的蔬果飲食攝取計畫表，以及記錄飲食和自我督促的技巧
觀察學習	分享他人成功維持健康蔬果攝取量的經驗，提供觀察學習別人的機會
增強作用	定期表揚和獎勵按照飲食攝取計畫表完成建議蔬果攝取量的人
自我效能	藉由不同情境的角色情境扮演活動，練習個人如何在外點餐時或是在家做菜時，選擇適當的食物來達到每日建議蔬果的攝取分量

四、健康行爲理論之限制

健康行為理論有許多學派，各學派有其擁護者而各理論也有其缺點。正所謂知己知彼，百戰百勝；欲利用健康行為理論來達到生活型態改變目的時，應先了解所使用的理論，其能夠以及不能夠達成的目標，方能有事半功倍的效果。

以健康信念模式而言，此模式沒有討論到個人對於健康行為之接受度（如對於健康行為的態度與理念等）、社會環境因子（如社會價值觀、社會資源）以及個人現有的健康習慣（如吸菸、飲酒等）。同時，此模式也假設當個人在衡量進行某項健康行為與否的得失利弊時，所有人對於健康和疾病的資訊取得管道和資源權限是相等的，但實際上健康和疾病的資訊正確性與豐富性，不但是不平等的也會因人而異，如因職業、教育程度、個人學習動機等而有所不同。另外，此模式假設行動線索對於個人進行某項健康行為具有重要的影響力，而且個人在決策是否要進行某項行為時會把健康的價值考量在其中；但實際上並不是所有人在進行有關生活型態的決定時，都會經過如此一系列的理性決策過程。健康信念模式一般被視為是針對健康行為及其影響因子作一項描述性的解釋，比較少對於個人健康行為的改變提出一系列的行動策略的規劃建議。

以社會認知理論為例，強調人、環境、行為之間的相互交流影響後產生新的行為學習；但此理論並沒有具體量化和比較各因子間對於健康行為的影響力有多大。其強調個人學習的歷程，但卻忽略了影響個人行為的因素尚有先天性的生物因子，如家族病史、個人健康狀況等。此理論涉及個人層級以外的因子，所以屬於討論範圍較為廣泛的理論，但較缺乏列舉出如何利用各項因子來影響行為的具體流程方針。

結　語

健康行為領域之理論眾多且相當多元，本章節僅針對個人層次與人際互動層次各列舉一項理論說明，讀者若有興趣可搜尋健康行為科學理論以深入了解其他相關理論與模式，如計畫行為理論(theory of planned behavior)、理性行為理論(theory of reasoned action)、跨理論模式(transtheoretical model)、社會行銷概念(social marketing concepts)、問題行為理論(problem behavior theory)、社會生態模式(social ecological model)等。當未來有機會針對個人的生活型態設計衛生教育方案時，應依照目標族群的情況和想要改善的行為來選擇較合適之行為理論作為方針，進而達到成功促進健康行為之目的。

問題與討論
Discussion

1. 選擇一項健康危害行為（如吸菸）後，參考健康信念模式（表 3-2），練習如何以健康信念模式為基礎來設計改善該項行為（如戒菸）之衛生教育策略。

2. 參考社會認知理論元素之間的交互決定模式（圖 3-2）後，請針對定期完成健康檢查這項健康行為，討論與定期健康檢查有關之個人因素和環境因素有哪些？

3. 選擇一項健康危害行為（如施打毒品）後，參考社會認知理論（表 3-4），練習如何以社會認知理論為基礎來設計改善該項行為（如戒毒）之衛生教育策略。

4. 何謂自我效能？請說明自我效能會如何影響健康行為的發生。

5. 若是將來有機會替衛生相關單位設計一套針對大學生之牙齒保健的衛生教育計畫，你會選擇依據健康信念模式還是社會認知理論，為什麼？

參考文獻
Reference

Bandura, A. (1962). *Social learning through imitation. In Jones, M. R. Ed., Nebraska symposium on motivation.* University.

Bandura, A. (1986). *Social foundations of thought and action: A social cognitive theory.* Prentice Hall.

Becker, M. H. (1974). The health belief model and personal health behavior. *Health Education Monographs, 2*(4), 154.

Bruening, M., Kubik, M. Y., Kenyon, D., Davey, C., & Story, M. (2010). Perceived barriers mediate the association between self-efficacy and fruit and vegetable consumption among students attending alternative high schools. *Journal of the American Dietetic Association, 110*(10), 1542-1546.

Carpenter, C. J. (2010). A meta-analysis of the effectiveness of health belief model variables in predicting behavior. *Health Communication, 25*(8), 661-669.

Glanz, K., Rimer, B. K., & Lewis, F. M. (2002). *Health behavior and health education: Theory, research and practice*. Wiley & Sons.

Hall, K. S. (2012). The health belief model can guide modern contraceptive behavior research and practice. *Journal of Midwifery & Women's Health, 57*(1), 74-81.

Jaccard, J., Dodge, T., & Dittus, P. (2003). Do adolescents want to avoid pregnancy? Attitudes toward pregnancy as predictors of pregnancy. *The Journal of Adolescent Health: Official Publication of the Society for Adolescent Medicine, 33*(2), 79-83.

Pajares, F. (2002). *Overview of social cognitive theory and of self-efficacy.* http://www.uky.edu/

Rajati, F., Mostafavi, F., Sharifirad, G., Sadeghi, M., Tavakol, K., Feizi, A., & Pashaei, T. (2013). A theory-based exercise intervention in patients with heart failure: A protocol for randomized, controlled trial. Journal of Research in Medical Sciences: *The Official Journal of Isfahan University of Medical Sciences, 18*(8), 659-667.

Rosenstock, I. (1974). Historical origins of the health belief model. *Health Education Monographs, 2*(4), 328-335.

飲食與健康

黃戊田　編著

4-1　均衡飲食

4-2　飲食與慢性疾病之預防

4-3　能量平衡與體重控制

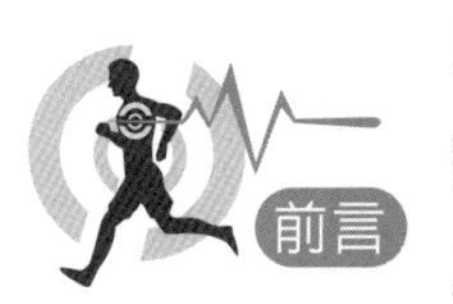

隨著國內經濟的發展，人民生活水準的提升及生活型態的改變，國人對飲食的要求日益精緻。飲食內容偏向高熱量、高油及高糖，缺乏蔬果及全穀類纖維，造成國內肥胖人口與日俱增，慢性病及營養過剩問題日益嚴重。根據衛生福利部調查「2017~2020年國民營養健康狀況變遷」結果顯示，成年男性及女性之代謝症候群盛行率，已分別達到39.3%及30.3%。臺灣地區十大死因，其中有七項為慢性疾病，而大部分的慢性疾病皆與個人飲食西化有重要關聯。

健康需要營養作為基礎，而營養的來源就是食物，維持健康最重要的原則就是均衡飲食。所謂「均衡飲食」就是均衡攝取各類食物，並且可提供人體所需的營養素，而使身體機能維持在健康的狀態。「預防保健」已成為二十一世紀衛生政策推動的重點，擁有營養相關的知識及改變飲食行為的技能，將有助於慢性疾病的預防，進而促進健康。總而言之，建立正確的飲食觀念與實行健康的生活型態，對於身體健康將有深遠的影響。

4-1 均衡飲食

人類攝取食物的主要目的，在於提供身體所需的能量、修補身體組織及調節生理機能，以維持生命。反之，若攝取不當，則易造成營養不均衡，進而影響身體健康。食物依照營養的特性分為六大類，為達到均衡飲食的目標，必須適量攝取六大類食物，不可偏食，茲將六大類食物之來源及所含營養素，分述如下：

一、六大類食物

（一）全穀雜糧類

此類食物來源包括糙米、全麥片、燕麥、甘藷、芋頭及馬鈴薯等。全穀根莖類主要提供醣類及少量蛋白質營養成分，是熱量的主要來源，而且全穀類含有豐富的維生素B_1及纖維素，建議以糙米或全穀雜糧代替白米飯，可預防慢性病的發生，對人體健康更有保護作用。

（二）乳品類

此類食物來源包括低脂鮮奶、發酵乳及乳酪等乳製品，主要提供優質蛋白質、鈣質及維生素B_2等營養成分。鈣質是骨骼的主要成分之一，補充足夠鈣質，將有助於孩童骨骼發育及預防成人骨質疏鬆。

（三）豆魚蛋肉類

此類食物來源為豆腐和豆漿等黃豆製品、魚類及海產類食物、蛋類、家禽及家畜等肉類，主要提供豐富蛋白質、維生素B群及礦物質，其中深海魚富含二十二碳六烯酸(docosahexaenoic acid, DHA)及二十碳五烯酸(eicosapentaenoic acid, EPA)，可減少冠狀動脈心臟病的發生率。另外，黃豆蛋白含有豐富的大豆異黃酮，亦可有效降低心血管疾病的發生。

（四）蔬菜類

蔬菜類依可食用部位，可區分為球莖類、根莖類、葉菜類、花菜類、瓜菜類及蕈類等，主要提供維生素、礦物質及膳食纖維。其中深綠色蔬菜，如菠菜、空心菜、芥菜及深黃色蔬菜，如紅蘿蔔、玉米、南瓜等，所含維生素及礦物質的量皆較淺色蔬菜多。

（五）水果類

水果類食物主要提供維生素、礦物質、膳食纖維素及少量的醣類，而維生素C為含量最豐富的維生素，因蔬菜類食物所含之維生素C容易在烹調過程中流失，故水果為日常飲食中維生素C的主要來源，如柑橘類、奇異果、櫻桃、芭樂、草莓，皆是維生素C含量豐富的水果。

（六）油脂與堅果種子類

油脂提供脂肪，大致可分為動物性及植物性油脂。因攝取肉類，其內已含有動物性油脂，故在烹調時建議使用橄欖油、苦茶油等植物油。衛生福利部飲食調查發現，國人普遍對維生素E嚴重攝取不足，建議國人每日食用一湯匙堅果種子食物，以獲取足夠的維生素E，將有助於減少心血管疾病的發生及延緩腦部退化。

二、六大類食物之主要營養素

人體所需要的各種營養素大多來自食物。食物的主要功能有三種：提供熱量、建構或修補身體組織以及調節生理機能。營養素依照化學構造及對人體的功能，可分為六大類，分別為醣類、蛋白質、脂肪、維生素、礦物質及水，茲將六大營養素的生理功能及對身體的影響，分述如下：

（一）醣類

醣類是由碳、氫、氧三個元素組成，又稱為碳水化合物，其組成可分為單醣、雙醣及多醣三種。在人類能源系統中，主要的基本燃料來自碳水化合物食物，即攝入的澱粉及糖，醣類的主要生理功能，可分為下列幾點：

1. 提供熱量

醣類是熱量最主要的來源，大腦及神經系統所需的能量，主要是由葡萄糖的代謝來提供。每公克醣類可以產生4大卡熱量，每日醣類攝取量，宜占總熱量的58~68%。

2. 保護體內蛋白質

為使腦部細胞可以正常運作，體內必須維持正常的血糖濃度，若體內沒有足夠的醣類，就會將組織蛋白質分解，並轉化成葡萄糖，以做為身體重要器官的能量來源，故醣類的充分攝取將可保護體內蛋白質免於被分解。

3. 避免酮酸中毒

當體內葡萄糖不足時，細胞將改用脂肪做為能量主要來源，但在脂肪氧化過程中，必須有醣類的參與才能完全氧化，否則會產生過多的酮體，造成酮酸中毒。

4. 膳食纖維具保健功效

膳食纖維可刺激腸道蠕動、幫助排便，並減少大腸癌的發生率。膳食纖維與膽酸（鹽）結合排出體外，可增加膽固醇的分解，降低血中膽固醇的濃度，進而減少心血管疾病的發生。

（二）蛋白質

1. 建構及修補人體組織

蛋白質可建構新的組織，如構成肌肉、骨骼、牙齒的膠原蛋白，也是皮膚、血球及頭髮等重要成分，而且蛋白質對已建立的組織亦具有修補功能。

2. 調節生理機能

蛋白質可維持身體中的酸鹼及水分的平衡，並可幫助營養素及氧氣的運送，或構成酵素、激素（荷爾蒙）及抗體，來調節生理機能。

3. 提供能量

當身體無法獲得充足的熱量時，組織蛋白質會分解成胺基酸，並氧化以產生能量，每公克蛋白質在體內可產生4大卡熱量，每日攝取量應占總熱量的10~15%，攝取量為每公斤體重攝取1公克蛋白質，以成年男性60公斤為例，每日蛋白質攝取量要60公克方能滿足需求。

（三）脂肪

1. 提供熱量

每公克脂肪在體內可產生9大卡的熱量，每日油脂攝取量不宜超過總熱量的30%，如果一天需要熱量1,800大卡，則油脂之攝取量應不超過60公克。

2. 協助脂溶性維生素的吸收與利用

脂溶性維生素A、D、E和K必須藉由脂肪的攜帶進入小腸，方能被吸收利用。若小腸無法消化吸收脂肪，則脂溶性維生素就會隨著脂肪排出體外。

3. 隔絕與保護作用

身體的脂肪組織，主要存在皮膚底下及內臟周圍，可維持體溫及保護內臟器官免於受到震盪撞擊的傷害。

4. 構造與調節作用

磷脂質和膽固醇是脂肪的衍生物，在體內具有重要生理功能。磷脂質是構成細胞膜的主要成分，而體內合成膽鹽、維生素D及固醇類激素，都是以膽固醇為原料，故脂肪具有構成細胞成分及調節生理作用的功能。

5. 增加食物飽足感

脂肪可抑制胃液分泌，使食物在胃中停留的時間延長，增加飽足感。

（四）維生素

維生素是重要的有機物質，它無法由身體製造出來，必須透過食物來供應，而且所需要的量不多。維生素不能像醣類、蛋白質及脂肪產生能量與構成細胞成分，但在生命的維持及促進生長發育上，卻扮演重要角色，其主要功能乃在參與特定的新陳代謝作用。維生素一般可分為水溶性維生素及脂溶性維生素二大類，水溶性維生素可溶於水，包含8種維生素B及維生素C；脂肪性維生素可溶於油脂，主要有維生素A、維生素D、維生素E及維生素K四種。當身體攝取水溶性維生素過多時，會經尿液排出，但脂溶性維生素不易排出，容易累積在身體內，造成中毒現象。

（五）礦物質

礦物質為單一無機元素，在自然界分布極廣。人類主要的組成中，以碳、氫、氧及氮為主，約占96%，其餘的即為礦物質，約占4%。礦物質與維生素一樣都是人體無法自行合成，必須由食物供給。營養學者一般將人體所必需之礦物質分成巨量元素和微量元素，其中鈣、磷、鈉、鉀、鎂、硫、氯等，在人體中每日的需要量超過100毫克以上，或是其在體內的含量占體重0.01%以上之礦物質，稱為巨量元素。另外，鐵、銅、碘、錳、鋅、鈷、鉬、硒等，每日需要量少於100毫克之礦物質，或者在體內之含量占體重的0.01%以下，則稱為微量元素。

礦物質雖然在體內含量極少，但在人體健康上卻扮演重要角色，其主要功能為構成身體組織成分，如形成骨骼及牙齒；亦可調節生理機能，如調控細胞滲透壓及體液pH值，控制心臟及肌肉收縮，並擔任許多酵素的輔因子。

（六）水

水是人體含量最多的營養素，約占體重的60~70%，其主要功能為溶解與運送養分及參與代謝反應。食物的消化大都是水解反應，而且營養素必須溶解於水，方能被吸收利用。所以，以水作為基本溶劑，使得維持生命之新陳代謝活動得以進行。故水分同樣為人體不可或缺的營養素之一。

（七）植化素

植化素是指在演化過程中，植物為求生存，在體內合成各種特殊顏色的物質。科學家目前已發現有25,000種植化素，存在於蔬菜、水果、穀類、豆類、堅果和茶葉中。植化素具有特殊的顏色及氣味，可以招蜂引蝶、傳播花粉，以繁殖後代，而且可提高植物抵抗力，幫助植物對抗外來細菌或病毒。1980年起，美國癌症研究機構相繼投入植化素的研究，證實其具有防癌、增強人體免疫力及降低慢性病的功效，其重要性等同其他營養素。因此，在六大營養素之後，植化素又被稱為「第七營養素」。隨著越來越多科學家投入植化素的研究，依照植化素的不同特性，大致可歸納為類黃酮素(flavonoids)、類胡蘿蔔素(carotenoid)、有機硫化物(organosulfur compound)、植物性雌激素及其他五類，其具有抗癌、抗氧化、增強免疫系統、預防心血管疾病及激發體內解毒酵素的活性等功能。

色彩豐富的蔬果是上天賜予我們最珍貴的禮物，世界衛生組織的健康飲食指南強烈建議每日要攝取足量蔬果，衛生福利部也於2011年起將每天應吃的「天天五蔬果」提升至攝取5~9份蔬果。建議國人基本上要吃到5份蔬果；成年女性每天應攝取4蔬菜及3份水果；成年男性則要5份蔬菜及4份水果，而且要均衡攝取「紅、橙黃、綠、藍紫、白」等五種不同顏色的蔬果，也就是所謂「彩虹飲食法」，將可有效預防癌症及心血管疾病的發生，以及維持視力健康、提高人體免疫功能等（吳，2008），其功能如表4-1，可見植化素對身體健康的重要性。

表 4-1　五色蔬果功能表

顏色	主要功效	植物營養素代表	常見蔬果
紅色	有益消化道及泌尿道健康	茄紅素 鞣花酸	番茄、蔓越莓、針葉櫻桃、紅甜椒、紅鳳菜、草莓、紅西瓜、覆盆子、紅葡萄柚
橙黃色	有益眼睛及皮膚健康	葉黃素 檸檬黃素	金盞花、葡萄柚、柑橘、檸檬、胡蘿蔔、甜玉米、南瓜、地瓜、橘子、柳橙、木瓜、芒果、鳳梨
綠色	有益肺部及肝臟健康	兒茶素 異硫氰酸酯	紫花苜蓿、水田芥、甘藍、鼠尾草、蘆筍、山葵、花椰菜、迷迭香、地瓜葉、菠菜、空心菜、青江菜、青椒、奇異果、綠茶
藍紫色	有益腦部及腎臟健康	花青素 白藜蘆醇	藍莓、葡萄、蜜棗、石榴、黑木耳、椰子、紫菜、甜菜、黑豆、黑芝麻、加州李、黑醋栗
白色	有益骨骼及心血管健康	大蒜素 槲皮素	蘋果果肉、大豆、洋蔥、大蒜、白花椰菜、菇類、山藥、苦瓜、竹筍、白蘿蔔、梨子

資料來源：王慧雲(2013)・*植物營養素的力量*・天下文化。

三、營養素攝取原則

衛生福利部為推廣健康飲食觀念，於2018年10月推出新版「每日飲食指南」，其主要內容係參考國際飲食指標趨勢，並根據我國國民營養健康狀況變遷調查結果修正，以符合國人現階段的飲食需求，並提升國人均衡飲食的健康觀念。

新版每日飲食指南強調攝取營養素密度高之原型食物，以提高微量營養素與有益健康之植化素攝取量，故將原本分類中之全穀根莖類，修訂為「全穀雜糧類」，此外，為強調植物性食物以及較為健康的飲食脂肪組成，將主供蛋白質食物類別之順序訂為「豆魚蛋肉類」；奶類方面，過去建議選用低脂或脫脂為佳，但近年研究顯示，全脂奶相較於低脂奶，並不會額外增加肥胖或心血管疾病風險，且有利於某些健康指標，故新版使用「乳品類」。而為求鼓勵國人多攝取堅果以取代精製油脂，新版續沿用「油脂與堅果種子類」，加上原本的「蔬菜類」、「水果類」，共計六大類食物。

「每日飲食指南」如圖4-1，中間為騎單車人像，並放入「水」字的圖示，提醒民眾每日要運動30分鐘，並喝水2,000 c.c.，希望國人多運動，補充水分，以促進新陳代謝（衛生福利部國民健康署，2013）。新版「每日飲食指南」修正重點仍以預防營養素缺乏為目標；並藉由實證營養學的原則，試算多種飲食組成，且參考最新流行病學研究結果，將降低心臟血管代謝疾病和癌症風險的飲食原則納入考量，設計適宜的三大營養素比例：蛋白質10~20%、脂質20~30%、醣類（碳水化合物）50~60%。

全穀雜糧類
1.5-4碗
蔬菜類
3-5碟
水果類
2-4份
豆魚
蛋肉類
3-8份
乳品類
1.5-2杯
油脂與堅果種子類
油脂3-7茶匙及堅果種子類1份
水

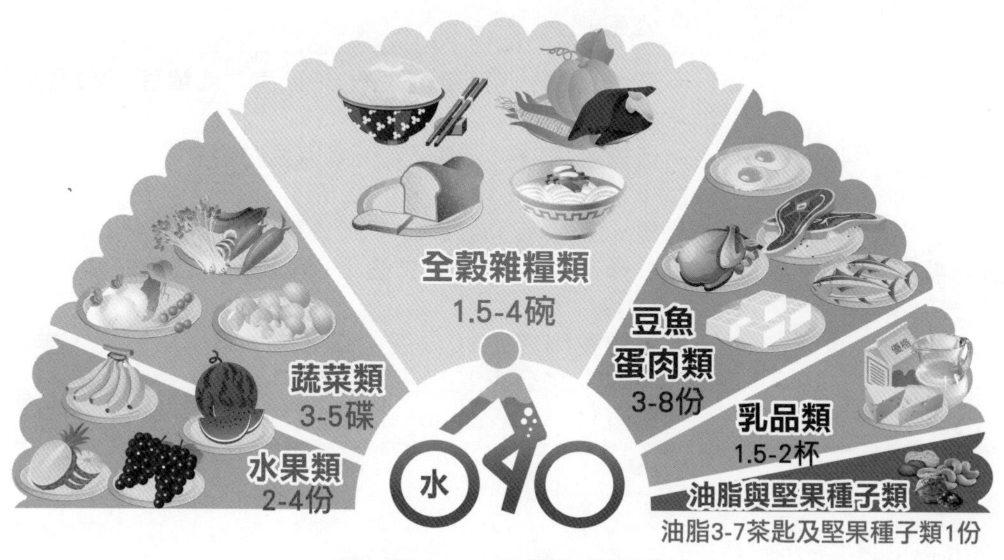

圖 4-1 每日飲食指南

資料來源：衛生福利部國民健康署（2019，7月）・*每日飲食指南手冊*。https://www.hpa.gov.tw

分析舊版每日飲食指南之適用性，結果發現脂肪占總熱量比例過高，故新版建議避免使用高脂家畜肉，並減少烹飪用油使用，但此舉會使得維生素E攝取大幅減少，必須攝入其他具高維生素E的食物，以補充不足的部分，例如以堅果種子或深色蔬菜取代。另外，國人飲食中鉀、鈣攝取量較為不足，亦需增加鉀、鈣豐富的食物來源，如深色蔬菜及全穀類，但有鑒於蔬菜水果不宜過度提高，故建議增加未精製全穀攝取，也就是占主食1/3，以未精製全穀取代精製穀類。

成年人每日飲食指南建議詳見表4-2。

表 4-2　成年人每日飲食指南建議

類 別	份 量	代換份量說明
全穀雜糧類	1.5~4碗	每碗＝糙米飯1碗或雜糧飯1碗或米飯1碗 ＝熟麵條2碗或小米稀飯2碗或燕麥粥2碗 ＝米、大麥、小麥、蕎麥、燕麥、麥粉、麥片80公克 ＝中型芋頭4/5個（220公克）或小番薯2個（220公克） ＝玉米2又2/3根（340公克）或馬鈴薯2個（360公克） ＝全麥饅頭1又1/3個（120公克）或全麥土司2片（120公克）
豆魚蛋肉類	3~8份	每份＝黃豆（20公克）或毛豆（50公克）或黑豆（25公克） ＝無糖豆漿1杯 ＝傳統豆腐3格（80公克）或嫩豆腐半盒（140公克）或小方豆干1又1/4片（40公克） ＝魚（35公克）或蝦仁（50公克） ＝牡蠣（65公克）或文蛤（160公克）或白海蔘（100公克） ＝去皮雞胸肉（30公克）或鴨肉、豬小里肌肉、羊肉、牛腱（35公克） ＝雞蛋1個

表 4-2　成年人每日飲食指南建議（續）

類 別	份 量	代換份量說明
乳品類	1.5~2杯	每杯＝鮮奶、保久乳、優酪乳1杯（240毫升） ＝全脂奶粉4湯匙（30公克） ＝低脂奶粉3湯匙（25公克） ＝脫脂奶粉2.5湯匙（20公克） ＝乳酪（起司）2片（45公克） ＝優格210公克
蔬菜類	3~5份	每份＝生菜沙拉（不含醬料）100公克 ＝煮熟後相當於直徑15公分盤1碟或約大半碗 ＝收縮率較高的蔬菜如莧菜、地瓜葉等，煮熟後約占半碗 ＝收縮率較低的蔬菜如芥蘭菜、青花菜等，煮熟後約占2/3碗
水果類	2~4份	每份＝可食重量估計約等於100公克（80~120公克） ＝香蕉（大）半根70公克 ＝榴槤45公克
油脂與堅果種子類	油脂3~7茶匙及堅果種子類1份	每份＝芥花油、沙拉油等各種烹調用油1茶匙（5公克） ＝杏仁果、核桃仁（7公克）或開心果、南瓜子、葵花子、黑（白）芝麻、腰果（公克）或各式花生仁（13公克）或瓜子（15公克） ＝沙拉醬2茶匙（10公克）或蛋黃醬1茶匙（8公克）

4-2　飲食與慢性疾病之預防

隨著加工食品的氾濫及國人生活與飲食習慣的改變，例如攝取過多的脂肪及熱量、少蔬果與纖維、缺乏運動，而衍生出許多威脅生命的健康問題，包括癌症、心血管疾病、高血壓及糖尿病等。

歷年十大死因皆涵蓋了惡性腫瘤、心臟疾病、腦血管疾病、糖尿病、高血壓、慢性肝病及肝硬化與腎炎及腎病症候群（詳見第一章第一節），尤其惡性腫瘤已連續數十年蟬聯國人十大死因之首；而癌症的死亡原因，分別以肺癌、肝癌和大腸直腸癌名列前三位。上述疾病均與每日的飲食內容有關，本章節主要就國內常見的慢性疾病，如惡性腫瘤、心臟疾病及高血壓等，介紹預防以上慢性疾病之飲食。

一、預防癌症的飲食

臺灣早期國人主要死因，以腸胃炎及肺炎等傳染病為主，1982年以後，因國人生活作息及飲食習慣的改變，惡性腫瘤久居臺灣地區十大死因首位。

癌症的發生與飲食、環境及遺傳有密切相關，1997年世界衛生組織報告中指出，約有三分之一的癌症與飲食內容有關。因此，我們不得不正視飲食習慣、營養攝取與癌症發生的相關性。若能從日常生活中控制食物的攝取及烹調的方式，就可以預防某些癌症的發生。研究指出80%的癌症可能與外在環境因素有關，專家指出60~70%的癌症是可以預防的，而其中30~40%是可藉由調整飲食、運動及維持適當的體重，就可達到預防的效果。因此，從飲食著手是較簡單、有效的方式，以下是預防癌症的飲食原則（俞，2009）。

1. 維持理想體重

肥胖證實和許多癌症有關，包括大腸癌、胰臟癌、乳癌、卵巢癌及子宮內膜癌等，故維持理想體重為防癌的首要工作。若體重超過理想體重的40%，男性會增加33%罹癌的風險；女性會增加55%的罹癌風險。

2. 吃新鮮且有變化的均衡飲食

吃新鮮、均衡且有變化的飲食，可確保人體所需的每一種營養素不致缺乏。因癌症發生的原因很多，無法從攝取單一營養素來達到防癌的效果。所以均衡的飲食，才能發揮相輔相成的效果，達到防癌的作用。

3. 多吃蔬菜與水果

蔬果中的維生素C、E及β-胡蘿蔔素，還有微量的礦物質硒，都是天然的抗氧化物，可中和體內自由基，減少癌症的發生。另外，蔬果中的植化素，例如多酚類、類黃酮素及植物性雌激素等，亦都具有抗癌作用。研究證實若蔬果攝取量及顏色種類充足，將可減少癌症的發生率。

4. 多吃富含纖維質的食物

除蔬菜水果含豐富纖維質外，全穀類（糙米、胚芽米、燕麥及全麥麵包）及豆類亦是纖維素的最佳來源之一。纖維素可增加糞便體積，促進腸道蠕動，減少致癌物質與腸道表面接觸的時間，因此可有效降低大腸癌的罹患率。

5. 減少含高脂肪食物的攝取

脂肪攝取過多，容易促使乳癌、子宮內膜癌、卵巢癌、前列腺癌及大腸癌的罹患率增加，應盡量避免食用富含飽和脂肪酸和反式脂肪的食物，例如豬油、奶油、麵包、蛋糕及糕餅中的酥烤油及人造奶油。烹飪用油以含單元不飽和脂肪酸高的油品，例如芥花油、橄欖油及苦茶油等較為健康，且烹調方法亦應避免高溫油炸。

6. 避免醃漬、煙燻和燒烤食物

醃漬、煙燻食物，如香腸、臘肉、火腿等，常含有亞硝酸鹽致癌物。另外，火烤食物容易產生多環芳香的碳氫化合物－多環芳烴，易導致癌症的發生，應盡量避免食用。

7. 不吃發霉食物

儲存期過長或受潮的五穀雜糧容易滋生黴菌，而產生黃麴毒素。發霉花生中的黃麴毒素，是一種肝臟的致癌物質，故應避免食用發霉食物。

8. 限制酒精攝取

經常喝酒容易增加肝癌、口腔癌、食道癌的風險，故每日飲酒量應限制，男性不得超過2份酒精當量；女性不得超過1份酒精當量（1份酒精當量約啤酒250 c.c.、紅酒120 c.c.或烈酒40 c.c.）。

二、預防心血管疾病飲食

現代社會生活腳步變快，不少人忙於賺錢，卻賠上健康。心血管疾病包括心臟疾病、腦血管疾病及高血壓，這些疾病通常與飲食中攝取過多的脂肪、膽固醇、糖分及食鹽有關。血液中膽固醇過高是心血管疾病形成的主要原因，多數人因攝取過多動物性脂肪，而使血液中的膽固醇含量增加。所以，減少膽固醇及飽和脂肪的攝取，並維持理想的體重，對心血管疾病的預防是很重要的。另外，因自由基會使低密度脂蛋白膽固醇(low density lipoprotein cholesterol, LDL-C)氧化成泡沫式膽固醇，堆積在動脈管壁，是造成動脈硬化的主因。

蔬果中富含β-胡蘿蔔素、維生素C、維生素E及硒、鋅、錳等營養素，皆具有抗氧化的作用，可清除體內自由基，減少動脈硬化的發生。故只要把握以下飲食原則，就可遠離心血管疾病的威脅。

1. 多選用富含膳食纖維的食物

富含膳食纖維的食物如燕麥、地瓜、糙米、蔬果及豆類等，可促使血清中膽固醇排出體外，有效地降低體內總膽固醇。

2. 減少飽和脂肪酸及膽固醇的攝取

盡量避免選取看得見油脂的食物，如豬油、牛油、肥肉、培根、雞鴨皮及豬皮等食物，並以植物性黃豆蛋白取代動物性蛋白，降低飽和脂肪酸及膽固醇的攝取。另外，應避免攝取高膽固醇食物，例如動物內臟（肝、腦、腎）、魚卵、蟹黃等，如此可減少血中膽固醇的上升。

3. 攝取富含Omega-3不飽和脂肪酸的深海魚類

鮭魚、鯖魚、鮪魚及秋刀魚等魚油中富含Omega-3不飽和脂肪酸（EPA及DHA），能降低血中三酸甘油酯及低密度脂蛋白膽固醇的合成，減少心血管疾病的發生率。

4. 攝取富含天然抗氧化的食物

胡蘿蔔、甜椒、木瓜、南瓜、地瓜及綠色蔬菜富含β-胡蘿蔔素；綠花椰菜、蘆筍等綠色蔬菜及芭樂、奇異果、柑橘類水果則富含維生素C，二者皆具有很強的抗氧化作用，可降低低密度脂蛋白膽固醇被氧化，減少動脈硬化發生率。

5. 多選用植物性烹調用油

橄欖油、苦茶油、芥花油及花生油，富含單元不飽和脂肪酸，建議烹調時採用此類烹調用油，以降低體內總膽固醇及低密度脂蛋白膽固醇的合成。

6. 減少精製糖類的攝取

降低甜食，尤其是糕餅、西點蛋糕及含糖飲料等富含熱量食物的攝取，以便有效控制體重，減少心血管疾病的發生。

三、得舒飲食

高血壓是一種慢性疾病，一旦罹患高血壓，多半要依靠終生服藥，將血壓控制在正常範圍，否則很容易發展成致命性的疾病，如心肌梗塞、腦中風及慢性腎病變等。

「得舒飲食(dietary approach to stop hypertension, DASH)」是由美國4個醫學中心經臨床試驗證實可以有效降低血壓的飲食治療方法。得舒飲食原則是建議民眾使用高鉀、高鎂、高鈣、高纖、豐富不飽和脂肪酸及節制飽和脂肪酸的攝取，並搭配多種營養素，來達到降血壓的目的（張，2012）。

為了能在日常生活中輕鬆落實，得舒飲食針對各大類食物的建議如下：

1. 選擇全穀根莖類

主食部分至少三分之二以上選用全穀根莖類，如糙米、紫米、燕麥、蕎麥、薏仁、紅豆、地瓜、馬鈴薯、芋頭等取代白飯及白麵製品。

2. 每天攝取5種蔬菜加5種水果

(1) 餐餐2~3樣蔬菜及每天5份水果。

(2) 多攝取深綠色蔬菜及含鉀豐富的蔬果，如菠菜、空心菜、芹菜、哈密瓜、香瓜、香蕉等。

3. 選擇低脂奶

(1) 每天攝取2份低脂奶或脫脂乳品，可於三餐或點心食用。

(2) 低脂奶或脫脂乳品，包含低脂或脫脂鮮乳、優格、優酪乳、起司等。

4. 紅肉改換白肉

(1) 以豆製品、白肉（不帶皮家禽肉、魚肉）為主。

(2) 少吃紅肉（豬、牛、羊肉），且以瘦肉為主，肉表面看得到的油脂及皮，盡量去除。

5. 吃堅果用好油

(1) 每天吃一湯匙堅果或種子，例如花生、核桃、杏仁、腰果、開心果等。

(2) 選擇最好的植物油，以橄欖油、葵花油、芥花油等來烹調，並少吃油炸及含過多飽和脂肪酸的食物。

4-3 能量平衡與體重控制

能量是人類延續生命、維持身體各器官機能的根本。能量就是「作功」的能力，當步行、大腦思考、心臟跳動、運動等都是在作功，皆需要消耗能量。人類能量的來源，主要來自食物的攝取，我們從飲食中所攝取到的三大營養素，如醣類、脂肪及蛋白質，經消化分解成葡萄糖、甘油、脂肪酸及胺基酸，最後經由代謝產生能量，以供我們身體利用。

一、能量平衡與體重

食物中提供熱量的營養素有醣類、蛋白質、脂肪、酒精及有機酸等，其每公克所含的熱量，分別是醣類4大卡、蛋白質4大卡、脂肪9大卡、酒精7大卡及有機酸2.4大卡。所以，要計算食物所含的熱量，必須要先知道食物所含的種類與重量，然後利用以下公式計算：

熱量（大卡）＝醣類（克數）×4＋脂肪（克數）×9＋蛋白質（克數）×4＋酒精（克數）×7＋有機酸（克數）×2.4

人類攝取食物轉化成能量後，用以維持人體基本能量代謝及身體活動所需，若攝取的熱量等於能量的消耗，則體重維持不變；若攝取的熱量超過身體的消耗量，多出的熱量將轉化為脂肪囤積於皮下或內臟周圍組織，因此體重會增加；若能量的攝取少於人體所需消耗的熱量，則身體組織會分解以供應能量，導致體重減輕。身體能量平衡與體重變化，如圖4-2。

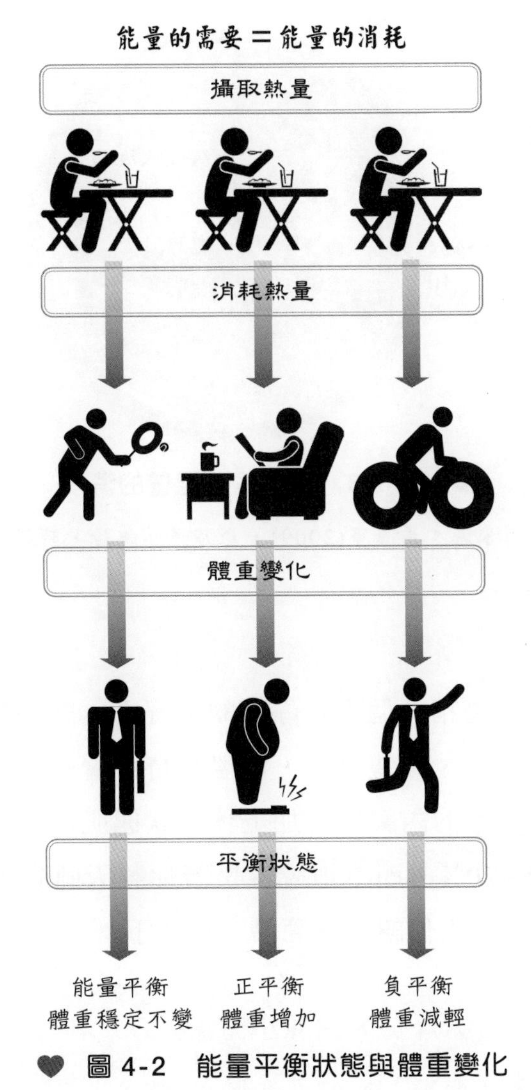

圖 4-2　能量平衡狀態與體重變化

資料來源：蕭馨寧(2009)・*食品營養概論*・時新。

二、人體熱量的消耗

個人一天所消耗的熱量，包括基礎代謝率(basal metabolic rate, BMR)、身體活動量(physical activity)及攝食生熱效應(diet induced thermogenesis)三方面熱量的總合，如圖4-3。成長與懷孕階段還需要額外能量，以建構新組織，故每日總能量的消耗＝成長（懷孕）＋基礎代謝率＋身體活動量＋攝食生熱效應，分述如下：

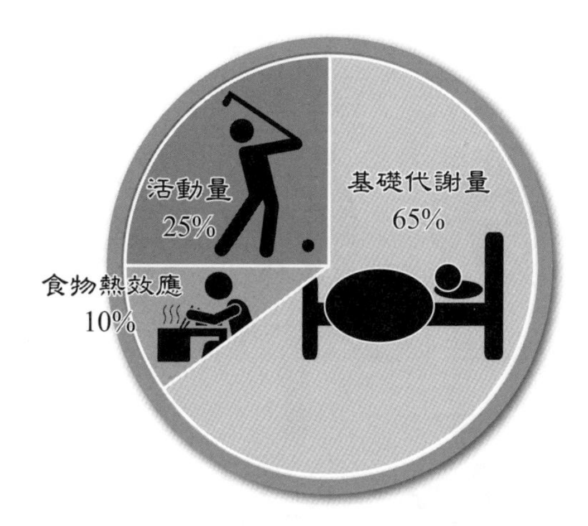

圖 4-3　人體每日能量的消耗

資料來源：蕭馨寧(2009)。*食品營養概論*。時新。

（一）基礎代謝率

基礎代謝率(BMR)是指一個人在靜態的情況下，維持生命所必需的最低能量，主要用於心跳、呼吸、腺體分泌、體溫維持、腎臟過濾排泄及細胞基礎代謝活動等，大約等於人體的內臟器官加上休息狀態肌肉所消耗熱量的總和，約占每日熱量消耗的65~70%。簡單地說就是若你整天睡覺，沒有從事任何活動仍會消耗的熱量。計算基礎代謝率的簡易方法如下：

男性（大卡）：體重（公斤）×24（小時）

女性（大卡）：體重（公斤）×24（小時）×0.9

一般而言，BMR與瘦肉組織(lean body mass)成正比，所以人體的肌肉組織越多，代表基礎代謝率越高。除此之外，基礎代謝率還會受性別、荷爾蒙分泌、睡覺、營養狀況、懷孕及年齡的影響。BMR會隨著年齡的增長而逐漸下降，在嬰兒時期的BMR相當高，成人後會逐漸趨於穩定，但是過了25歲以後開始下降，每10年降低5~10%，到50歲時，BMR已降低了15~30%，這也是很多人50歲以後身材走樣的原因。

（二）身體活動量

身體活動係指任何一種經由肌肉收縮，而產生能量消耗的活動，包括家務、休閒活動及工作等。身體活動所需的熱量為一天總熱量消耗的第二位，約占身體所需總熱量的20~30%。身體活動所需的熱量取決於活動的種類、活動的強度、活動的持續時間及體重。體重較重的人，從事活動所需的熱量相對較多；而活動時間越長時，消耗熱量亦越多。表4-3為日常生活活動強度；表4-4為各種生活活動強度之熱量需求，由該兩表可知活動強度較強的生活活動將需要較多的熱量。

（三）攝食生熱效應

攝食生熱效應通常占每日總熱量的10%，是指人體進食後，引起一連串食物消化、吸收、運送、儲存及代謝營養素等作用所需的熱量。

表 4-3　日常生活活動強度

	生活動作	時間（小時）	日常生活的內容
低	安靜	12	靜態活動，睡覺、靜臥或悠閒的坐著（例如坐著看書、看電視等）
	站立	11	
	步行	1	
	快走	0	
	肌肉運動	0	
稍低	生活動作	時間（小時）	日常生活的內容
	安靜	10	站立活動，身體活動程度較低、熱量較少（例如站著說話、烹飪、開車、打電腦等）
	站立	9	
	步行	5	
	快走	0	
	肌肉運動	0	
適度	生活動作	時間（小時）	日常生活的內容
	安靜	9	身體活動程度為正常速度、熱量消耗較少（例如在公車或捷運上站著、用洗衣機洗衣服、用吸塵器打掃、散步、購物等）
	站立	8	
	步行	6	
	快走	1	
	肌肉運動	0	

表 4-3　日常生活活動強度（續）

	生活動作	時間（小時）	日常生活的內容
高	安靜	9	身體活動程度較正常速度快或激烈、熱量消耗較多（例如上下樓梯、打球、騎腳踏車、有氧運動、游泳、登山、打網球、運動訓練等）
	站立	8	
	步行	5	
	快走	1	
	肌肉運動	1	

資料來源：衛生福利部國民健康署（2018，10月）．*每日飲食指南手冊*。https://www.hpa.gov.tw/File/Attach/6712/File_6253.pdf

表 4-4　生活活動強度熱量需求表

性別	年齡	熱量需求（大卡）生活活動強度				身高[註]（公分）	體重[註]（公斤）
		低	稍低	適度	高		
男	19~30	1,850	2,150	2,400	2,700	171	64
	31~50	1,800	2,100	2,400	2,650	170	64
	51~70	1,700	1,950	2,250	2,500	165	60
	≧71	1,650	1,900	2,150	–	163	58
女	19~30	1,450	1,650	1,900	2,100	159	52
	31~50	1,450	1,650	1,900	2,100	157	54
	51~70	1,400	1,600	1,800	2,000	153	52
	≧71	1,300	1,500	1,700	–	150	50

註：2005~2008年國民營養健康狀況變遷調查之體位資料，利用身高平均值算出。
資料來源：衛生福利部國民健康署（2018，10月）．*每日飲食指南手冊*。https://www.hpa.gov.tw/File/Attach/6712/File_6253.pdf

三、理想體重與肥胖

（一）理想體重

「體重」是指體內所有器官重量的總和，體重與健康有密不可分的關係，肥胖已證實和許多慢性病有關，故透過良好的飲食與運動習慣維持理想體重，才是促進身體健康的最佳途徑。

理想體重的估算與每個人的身高、體重、性別及年齡有關，以下是成年男女常用之理想體重計算法，分述如下：

1. 簡易計算法

公式一

男性：（身高－80）×0.7＝理想體重（公斤）

女性：（身高－70）×0.6＝理想體重（公斤）

公式二

男性：62＋（身高－170）×0.6＝理想體重（公斤）

女性：52＋（身高－158）×0.5＝理想體重（公斤）

2. 以身體質量指數換算

利用身體質量指數(body mass index, BMI)也可計算體重是否在標準範圍內，BMI計算公式如下：

$$BMI = 體重（公斤）／〔身高（公尺）〕^2 \ kg/m^2$$

BMI的大小會影響壽命的長短，國民健康署建議我國成人BMI應維持在18.5~24 kg/m^2之間，方屬正常。因為世界衛生組織認定BMI=22 kg/m^2是人體健康最理想的數值，故可以身高推算個人理想體重，即理想體重＝22×〔身高（公尺）〕^{2}。

一般實際體重與理想體重相差±10%以內屬於正常；超過理想體重10~20%，稱為體重過重；超過理想體重20%，則稱為肥胖。反之，體重低於理想體重10~20%，稱為過輕；低於20%以上，則稱為體重不足。

（二）肥胖

隨著生活習慣改變，高熱量飲食及久坐式生活型態，導致肥胖的問題益發嚴重，不僅影響外觀，更是與各種慢性病密切相關。因此，客觀評估肥胖的方法，就顯得格外重要，一般有以下方法可以判定肥胖：

1. 體脂肪含量

肥胖主要是因體內脂肪細胞變大或數目增多，導致體內脂肪堆積過量所致。一般成人正常的體脂肪含量男性為12~20%、女性為20~25%；若男性體脂肪率＞25%、女性＞30%，就被認定是肥胖。

2. 身體質量指數

行政院衛生福利部依臺灣男、女的身高及體重推算出BMI的理想範圍應落在18.5~24 kg/m^2之間；若24≦BMI＜27，則屬於過重；27≦BMI＜30，則屬於輕度肥胖；30≦BMI＜35，則屬於中度肥胖；BMI＞35，則屬於重度肥胖。成人健康體位判斷標準，如表4-5。

3. 腰／臀圍之比值

肥胖之體脂肪之分布可分為二型，上半身肥胖型及下半身肥胖型二種。上半身肥胖型的脂肪都堆積在腹部，比較有心血管疾病、高血壓及糖尿病的危險性，故可以腰圍做為上半身肥胖的指標。若男性腰圍＞90公分、女性＞80公分或腰／臀圍比男性＞0.9、女性＞0.85，則可視為上半身肥胖。

表 4-5　成人健康體位判斷標準

體　　位	身體質量指數（BMI；單位kg/m^2）	腰　　圍
體位過輕	BMI<18.5	
健康體位	18.5≦BMI<24	
體位異常	過重24≦BMI < 27 輕度肥胖27≦BMI<30 中度肥胖30≦BMI<35 重度肥胖BMI>35	男性＞90公分（35吋） 女性＞80公分（31吋）

資料來源：衛生福利部國民健康署(2020)．*成人健康體位標準*。https://www.hpa.gov.tw/Pages/Detail.aspx?nodeid=542&pid=9737

四、肥胖對健康的影響

隨著人類生活型態漸趨靜態化，身體活動量減少及攝取的熱量超過身體所需，就會導致肥胖的發生。根據世界衛生組織的估計，全球約有3億人口屬於肥胖，而與肥胖相關的疾病眾多，包括糖尿病、代謝症候群、冠心病、睡眠呼吸中止、膽囊疾病、癌症等，故肥胖影響身體健康甚鉅，無庸置疑地已成為二十一世紀最重要的公共衛生議題。以下針對肥胖容易導致的疾病及對身體健康的影響分述如下（圖4-4）：

1.　心血管疾病

肥胖者體內脂肪組織多，造成脂肪代謝障礙，使血中三酸甘油酯及膽固醇增加，進一步導致高血壓、冠狀動脈心臟病，如心絞痛、心肌梗塞等。同時，冠狀動脈心臟病的死亡率，亦會隨體重的增加而升高。

2.　糖尿病

肥胖是引起第2型糖尿病的主要危險因子，若體重超過理想體重20%，則身體細胞就會對胰島素產生抗性，使葡萄糖無法進入細胞，引起高血糖，進而導致糖尿病。

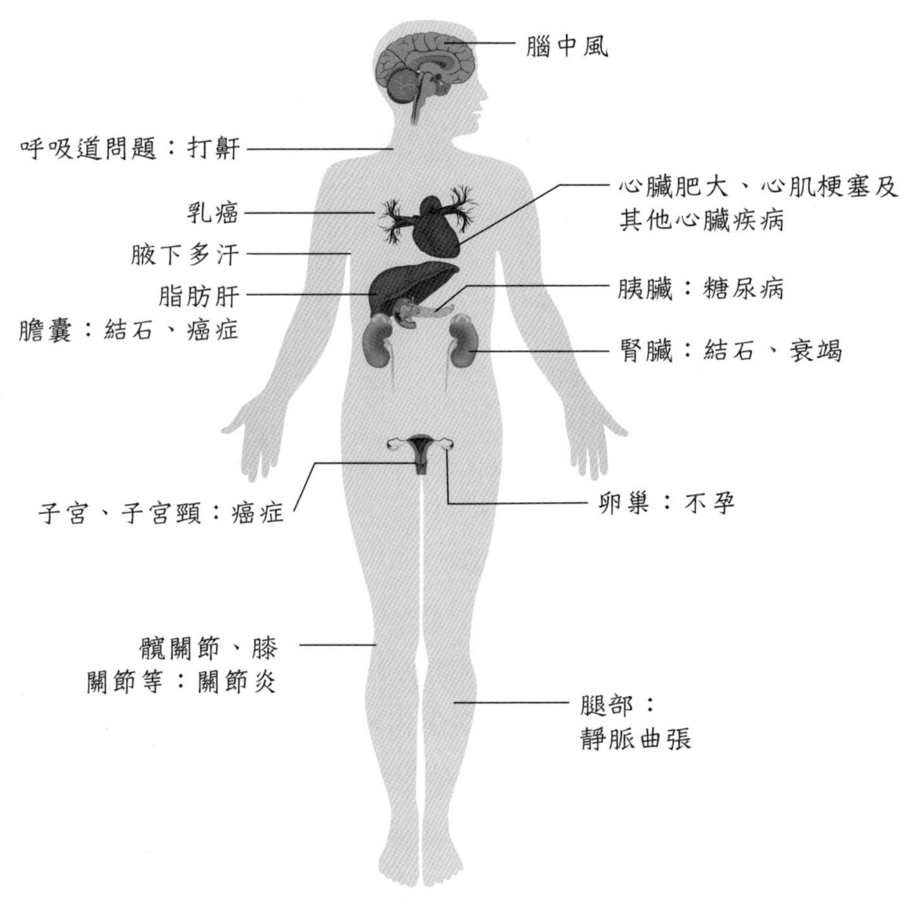

圖 4-4　肥胖對身體各組織器官的影響

資料來源：蕭馨寧(2009)．*食品營養概論*．時新。

3. 癌症

女性肥胖者會增加生殖系統等癌症風險，例如乳癌、子宮內膜癌及卵巢癌；男性則會增加攝護腺癌的罹患率。

4. 腦血管疾病

高血壓、糖尿病及心臟病都會增加腦血管疾病（中風）的危險。因此，肥胖者發生中風的機會較一般人高。研究指出，每增加3個BMI單位，栓塞性中風的比率會上升10~30%。

5. 退化性關節炎

肥胖者會增加髖關節、膝關節及踝關節的負荷，易生退化性關節炎，而造成活動障礙。

6. 脂肪肝和膽囊疾病

當體內脂肪過多，會儲存在肝臟，而引起脂肪肝、脂肪性肝炎及肝硬化。脂肪攝取越多，膽汁的分泌也越多，造成膽汁堆積，易在膽囊或膽管形成結石，若受到細菌感染，則會發生膽囊炎。

7. 睡眠呼吸中止

嚴重肥胖者因皮下脂肪的增加而壓迫到呼吸道，睡眠時會出現缺氧或呼吸中止的現象。

五、理想的減重方式

由於飲食及生活習慣的政變，使國人肥胖盛行率逐年攀升，帶來許多健康問題，體重控制已成為現今社會共同的話題，因此，各種減肥方法因應而生；而民眾因不當的減肥方式而引發的暈眩、心律不整、噁心等副作用時有所聞。不論採用何種減重方式，皆值得所有減重者深思。一般而言，理想的減重方式包括飲食控制、運動習慣的養成和飲食行為的改變，依序說明如下：

（一）飲食控制

應採用均衡且低熱量的飲食。選擇低熱量的食物，例如減少油炸、糕點、甜食及高油脂食物、以開水代替含糖飲料，並增加飲食中的膳食纖維，以獲得飽足感，減少熱量的攝取。

為維持身體基本機能，熱量的攝取女性每天不應低於1,200大卡，男性則不應低於1,500大卡，並且要均衡攝取各類食物。飲食控制宜採漸進的方式進行，以每天減少攝取500大卡的熱量為原則。因為燃燒1公斤的脂肪可產生7,700大卡的熱量，故以每二週減輕約1公斤體重較為恰當。

（二）運動習慣的養成

藉由運動以增加能量的消耗，為降低體重的重要因素之一。利用規律運動，持續身體力行，減少體內過剩的脂肪而達到減重效果，是近來較流行且健康的作法。根據研究指出，在低中強度的運動中，身體利用脂肪的效率增加，當運動持續時間越長，儲存的脂肪變得更重要，將提供80%的身體能量需求。在持續1~2小時的耐力性運動中，脂肪將成為長時間運動後半段的主要能量來源。

依據衛服部公布的成人肥胖防治實證指引指出，運動在肥胖的初段預防扮演重要角色，因保持足夠的身體活動量，便能夠降低體重過重及心血管疾病的風險。年輕成人每週需150分鐘的中等強度運動；中年以後每週則可能需要至少300分鐘的中等強度運動才可達到預防效果。

（三）飲食行為的改變

理想的減重方式，除飲食控制，養成運動習慣外，飲食行為的改變亦是減重成功與否的重要關鍵之一。飲食行為改變可透過下列方式：

1. 改變認知，認同減重對自己健康的重要，以加強減重動機。
2. 定時定量進食，去除導致肥胖的不良飲食習慣。
3. 學習與飢餓共存，克服食物的誘惑。
4. 進食速度避免太快，宜細嚼慢嚥。
5. 將減重的進度作記錄，減重前6個月，記錄每日的飲食、運動情況和體重。
6. 學習營養知識，選擇低熱量且具營養的食物進食。

結　語

隨著生活型態的轉變，外食人口成長，飲食內容偏向高油脂，造成肥胖人口與日俱增，導致惡性腫瘤、心血管疾病、中風及糖尿病等慢性疾病的罹患率持續成長。人乃「為生而食，因食而生」，飲食與健康有密切的關係，追求健康必須從日常生活做起，為了健康每天必須均衡攝取六大類食物，不可偏食，並確實執行低油、低鹽、低糖及高纖「三低一高」的原則，配合運動，即可擺脫「三高族」的行列。再者，體認體重控制對健康的重要性，學習正確的飲食控制方法，將可達到維持理想體重的目標，遠離癌症、心血管疾病、中風、糖尿病、高血壓等慢性疾病的發生。

問題與討論
Discussion

1. 請根據五色蔬果功能表，說明不同顏色植化素之主要功能，並各舉二例常見蔬果。

2. 請說明衛生福利部新版的「每日飲食指南」每日所應攝取的食物種類及份量。

3. 請說明預防癌症的飲食原則。

4. 請說明肥胖對身體健康的影響。

5. 理想的減重方式可從哪三方面著手？

6. 請記錄自己的飲食習慣，如喜好的食物、吃宵夜及零食習慣、食物內容及進食速度，並分析是否健康？

參考文獻
Reference

王秀紅、徐畢卿、王瑞霞、黃芷苓、張彩秀、黃瑞華、蔡健儀、黃慧文、高家常、黃寶萱、陳國東、謝秀芬、蔡秀敏(2020)．*健康促進－理論與實務*（五版）．華杏。

王慧雲(2013)．*植物營養素的力量：改變人生，就從每天吃的食物開始*．天下文化。

吳映蓉(2008)．*吃對植化素*．臉譜文化。

李碧玉、柯任桂、黃世惠、李美靜、李翠芬(2002)．*健康促進與護理*．啟英文化。

俞志誠(2009)．飲食與防癌．*聲洋防癌之聲，125*，7-15。

孫萍(2011)．與健康息息相關的新版每日飲食指南．*臺大醫網，70*，5-8。

祝豐年(2012)．從日常生活飲食，談防癌．*聲洋防癌之聲，137*，12-14。

張惠真(2012)．認識得舒飲食(DASH)．*臺中區農場改良場特刊，111*，87-890

張瑞泰、林建民(2007)．癌症、心血管疾病和糖尿病的預防．*學校衛生，51*，89-102。

陳楷模(2001)．*減重醫學*．宏欣文化。

鄒碧鶴、蔡新茂、宋文杰、陳彥傑、黃戊田、洪于婷、黃永賢、林麗華、劉佳樂、林明珠、陳秀華、蔡正仁、吳蕙君、楊萃渚、林指宏、陳昆伯、許淑燕、林常江(2020)．*健康休閒概論*（四版）．新文京。

衛生福利部國民健康署(2022)．*國民營養健康狀況變遷調查成果報告2017~2020年*。https://www.hpa.gov.tw/Pages/Detail.aspx?nodeid=3999&pid=11145

衛生福利部國民健康署（無日期）．*成人肥胖防治實證指引*。https://www.hpa.gov.tw/Pages/EBook.aspx?nodeid=1788

盧廷峻、張世沛(2010)．身體組成與肥胖對健康之影響．*臺中學院體育*，*6*，101-110。

蕭寧馨(2009)．*食品營養概論*．時新。

謝明哲、胡淼琳、楊素卿、陳俊榮、徐成金、陳明汝(2012)．*實用營養學*（五版）．華杏。

蘇國興(2003)．運動與體重控制．*國教新知*，*50*(1)，71-77。

Chapter 05

健康體適能

林麗華　編著

5-1　體適能與全人健康

5-2　體適能的要素及評估方式

5-3　健身運動處方與運動傷害處理

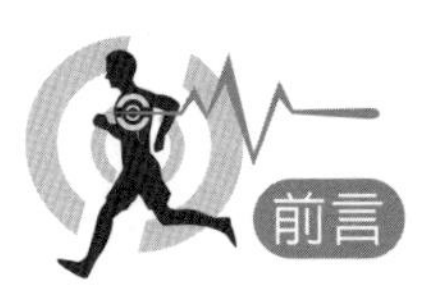

近年來由於科技產品的發達，使得國民身體活動的機會遞減，且生活型態模式漸由勞動生活型態轉變為坐式生活型態。現代生活中，威脅人類健康的社會行為有很多，其中以危害健康的坐式生活型態最為嚴重，然而坐式生活型態所引起的「運動不足症(hypokinetic disease)」更值得我們關切。

在高科技文明的社會裡，人類身體活動的機會越來越少，導致身體生理機能退化性疾病的發生偏高，加上飲食過量的攝取，在這樣的生活環境下，身體健康狀況與體適能無形中逐漸退化。現今已有許多研究證實，如癌症、高血壓、糖尿病、心血管疾病、肥胖症、下背疼痛等，都與身體活動量不足有關。

推廣健康體適能活動的好處對個人而言，可提升對自我體能狀況及適當運動重要性的認知，進而培養規律運動的習慣，促進體能、提高生活品質，亦能夠減少因運動不足而產生之退化性或慢性疾病發生；對社會而言，可有效提升全民身體活動量，促進國民健康體能，增加國家競爭力、節省醫療支出、減少中高年齡人口對社會及家庭的負擔（衛生福利部國民健康署，2021b）。

5-1 體適能與全人健康 (Physical Fitness and Wellenss)

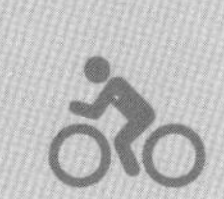

1946年世界衛生組織詮釋健康的定義為：「健康是沒有疾病或虛弱，同時需具備生理、心理與社會性適應良好而達到康寧的狀態」。隨著生活水平的提高，狹義健康觀念，逐漸被全人健康(wellness)的觀念所取代。它寬廣了人們對身體健康的意義，也提升了生命品質的價值。

全人健康包含許多與健康相關的因素，而全人健康的生活型態包括所有能增進健康及生活品質的行為改變、延長壽命及達到安康狀態；其涵蓋七個範疇：身體的、精神的、心理的、社會的、環境的、職業的與精神的，如圖5-1所示；這些範疇彼此互間有關聯。

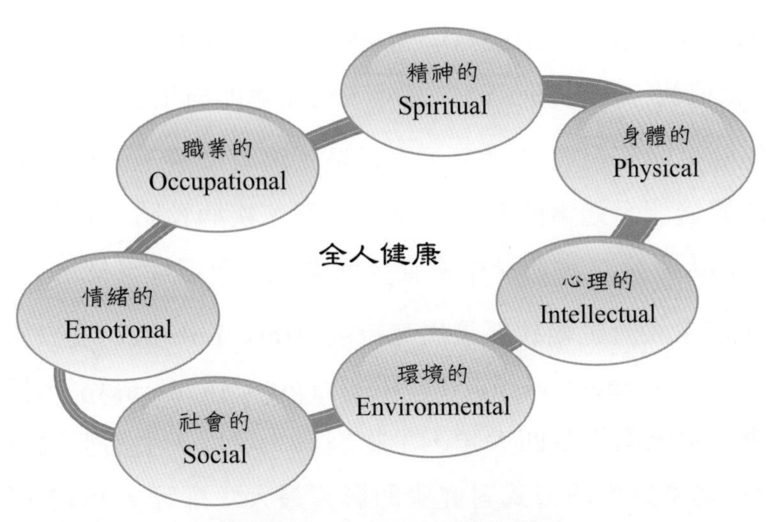

圖 5-1 全人健康的範疇

資料來源：Hoeger, W. W. K., & Hoeger, S. A. (2012)・*體適能與全人健康的理論與實務*（李水碧編譯；二版）・藝軒。（原著出版於2011）

一、全人健康範疇

1. 身體的適能(physical wellness)：指個人擁有良好的身體健康關照能力與心肺耐力、肌肉能、柔軟度、身體組成；而且有效率的應付日常生活中一般性及特殊性的活動需求。
2. 心理的適能(intellectual wellness)：指能應用過去所學以創造更多學習機會，並敞開胸懷和周遭的世界交流互動。
3. 環境的適能(environmental wellness)：指生活環境對個人健康所帶來的影響；由於科技的發達，而造成環境破壞與汙染之下對於人們健康的威脅。
4. 社會的適能(social wellness)：指擁有開朗、熱情和友善，與家人、他人互動接觸時，能帶給個人自在與自信正面的自我形象。
5. 情緒的適能(emotional wellness)：包括了解自己感受、接受自己的缺點、維持情緒穩定、面對壓力及調適改變的能力。
6. 職業的適能(occupational wellness)：指能滿足個人與團隊的需求並足以回饋每一個成員的環境下，熟練而有效率地完成自己分內的工作能力。

7. 精神的適能(spiritual wellness)：了解生命的意義與目的、個人的信仰、社會倫理及價值觀，研究顯示精神適能、情緒適能與生活滿意度有正相關。

這七個範疇更明確說明了健康並不只是「沒有生病」的概念，其涵蓋的因素包括良好的體適能、適當的營養、壓力管理、疾病預防、精神健康、不吸菸及濫用藥物、個人安全、定期身體檢查、健康教育與環境支持。

1974年，加拿大衛生福利部長馬克拉隆(Marc Lalonde)發表「加拿大人健康新觀點(A New Perspective on the Health of Canadians)」，提出健康領域概念，將健康決定因素歸為四大類，生物因素、環境、生活型態及健康照護，如圖5-2所示，其中以生活方式對健康的影響最大（鄒等，2012）。到了1986年，當第一屆世界健康促進大會在加拿大渥太華召開時，健康促進運動已經蔚為成一股不可抗拒的世界潮流。

我國的健康促進運動本質上受美國影響很大，而美國的健康促進運動更強調個人責任，認為「健康促進始於健康的個人養成可以維護與增進身心美好的生活方式」，並且特別關心飲食、吸菸、運動、飲酒與個人生活習慣有關的危險因子(risk factors)。至今，舉凡均衡飲食、身體活動、傷害預防、安全性行為、壓力調適及成癮物質防制等，皆已成為健康生活方式的養成。

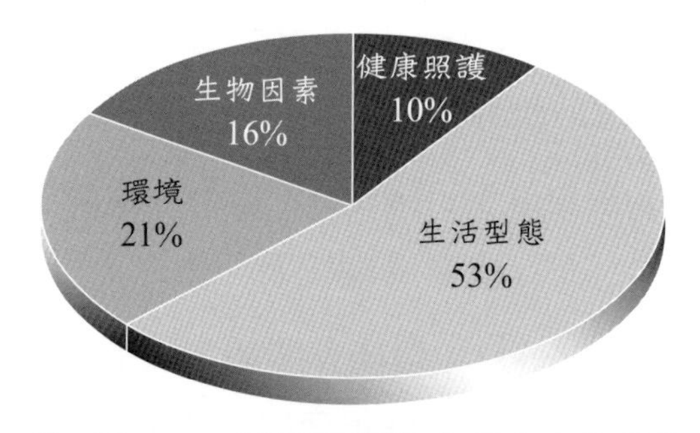

圖 5-2　影響健康與幸福安寧的因素

資料來源：鄒碧鶴、蔡新茂、宋文杰、陳彥傑、黃戊田、洪于婷、黃永賢、林麗華、劉佳樂、林明珠、陳秀華、蔡正仁、吳蕙君、楊萃渚、林指宏、陳昆伯、許淑燕、林常江(2020)．*健康休閒概論（四版）*．新文京。

二、 身體活動與運動的定義

（一）身體的活動

近年來美國運動醫學研究者對於身體活動與運動的定義上有所差異。身體活動(physical activity)其定義上是指透過骨骼肌的收縮而產生動作，它需要消耗能量且能逐漸產生對身體健康之效益，例如走路上下班、做家事、爬樓梯、做園藝工作等。所謂缺乏身體活動者，是指身體活動量低於維持良好健康所需的最低範圍。

缺乏身體活動是第四大死亡高危險因素，占全球死亡人數的6%，定期的身體活動有助於身體的健康，並減少罹患心臟病、中風、糖尿病、癌症和慢性呼吸道疾病等非傳染性疾病的風險。

身體活動越多或體適能越佳者，疾病的危險因子和整體的死亡率越低。美國運動醫學會(American College of Sports Medicine, ACSM)建議民眾每週要消耗基本的身體活動量需達到2,000大卡以上，因其死亡率比起活動量低於2,000大卡者少27% (ACSM, 2014)。

當今高科技的發達，由於久坐式生活型態影響健康，國民健康署提倡民眾應在日常生活中，每天身體活動時間可以採分次累積，如每次身體活動時間以15分鐘為主，一天3次。

Corbin與Pangrazai於1998年提出了一個「體力活動金字塔」的架構（圖5-3），美國運動醫學會(ACSM)建議每個人都應養成每星期3~5次規律身體運動，其每次時間為20~60分鐘，強度介乎目標心跳率60~90%的體力運動。

（二）運動

運動其定義上比身體活動來得更為具體，它是有計畫性、有組織及反覆性的執行身體動作，用以促進健康、提升體能或參與競賽。運動屬於身體活動的一部分，為了達到競賽目的，往往需要規劃性、有組織的訓練，並依循運動科學方法和原則。規律的參與訓練者，將會獲得運動知能、提升運動技術及體能的增進。

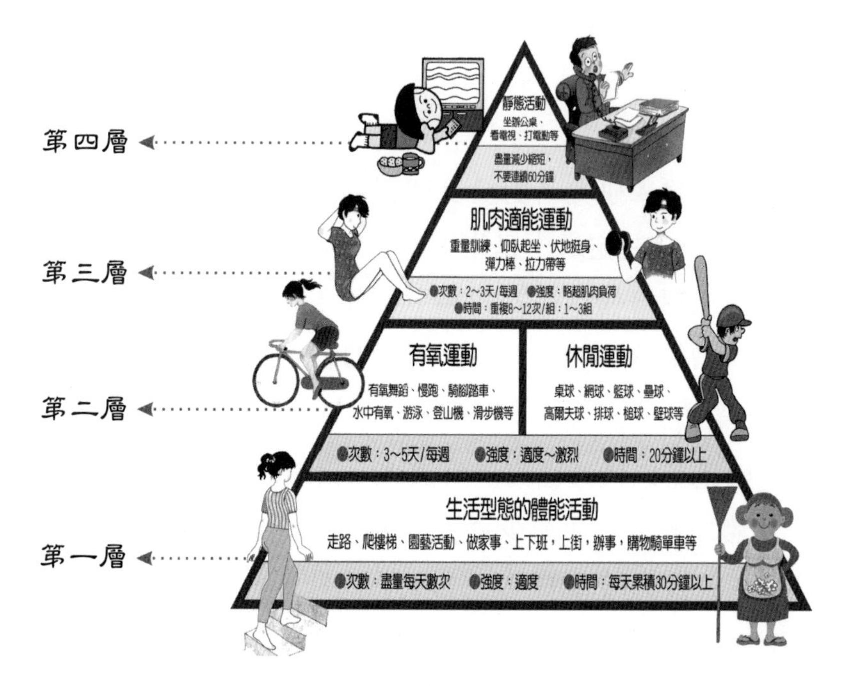

圖 5-3　體力活動金字塔的架構

資料來源：張蓓貞(2015)・*健康促進理論與實務*（三版）・新文京。

三、體適能對全人健康的益處

規律運動可提升生活品質、維持良好體態、增加工作效率、抒解壓力、促進人際互動。藉由規律運動、健康的飲食及個人良好的生活方式，來自我實現與追求成長。擁有良好體適能其最大的益處如下：

1. 加強心肌，改善心肺功能。
2. 改善柔軟度，提升運動表現。
3. 改善體態與身材勻稱。
4. 改善免疫系統的功能。
5. 降低慢性病的危險因子及死亡率，例如癌症與心血管疾病。
6. 降低血栓（可降低冠狀動脈心臟病與中風的罹患率）。
7. 降低骨質疏鬆症的罹患率。

8. 降低憂鬱症與焦慮症。
9. 降低壓力來源。
10. 增加休息時的代謝率。
11. 預防慢性下背痛。
12. 延長壽命與延緩老化速率。
13. 提升活動力與工作能力。
14. 調節改善身體機能。
15. 睡眠品質的提升。

四、體適能的類型

體適能是指擁有良好心臟、血管、肺臟循環及肌肉所呈現出有效率的運作機能，且較有餘力從事運動與日常活動不易產生疲憊感，並能應付緊急狀況的身體活動需求，年老時也較能夠自由獨立活動。換言之，就是身體適應日常生活、工作、閒餘活動與環境的綜合能力。

體適能又可分為健康體適能(health related physical fitness)與競技體適能(sport related physical fitness)二大類，其特質與差異如表5-1所示。

表 5-1 健康體適能與競技體適能的特質差異

	目的	對象	項　目	訓練程度（運動強度／頻率／持續時間	感受
健康體適能	促進健康與疾病預防	一般民眾	心肺功能、肌肉適能、柔軟度、身體組成	適度	適度、舒暢
競技體適能	運動比賽與顛峰體能	運動選手	除了心肺功能、肌肉適能、柔軟度、身體組成之外，亦強調速度、平衡感、協調性、敏捷性、瞬發力	適度、激烈	激烈、辛苦、痠痛

（一）健康體適能

是指從事日常工作或閒餘時有較佳的活動能力及適應能力，而不易感覺疲勞或力不從心。在科技進步的社會中，身體活動的機會越來越少，營養攝取過剩，工作與生活壓力越來越重。導致生理機能快速退化，人們應維持身體規律運動，降低早發性運動不足的風險。

健康體適能的基本要素包括身體組成、心肺適能、肌肉適能、柔軟度，如圖5-4。

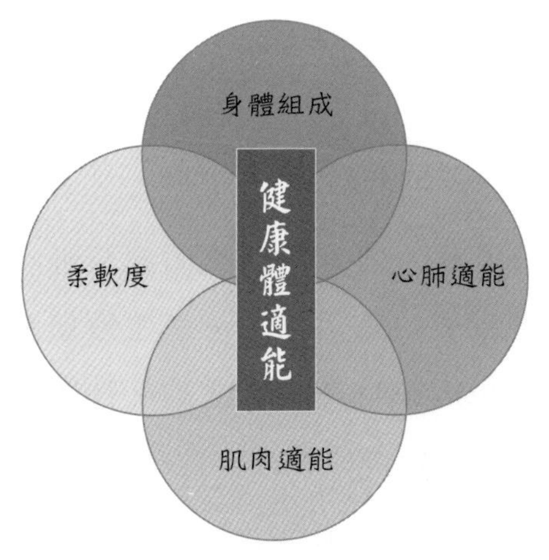

圖 5-4　健康體適能基本要素

資料來源：作者自行繪製。

（二）競技體適能

除了健康體適能的基本四個要素之外，需增加敏捷性、平衡感、瞬發力、速度、反應時間、協調性等六種競技體適能的能力（圖5-5）。競技體適能好的人，除了有較好的運動技能表現外，也享受運動比賽時的樂趣。

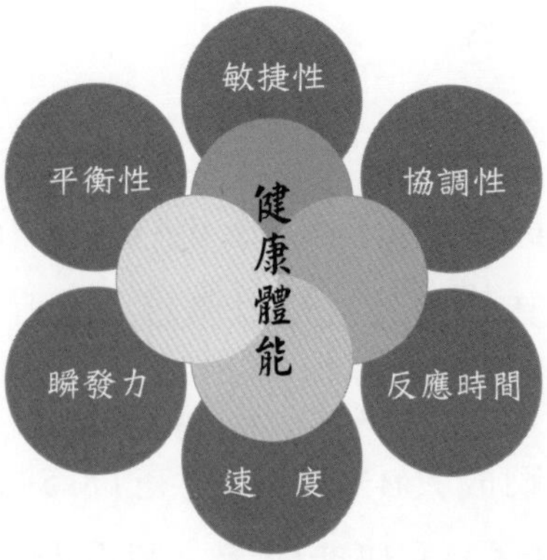

敏捷性
平衡性
協調性
健康體能
瞬發力
反應時間
速　度

圖 5-5　健康體適能和競技體適能的關係

5-2　體適能的要素及評估方式

一、身體組成要素

身體組成(body composition)指身體中必需脂肪(essential fat)與儲存脂肪(storage fat)所占的比率或含量，其主要包括淨體重（體內骨骼、肌肉、內臟組織）及體脂肪。不當的身體組成比例，所危及的不只是外表體型，甚至包括罹患高血壓、第2型糖尿病、高血脂等慢性疾病症候群。

人體的脂肪被分為二種類型：必需脂肪與儲存脂肪。必需脂肪有許多重要功能，如維持正常生理活動（例如神經傳導）、幫助維持體溫、保護器官不受到損害、當身體在活動中或是受傷生病時，儲存所必需的能量。男性必需脂肪約占總體重的3~6%，女性則占總體重的10~12%；女性特有的脂肪如臀部、大腿、子宮、乳房組織等需有較多的必需脂肪；儲存脂肪是一種儲存在脂肪組織的脂肪，大部分在皮膚底層（皮下脂肪）和主要器官的周圍。儲存脂肪的主要三種功能：(1)體熱絕緣體；(2)身體代謝的能量來源；(3)緩衝外力的撞擊。

男性的脂肪比較容易囤積在腰腹部，女性的脂肪則是容易囤積在臀部和大腿，除此之外儲存脂肪的數量在男女二性之間，並沒有多大的差異。

（一）評估身體組成的方法

1. 身體質量指數

世界衛生組織建議以身體質量指數(body mass index, BMI)來衡量體重過輕、過重或是肥胖程度，其計算公式是以體重（公斤）除以身高（公尺）的平方。

國民健康署建議，我國成人BMI應維持在18.5~24 kg/m^2之間，太瘦、過重或太胖皆有礙健康（表4-5）。研究顯示，體重過重或是肥胖(BMI≧24)為糖尿病、心血管疾病、惡性腫瘤等慢性疾病的主要風險因素；而過瘦則會有營養不良、骨質疏鬆、猝死等健康問題。但運動員多數是屬於肌肉型及特殊族群，BMI質量指數大多大於24 kg/m^2。

2. 腰圍

腰圍越粗者壽命可能越短；研究發現，男性腰圍超過90公分、女性超過80公分，罹患心血管疾病、第2型糖尿病、代謝症候群、乳癌及大腸癌的危險性會增加。

3. 理想體重

理想體重±10%為正常體重；理想體重±10~20%為體重過重或過輕；理想體重超過20%以上為肥胖（詳見第4章第3節）。

4. 儀器評估身體組成的方法

(1) 生物電阻分析法：生物電阻分析測量法是目前最常被用來評估身體脂肪含量的工具，係利用身體微弱的電流在各器官之傳導速率不同為基礎產生的電阻差異來推算。在人體內主要易傳導物質為體液及電解質，而淨體重包含較多的電解質，其傳導性較脂肪組織為快；所以依照身體組成（淨體重和脂肪）不同，經由在接收電極端的電流變化而估算出身體含水量(total body water)來推算出其淨體重和脂肪組織之個別重量或百分比。

(2) 皮脂厚測量法：以皮下脂肪測量器(caliper)測量身體不同部位之皮下脂肪厚度，經由統計迴歸方法導出公式，計算出體脂肪的百分比。

(3) 水中秤重法(underwater weighing, UWW)：水中秤重法是根據阿基米德(Archimedes)的原理測量出身體密度，身體在水中所損失的重量等同於體積之重量，因此身體密度可依公式計算出來；而人體之身體密度的高低取決於脂肪的多寡，脂肪多則身體密度較低。得知密度後利用回歸方程式便可估算出體脂肪百分比；此方法最為準確。

(4) 紅外線交互作用測量法：該法原先是用於測量肉類和穀類的脂肪含量，而後運用於測量體脂肪。其利用類似紅外線質譜儀的原理，局部測量反射回來的頻譜能量與波長，進一步推估體脂肪比率。

(5) 核磁共振攝影法(MRI)：是運用人體組織中水與脂肪的質子濃度與散放特性的差異，導致釋放訊息強度變化差異來評估結構的情況。

（二）身體組成評估的方式

體適能評估在健康促進方面扮演非常重要的角色，藉由體適能的評估可了解個人目前體適能的狀況，然後對照教育部體適能常模作為日後設計運動處方的重要依據。

我國12年國教將體適能檢測納入為日後升學重要參考項目，教育部委託健康體適能專家選擇體適能測驗項目並編製一套檢測流程，其評估項目以800/1,600公尺跑走、三分鐘登階代表心肺耐力；立定跳代表瞬間爆發力；一分鐘屈膝仰臥起坐代表肌力與肌耐力；坐姿體前彎代表柔軟度；身體質量指數代表身體組成。測驗的流程會影響各項目的成績，尤其是心肺耐力測驗，務必放在最後一項來進行測驗。下列是體適能檢驗項目及步驟：

1. 測驗目的：利用身高、體重之比率來推估個人之身體組成。
2. 測驗器材：電子身高器、體重器。
3. 測量前準備：校正調整身高器與體重器。
4. 方法步驟

(1) 身高：受測者脫鞋站在身高器上，二腳踵密接，使枕骨、背部、臀部及腳踵四部分成一直線。眼睛平視前方，橫板輕觸頭頂與量尺成直角。測量結果以公尺為單位，計算至小數點後一位，以下四捨五入。

(2) 體重：最好在餐後2小時測量，著輕便服裝，脫鞋及脫去厚重衣物。測量結果以公斤為單位，計算至小數點後一位，以下四捨五入。

5. 記錄方式：將所得之身高、體重，帶入下列公式中：

身體質量值數 (BMI) ＝**體重（公斤）／〔身高（公尺）〕**^{2}

6. 檢測後的結果，可由對照教育部體適能網站公布之「體適能常模—身高體重」得知。

體適能常模—身高體重

二、心肺適能要素

心肺適能(cardiorespiratory fithness)是人體中心臟、心血管及肺臟系統的適應能力，也稱之為心肺能力(cardiorespiratory capacity)；即當人體進行長時間運動時，是否能夠迅速、有效地供給足夠的氧氣及養分到達參與運動的肌肉，同時能排除運動所產生代謝物質的生理能力。簡單地說，心肺適能就是心臟輸送血液與氧氣至全身的能力。一般來說，心肺適能被視為健康體適能中最重要的要素（但對老年人而言，肌力則是最重要的）。

（一）從事心肺適能的益處

1. 強化心肌：心肌屬於橫紋肌，其功能如同骨骼肌一般，可經由適度的運動刺激來增強，有規律運動習慣者，不僅心臟的體積會增大，同時也會使心臟的收縮能力變強，增加血流輸出量，促進血液輸送氧氣及養分到全身的效率。

2. 強化呼吸系統：心肺適能較好者，攝氧量提升，使肺泡與微血管間氣體交換效率提高，提供足夠的氧氣滿足身體活動所需。
3. 改善血管系統：規律訓練心肺耐力者，能擁有良好的血管壁彈性，增加末梢血管的血流速度、減少血管內壁的廢物囤積。
4. 改善血液成分：紅血球所含的血紅素在血液中能運送氧氣，長期心肺適能訓練可增加紅血球的數量，幫助氧氣運送。
5. 降低血壓和血脂：規律從事有氧運動者，可降低血壓和血脂，因血液中有較高的高密度脂蛋白(HDL)，具有預防膽固醇附著於血管壁的作用，降低冠狀動脈心臟病的發生。
6. 增加燃燒脂肪的酵素：脂肪的減少主要靠肌肉的燃燒，當這種酵素增加時，可增加燃燒脂肪的能力。
7. 運動後恢復時間較快：長期從事心肺運動者，對於運動時體內平衡的破壞，恢復得較快。
8. 降低休息心跳率：從事有氧運動者，休息狀態的心臟每分鐘能夠輸出5~6公升的血液，可提供身體在休息狀態下的能量需求。
9. 減輕壓力、穩定情緒：研究發現，從事規律有氧運動者（如健走、慢跑、游泳、騎單車、有氧舞蹈等），其腦部會分泌腦內啡，有助於減輕工作壓力和職業倦怠感；且在情緒方面、人際關係等困擾會有明顯的改善。

（二）影響心肺適能的因素

1. 遺傳：呼吸、心血管與肌肉等系統皆受到遺傳因子影響，研究估計，遺傳對心肺耐力的影響約有40%。
2. 性別：男女在青春期之前的心肺耐力差異不大，但青春期之後，心肺耐力的差異約達10~20%，原因為男性有較高的血紅素和肌肉質量，以及較少的體脂肪。

3. 體脂肪：最大攝氧量的估計需考量體重，如果減少體重或體脂肪，則會增加心肺耐力。相反地，體重過重及過多體脂肪則會增加身體負擔並影響心肺耐力。

4. 年齡：心肺耐力在25歲左右達最高峰，之後每10年約減少10%；保持動態生活方式者減少4~5%；參與有氧訓練者減少2~3%。

5. 訓練：大部分研究指出，有氧訓練會改善心肺耐力約20~25%，兒童與青少年可超過30%。運動訓練可改善呼吸、心臟、循環與肌肉系統的輸送與利用氧氣能力，也會增加肌肉利用脂肪的有氧能量代謝。

（三）心肺適能的運動方法

想要提升心肺適能，建議以有氧運動(aerobic exercise)的方式來達到訓練的效果。所謂有氧運動，是指運動當中需要攝取大量氧氣的運動方式，其運動強度(65~85%)是當運動時身體能提供充分的氧氣供活動肌群所需的運動形式，特色包括：

1. 全身性的大肌肉運動

有氧運動參與的肌肉群必須是軀幹與四肢之大肌肉群，因局部性的小肌肉運動容易疲勞且不易造成足夠的氧氣消耗量，因此無法對心肺循環系統做有效的刺激。

2. 可以持續性的運動

當有氧運動達到適當的耗氧時，可以保持一定運動強度並維持一段時間持續進行的運動。

3. 具有節奏性的運動

有氧運動需具有節奏性，且運動強度較容易穩定控制。

4. 運動強度可以根據個別能力調整的運動

每個人在實施有氧運動時，可因運動者的個別差異，採取適合自己的運動強度去進行及調整運動項目。

（四）改善心肺適能的運動建議

運動的頻率、時間、強度和種類皆會影響改善心肺適能效果，以下為可有效改善心肺適能的運動建議（衛生福利部國民健康署，2021a）。

1. 運動的頻率、時間和強度

健康成年人之運動頻率，建議每週至少規律運動3次、每次至少20分鐘，運動時應達最大心跳率60%以上，即稍流汗，自覺有點喘又不會太喘的程度；而最大心跳率之計算方法為：220－年齡。

運動心跳率可以反應運動對身體的刺激，但運動時心跳率不易測量，故可使用「運動後瞬間的心跳率」來推估運動時心跳率。測量方式如下：

(1) 自選一種合適的運動項目。

(2) 以自覺合適的強度，穩定運動約5分鐘。

(3) 運動停止後馬上測量手腕內側或頸部前側脈搏10~15秒，再將測得的脈搏數乘以6或4，即為每分鐘的運動心跳率。

2. 運動種類

可有效增加心肺耐力的運動主要為有氧運動，如跑步、快走、游泳、騎單車、舞蹈、跳繩、球類運動、傳統健身運動等 。

（五）心肺評估的方式：800/1,600公尺跑走

1. 測驗目的：測驗受測者之心肺功能或有氧適能。
2. 測驗器材：計時碼表、石灰、發令槍、號碼衣、信號旗、終點攝影機、田徑場。
3. 方法步驟：測驗開始計時時，施測者要鼓勵受測者盡力跑步以完成測驗，若中途身體不適可以走路代替跑步，抵達終點線時記錄時間。
4. 記錄方法：記錄單位為「秒」。

5. 注意事項

   (1) 凡有醫師指示不可進行激烈運動、懷孕、患有心臟、腎臟、肺臟、關節炎、腿部受傷、高血壓、糖尿病等疾病者，皆不可接受此項測驗。

   (2) 受測時如有不適現象，必須立刻停止並且告知施測人員。

   (3) 測驗前2小時用餐完畢、測驗前要做熱身運動。

   (4) 測驗時須穿著運動服及運動鞋。

6. 檢測後的結果，可由對照教育部體適能網站公布之「體適能常模—心肺耐力」得知。

三、肌肉適能要素

體適能常模—心肺耐力

肌肉適能主要包括肌肉二大能力，肌力與肌耐力。二者都是以身體的肌肉為主，故稱為肌肉適能。所謂肌力(muscular strength)，是指單一肌肉或肌群一次所能產生的最大力量，如搬起重物、重擊一拳等；而肌耐力(muscular endurance)則是指肌肉維持靜態收縮或重複多次收縮一段時間的能力，如仰臥起坐、伏地挺身、提重物、爬上幾層樓等，在日常生活中扮演非常重要的元素。

根據肌肉的收縮速度與能量來源分為：

1. 快縮肌纖維(fast-twitch fibers)：是以收縮快速且有力量，主要依賴無氧能量(ATP)代謝作用。其運動項目為爆發性運動為主，如100公尺衝刺。

2. 慢縮肌纖維(slow-twitch fibers)：是以收縮慢速但較能長時間的運動，主要依賴有氧能量（脂肪）代謝作用。其運動項目為長跑、健走、耐力型運動為主。

1995年美國運動醫學會(ACSM)的運動科學家們和疾病控制與預防中心(Centers for Disease Control and Prevention, CDC)，共同發布身體活動重要的建議書，強調要有均衡性的健康體能，除了心肺耐力之外，同時亦應重視肌肉適能、柔軟適能及身體組成的健康體能，以達到全面性體能的發展。

由以上可得知，肌力和肌耐力為日常生活或從事休閒活動的重要關鍵。維持良好肌力和肌耐力對於健康促進、預防傷害及提高工作效率有很大的助益；肌肉量於30~50歲時有緩慢減少的情形，每5年減少5%肌肉量，到了50歲以後肌肉會快速的老化，當肌力和肌耐力衰退時，會先從腳開始，此時肌肉往往無法勝任日常身體活動及緊張的工作負荷，容易產生疲勞及疼痛現象。

（一）從事肌肉適能的益處

經由完善設計的肌力訓練計畫可達到下列益處：

1. 提高日常生活能力及改善生活的品質

藉由肌力訓練達到改善個人的姿態、外表和自我的形象，同樣地，亦可刺激關節間相連的韌帶組織、肌肉、骨頭及肌腱間的強度與活動度，使關節更加穩定，減少關節疼痛，對日常生活緊急情況的應變能力也能有所提升。

2. 增強肌肉體積及力量

肌力訓練可以刺激肌蛋白的合成，使肌纖維組織增加。經過長期負重的刺激，肌力和肌耐力效率都會提升。

3. 改善膽固醇濃度、降低血壓

規律從事有氧性的肌耐力訓練時須循序漸進，有助於降低血壓並減少膽固醇及血脂肪。

4. 促進新陳代謝率，減少身體組成

由於肌力訓練在增加肌肉的同時，身體需消耗更多能量，所以基本新陳代謝率也會增加。研究指出，若增加三磅重的肌肉，代謝率可提高7%，使得儲存脂肪減少，肥胖的機會也降低。

5. 增加骨質密度

經由肌肉的抗阻力訓練給予骨骼壓力，使骨頭內的礦物質含量增加，有助強化骨骼，減少骨質疏鬆或退化的問題。

6. 改善身體姿勢、減少肌肉痠痛

有良好的肌力及肌耐力能改善腰背、肩頸等肌肉緊張和疼痛。

7. 促進生理機能

有規律的肌力訓練除增強肌肉外，同時也促進新陳代謝和生理機能的運作，有助於身體健康外更可減少疲倦。

8. 預防運動傷害及預防跌倒

當肌肉量增加時，日常身體活動或在運動時可預防扭傷，對於老年人來說，增強的肌肉可預防跌倒。

9. 提升運動能力

經由肌力訓練後，增強肌肉的耐力，提升身體運動能力，比較能夠享受運動的成就與樂趣。

10. 增強信心及自我形象

肌肉經由訓練會讓脂肪減少，可使身體變得結實、體態優美，進而產生自信心，對處事和人際關係方面都有幫助。

綜合上述的益處，抗阻力運動訓練肌肉會改變脂肪在肌肉纖維中的比例，並且加速減重效果。肌肉質量越多則身體的新陳代謝率越高，若搭配飲食的控制，更能有效地改變身體組成。抗阻力訓練可以使運動神經元連結到它們所控制的肌肉，更可以進行敏捷性與爆發性的身體移動。

（二）肌肉適能的訓練基本原則

從事抗阻力訓練運動時應著重於三大原則：

1. 安全

在抗阻力運動訓練時，如快速的舉重動作對肌肉、肌腱和關節等結構產生過度的壓力，會造成對身體的傷害，所以動作應以慢速、可以有效地控制方式來完成肌力訓練。

2. 有效

傳統的抗阻力訓練，如伏地挺身及屈膝仰臥起坐等動作，是利用身體本身的重量來從事訓練，只能適度增加肌肉力量，因此，可另外藉由啞鈴、槓鈴、機械式、寶特瓶裝水或裝沙，來針對某一肌群進行強化訓練，漸進地增加訓練阻力，達到有效地提升訓練的效益。

3. 效率

想要在有限的時間內改善身體健康，運動的效率須納入特別考量之因素。研究發現每一肌群只要從事一組（一回合）運動，便可以維持目前肌力狀況；因此，建議採用單組肌力訓練的方式。如要促進肌力發展，可採取2~3組、多組的訓練方式（方，2014）。

因此從事抗阻力訓練運動計畫應包括安全設計、有效和效率三大原則，這樣才能讓參與者在最佳狀況下得到良好的肌肉適能。

（三）改善肌肉適能的運動方法

欲增強肌肉適能的最有效方法是重量訓練(weight training)，此種運動方法是以肌群，施加明顯的重量負荷，使肌肉產生拮抗作用，進而達到肌力與肌耐力的提升效果。

（四）耐力與肌耐評估的方式

1. 立定跳遠(standing long jump)

(1) 測驗目的：測驗瞬間爆發力。

(2) 測驗器材：皮尺、石灰、粉筆。

(3) 方法步驟：

A. 受測者站立於起跳線，雙腳打開與肩同寬，雙腳半蹲，膝關節彎曲，雙臂置於身體二側後方（圖5-6(a)）。

B. 雙臂自然前後擺、雙腳「同時躍起」、「同時落地」（圖5-6(b)）。

C. 每次測驗一人，每人可練習跳一次，正式試跳二次。

D. 成績丈量由起跳線內緣至最近之落地點為準。

(4) 記錄方法：成績記錄為公分，以二次試跳較遠的成績登錄。

(5) 注意事項：

A. 測驗前應做熱身運動。

B. 準備起跳時手臂可以自然擺動，但雙腳不得離地。

C. 受測者可選擇穿運動鞋或赤腳，試跳時一定要雙腳同時離地，同時落地。

體適能常模—立定跳遠

(6) 檢測後的結果，可由對照教育部體適能網站公布之「體適能常模—立定跳遠」得知。

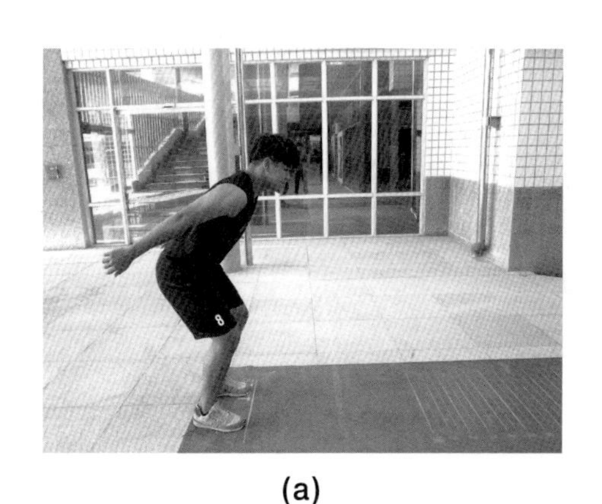

(a)

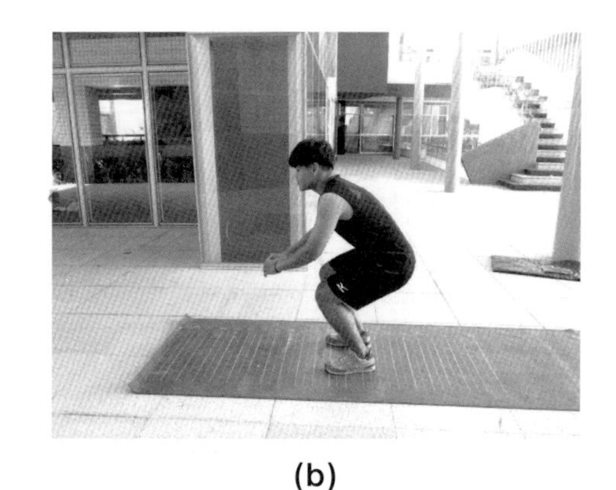

(b)

圖 5-6　立定跳遠

圖片來源：以下圖片為作者自行拍攝。

2. 屈膝仰臥起坐(flexsed leg sit-up)

(1) 測驗目的：評估身體腹肌之肌力與肌耐力。

(2) 測驗器材：碼表、墊子。

(3) 方法步驟：

A. 預備時，請受測者仰臥平躺於墊子上，雙手胸前交叉，雙手掌輕放肩上，肘關節離開胸部，雙膝屈曲呈90度，足底平貼地面（圖5-7(a)）。

B. 施測者以雙手按住受測者腳背，協助穩定。

C. 測驗時，雙肩胛離地利用腹肌收縮使上身坐起，雙肘觸及雙膝後，下去時肩胛需碰地面，而構成一完整動作（圖5-7(b)）。

D. 聞「預備」口令時保持預備姿勢，聞「開始」口令時盡力在一分鐘內做仰臥起坐的動作，聞「停」口令時，動作結束，以次數越多者為越佳。

(4) 記錄方法：以計時一分鐘記錄完成的次數。

(5) 注意事項

A. 凡醫師指示不可進行此項運動，以及有心臟、腎臟、下背痛、脊椎關節炎、高血壓、肺病等疾病者，皆不可接受此項測驗。

B. 測驗前應詳盡說明，並提供動作示範和練習一次。

C. 測驗進行中起坐過程不可閉氣，保持自然呼吸；起坐過程後腦勺不可碰地。

體適能常模—仰臥起坐 60 秒

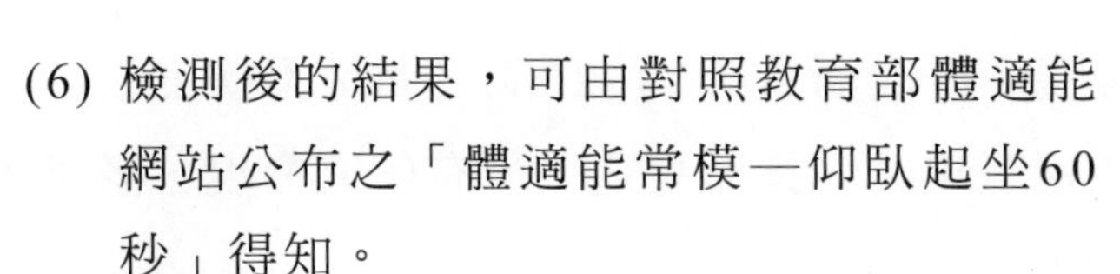

(6) 檢測後的結果，可由對照教育部體適能網站公布之「體適能常模—仰臥起坐60秒」得知。

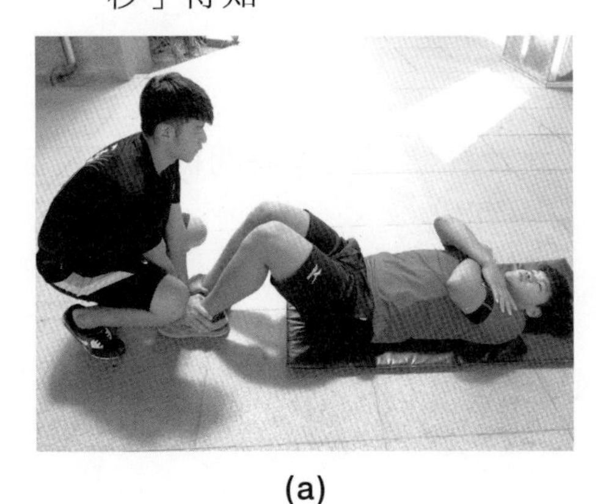

(a)

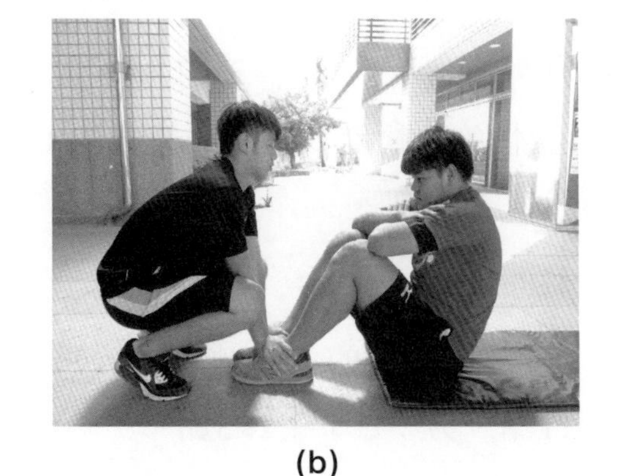

(b)

圖 5-7　屈膝仰臥起坐

四、柔軟度要素

柔軟度(flexibility)也是健康體適能的要素之一；柔軟度是指身體關節活動受到肌肉、韌帶的伸展至最大活動範圍的能力。由於現代高科技生活中，身體活動量減少導致肌肉和肌腱的縮短，使得關節使用的活動受到限制或過度使用，而造成肌肉、關節的緊繃、僵硬。身體的柔軟性功能衰退的結果，可能造成姿勢不協調、下背痛、五十肩等病痛，間接影響日常生活及工作效率。

柔軟度較好的人，身體的軀幹或四肢能輕而易舉的執行彎曲、伸展、旋轉等動作，而且肌肉較不會因身體突發動作而受傷。對於運動員而言，有較好的柔軟度者，可提升運動能力的表現，預防運動傷害的發生；對於一般人而言，有較好的柔軟度者，可提升日常生活、休閒及工作的效率。

（一）影響柔軟度的因素

造成柔軟度不佳的因素有下列幾點：

1. 年齡

柔軟度與年齡成反比的發展，一般而言，10~20歲之間是柔軟度較佳的年齡，過了20歲以後，柔軟度會隨著年齡增長而衰退。但有研究發現，老年人若規律的從事身體活動，柔軟度會有所改善。

2. 性別

女性的柔軟度一般較男性為佳；且通常女性願意花較多時間從事身體活動（瑜伽）的運動。

3. 時間

每天起床後的柔軟度較差；柔軟度最佳的時間有二個時段，一為早上10~11點，另一為下午2~3點。

4. 肌肉和肌腱

關節周圍的肌肉與肌腱，其功能與彈性會影響柔軟度的好壞，透過伸展訓練，關節周圍的肌肉與肌腱會變得更有彈性和韌性，因此柔軟度可得到改善。

5. 脂肪

身體的脂肪若堆積在兩骨骼間，會影響關節的柔軟度，例如腹部的脂肪過多，會影響身體向前彎曲。

6. 皮膚

曾因肌肉撕裂傷、嚴重燒傷或開刀而造成結疤的皮膚，因其失去延展性與彈性，會造成柔軟度的降低。

7. 溫度

當溫度升高到攝氏45°C時，肌肉與關節的柔軟度則增加20%；當溫度下降至攝氏18°C時，肌肉與關節的柔軟度則下降10%。

8. 身體活動

有規律地從事身體活動的人，其柔軟度會比從不做身體活動的人來的佳。

9. 關節炎

患有關節炎的人，在移動關節時會感到疼痛感與不舒服，進而影響柔軟度。

（二）伸展運動的益處

現代社會人們常處於久坐式生活型態及壓力的環境，導致肌肉收縮的緊繃。一般而言，欲增加柔軟度需透過伸展運動來達到放鬆身體、消除肌肉的緊繃，同時亦可使腦神經於緊張的狀態下解放，如此全身放鬆，心情也會變得愉快。

伸展運動適用的族群很廣泛，不只是運動員運動前、後的熱身及緩和活動；或者偶爾從事運動者（例如週末爬山、騎自行車等），都要有從事伸展運動的正確觀念。伸展運動的益處如下：

1. 有效增加關節的可動性

適度的伸展運動可避免肌肉粘連(muscle shortening)及關節僵硬(joint stiffening)，易使身體的活動更靈活，肌肉保有彈性更能提高身體活動的效率，減少肌肉因緊繃所帶來的慢性疲勞與痠痛。

2. 有效改善姿勢與個人外型

藉由靜態伸展運動能增進肌肉的韌性與強度，在伸展過程時牽引肌纖維順勢延展而拉長，長期實施可達到改善體形外觀，顯得較有自信。

3. 有效預防下背痠痛

可藉由伸展臀部和髖部的肌膜來預防或消除下背疼痛。根據物理醫學(physical medicine)及復健方面的研究顯示，靜態伸展運動可以當成處方來解除一般的神經肌肉緊張(muscle bound)、下背疼痛等症狀。

4. 改善抽筋和肌肉痠痛

可藉由靜態伸展來舒緩肌肉疼痛或抽筋的肌群。

5. 有效減少運動傷害

伸展運動可增加關節活動範圍，使肌肉、肌腱的延展性較佳，在身體活動緊急突發的狀況下，較不會造成肌肉的拉傷或扭傷。

6. 有助於提升運動的能力

例如游泳者應具備良好的肩關節和踝關節的柔軟度，以完成有利的划水和打水，增加前進的速度。

7. 有助於老年人協調性與平衡感

銀髮族群從事伸展運動的訓練，可增進關節活動能力，對於日常生活自理、預防跌倒皆有所幫助。

（三）運動前後做伸展運動的目的

運動前的伸展運動主要刺激關節分泌滑液，減低運動時對關節的摩擦，增加激烈運動時肌肉的延展性及預防因快速的肌肉收縮造成肌肉的傷害（方等，2014）。運動前的伸展運動主要目的包括：

1. 增加關節與肌肉的延展性，以達運動技能的表現。
2. 提升運動前肌肉溫度，預防運動傷害的產生。

運動後的伸展主要是將運動時血液囤積在肌肉的代謝廢物排除體外，進而降低肌肉痠痛及疲勞的情形。運動後做伸展運動的主要目的包括：

1. 使血液快速回流心臟，增加運動後疲勞的恢復。
2. 使肌肉裡的乳酸廢物快速排除，減少肌肉痠痛。

（四）改善柔軟度的運動方法

柔軟度的伸展運動特色是將關節附近的肌肉群延展，提升肌肉的溫度，達到預防運動時造成的傷害。肌肉伸展運動分為以下三大類型：

1. 彈震式伸展(ballistic stretching)

彈震式伸展是以肢體彈震快速反覆的方式，達到擴展關節的目的。此方式會讓肌梭(muscle spindle)被刺激造成肌肉產生反射性的收縮，由於伸展的時間較短，而造成高爾基肌腱器(Golgi tendon organ)作用無法引起放鬆反射，反而容易使肌纖維產生微小的撕裂造成肌肉痠痛。此類型的伸展較不適合於平常沒有運動習慣的人或銀髮族群。

2. 靜態式伸展(static stretching)

靜態式的伸展是以低強度將肌肉、肌腱擴展至某一適當的角度後，以靜止狀態長時間伸展以達到肌纖維放鬆；靜態性伸展運動應持續10~30秒，可以使高爾基肌腱器被引發放鬆反射大於肌梭收縮反射，避免造成肌肉受傷。

專家學者大都支持靜態性伸展運動，因其在安全性和效果方面比動態性伸展運動來的好。其原因是動態性伸展時，彈震力量控制不當，可能使肌肉過度伸展(overstretch)而造成拉傷。另外，動態性伸展因快速彈震的關係，引發被伸展的肌肉出現反射性的收縮(reflex contraction)，結果就會阻礙伸展的程度，而造成伸展的效果不彰。因此，不常運動的人及銀髮族群，想要柔軟度的保持或改善，最適合採用靜態性伸展運動。

3. 本體感覺神經肌肉誘發術伸展(proprioceptive neuromuscular facilitation, PNF)

本體感覺神經肌肉誘發術伸展是藉由刺激本體感受器，以增加神經肌肉的反應。當主要肌群肌用力收縮時，拮抗肌群則處於放鬆的變化，會促使肌肉更放鬆，增加關節的可動範圍，以達到最好的伸展效果。此伸展運動方式於實施過程需要有經驗的輔助者從旁協助。

（五）柔軟度評估的方式

坐姿體前彎(sit and reach)

(1) 測驗目的：測驗柔軟度，評估後下背關節可動範圍肌肉、肌腱與韌帶等組織之韌性或伸展度。

(2) 測驗器材：測驗三角尺。

(3) 方法步驟：

A. 受測者脫鞋坐在地面或墊子上，雙腿分開與肩同寬（約25~30公分），膝蓋伸直、腳尖朝上（圖5-8(a)）。

B. 受測者雙手中指重疊，自然緩慢且盡可能向前伸展（不可急速來回抖動），並使中指在量尺停留2秒，以便記錄（圖5-8(b) (c)）。

C. 記錄方法：練習一次，測驗二次，取正式測試中最佳成績記錄，記錄單位為公分。

D. 注意事項：

a. 凡患有腰部疾病、下背脊椎疼痛、腿後肌肉扭傷者皆不可接受此項測驗。

b. 測驗前應詳盡說明及提供動作示範與練習。

c. 受測者上身前傾時要緩慢向前延伸，不可猛力向前伸；測驗過程中，受測者膝關節應保持伸直不彎曲。

體適能常模—坐姿體前彎

(4) 檢測後的結果，可由對照教育部體適能網站公布之「體適能常模—坐姿體前彎」得知。

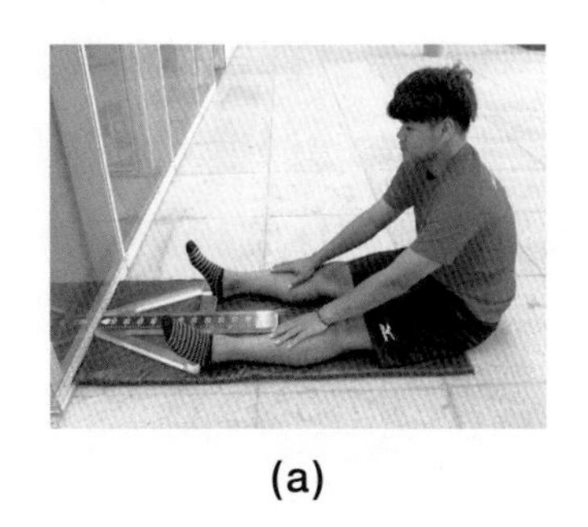
(a)

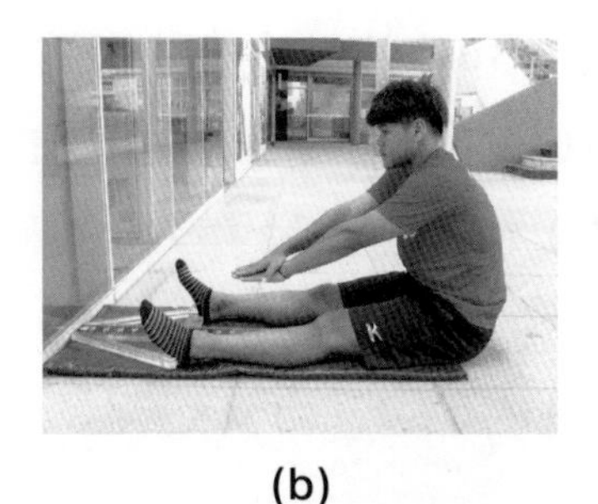
(b)

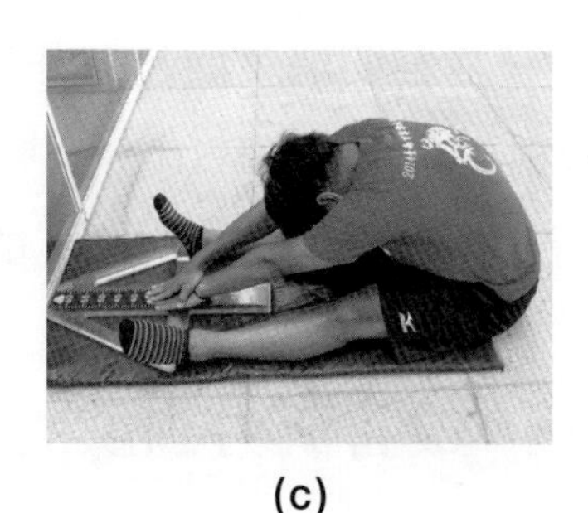
(c)

圖 5-8　坐姿體前彎

5-3 健身運動處方與運動傷害處理

運動處方(exercise prescription)是規劃改善體適能與促進健康的運動科學與計畫。以過去研究結果和學術理論為依據設計合理的運動處方，需考量下列概念：參與者與環境狀況、了解參與者的健康與體適能狀態、運動處方的彈性、運動處方的三個階段（表5-2）。應規劃系統性且合理的個人運動計畫，才能達到效果（方，2014）。

表 5-2　運動處方三個階段

對　象	開 始 階 段	改 善 階 段	維 持 階 段
期間	1~6週	約6個月	6個月以上
運動強度與負荷	較低	有氧運動：60~85% 肌力訓練：65~85%	維持不變
特色	1. 開始適應運動 2. 減少不適與疼痛 3. 合理期望與認知 4. 需要支持與協助	1. 以適應運動訓練 2. 漸進負荷訓練 3. 體適能進步最快	1. 運動方式多變化、有趣，享受運動 2. 避免中斷運動

資料來源：方進隆(2014)・*運動處方*・華都。

從事健身運動前應進行熱身運動(warm up activities) 5~10分鐘，主要目的為增加心肺的負荷並提高體溫，降低肌肉的粘連性，以達到關節與肌肉的最大可動範圍；接著進入主要運動(workout activities) 30~60分鐘，因運動30

分鐘前主要消耗能量是肝醣，30分鐘後才燃燒脂肪。主運動結束後要緩和運動(cold down activities) 5~10分鐘，將身體末梢的血液藉由肌肉的擠壓，將運動時肌肉內產生代謝物（乳酸）快速的排除，減少運動後肌肉延遲性的疼痛。

一、改善肌力訓練的處方

（一）運動型態(Type)

抗阻力訓練是最有效的肌肉適能運動，肌肉的平衡是指關節對側肌肉群的肌力比例，如上臂肱二頭肌與肱三頭肌的肌群。在器材的使用上既經濟又便利；或以身體本身的重量作為負荷，感覺作用肌收縮、肌肉收縮模式以等長、向心、離心訓練型態。

（二）運動順序

從事重量訓練應先進行大肌肉群的訓練，再進行小肌肉群的訓練，及先進行多關節運動，再進行小肌肉群的訓練，下背部和腹部的運動應該在整個訓練結束前才進行，因這二者是用來維持身體的平衡與姿勢。

（三）運動強度(Intensity)

1. 肌力訓練

以高負荷強度為85%的重量、少反覆次數1~8次為一回合的方式進行訓練，每一組休息時間為2~5分鐘，實施訓練1~3回合。

2. 肌力與肌耐力訓練

以中負荷強度為75%、多反覆次數8~15次為一回合的方式進行訓練，每一組休息時間為20~30秒鐘，實施訓練1~3回合。

3. 肌耐力訓練

以低負荷強度為65%、多反覆次數12~20次為一回合的方式進行訓練，每一組休息時間為10~15秒鐘，實施訓練1~3回合。

肌力訓練（器械式）最好能有48小時以上的休息，且不超過96小時，所以每週2~3天為最佳原則。

（四）徒手肌力動作介紹

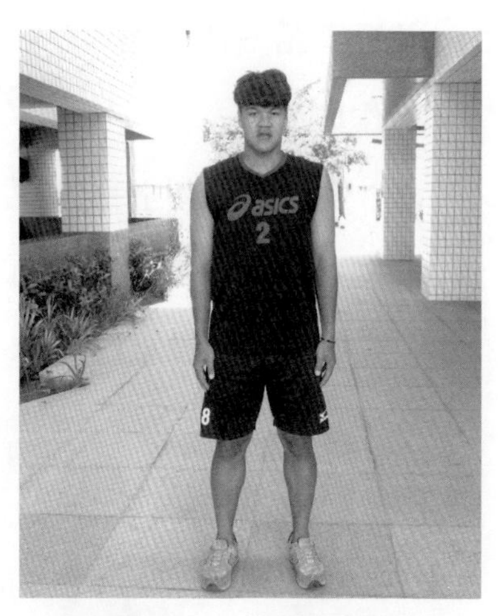

圖 5-9　基本站姿

1. 基本站姿（圖5-9）

(1) 雙腳打開與肩同寬。

(2) 膝蓋微彎。

(3) 縮腹夾臀。

(4) 脊椎維持中立，肩胛內收下壓。

(5) 縮下巴。

(6) 眼睛直視前方。

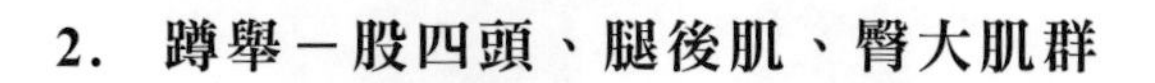

2. 蹲舉－股四頭、腿後肌、臀大肌群

動作要領：

(1) 雙腳打開與肩同寬，雙手自然放置身體兩側（圖5-10(a)）。

(2) 雙手向前平舉，雙膝微彎，膝蓋與腳尖朝前方（圖5-10(b)）。

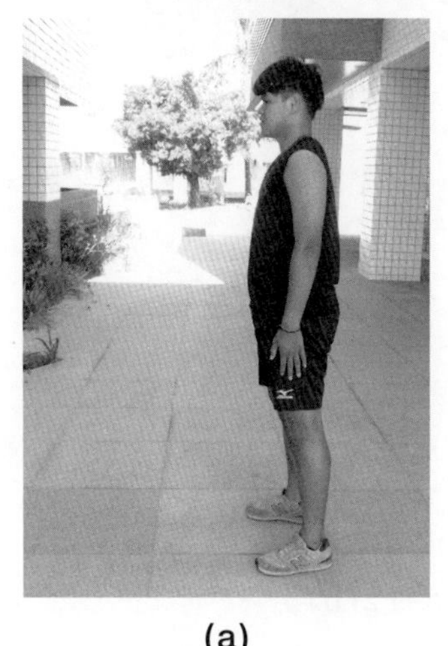

(a)

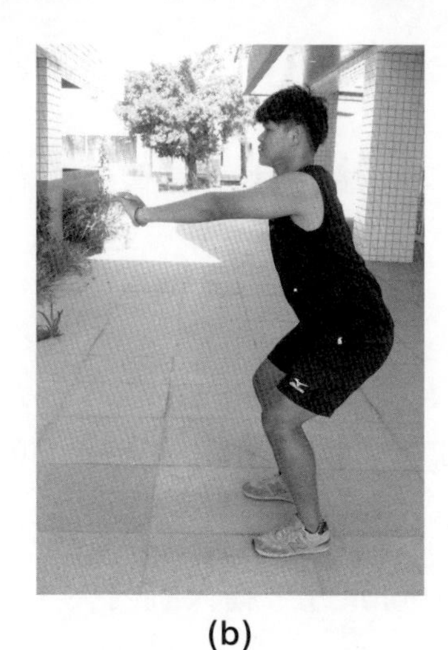

(b)

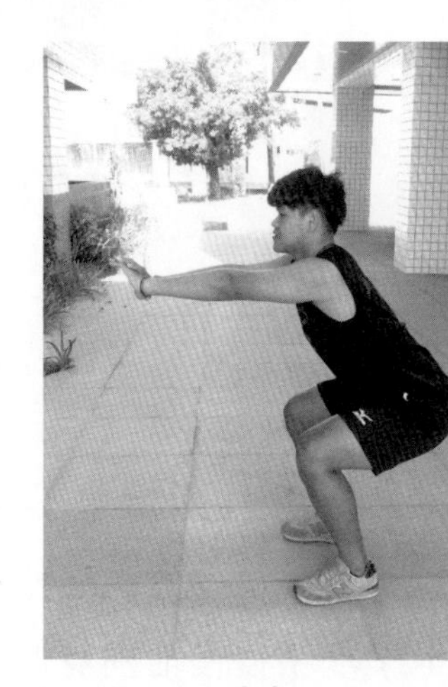

(c)

圖 5-10　蹲舉

(3) 下蹲時，雙膝不可超過腳尖，臀部往後有如在坐椅子般的感覺（圖5-10(c)）。

(4) 站立時，身體慢慢地往上，雙膝慢慢伸直恢復原位。

3. 前臂上抬－肱二頭

動作要領：

(1) 雙手掌心朝上握拳式，微靠身體兩側（圖5-11(a)）。

(2) 雙手前臂慢慢往胸前上方靠近（圖5-11(b)）。

(3) 雙手前臂慢慢往下放。

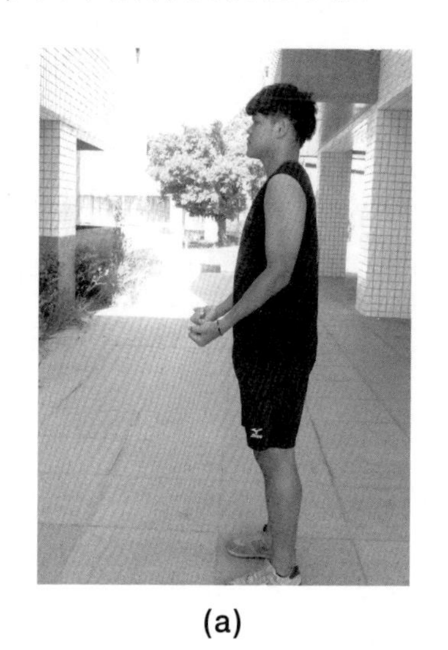
(a)

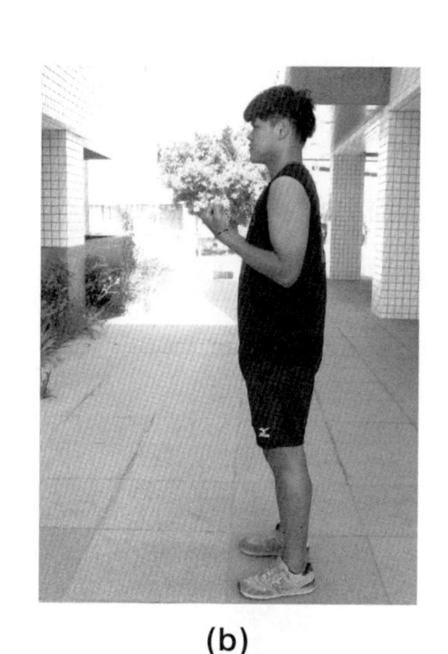
(b)

圖 5-11　前臂上抬

4. 夾胸－胸大肌

動作要領：

(1) 雙手打開置於身體兩側，肘關節呈90度，掌心朝前握拳式（圖5-12(a)）。

(2) 雙手慢慢地向身體中間靠近，胸大肌內夾（圖5-12(b)）。

(3) 雙手再慢慢向外打開（圖5-12(a)）。

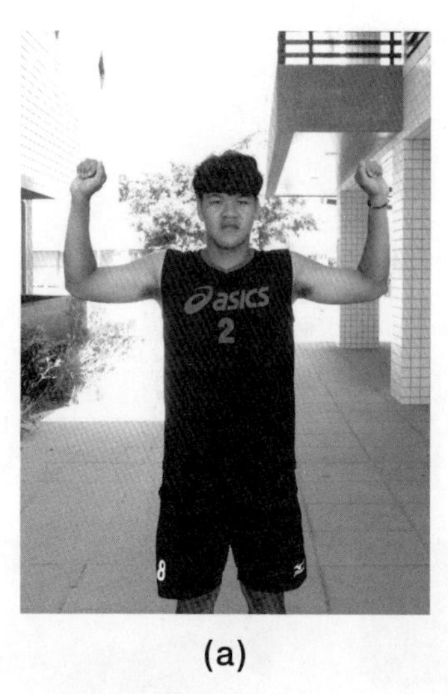

(a)

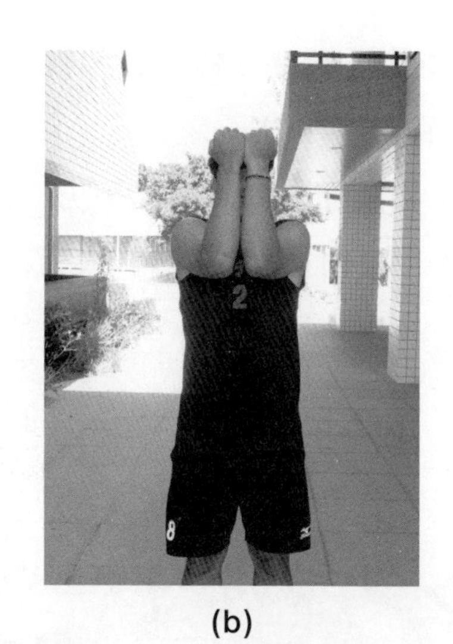

(b)

圖 5-12　夾胸

5. 前傾上臂伸舉－肱三頭肌

動作要領：

(1) 身體成弓箭步，重心往前傾。

(2) 將左手放置左膝上，膝蓋不可超過腳尖。

(3) 右手向後抬與肩膀呈水平，握拳（圖5-13(a)）。

(4) 右手前臂向前彎曲，肘關節呈90度，肩膀不可上抬（圖5-13(b)）。

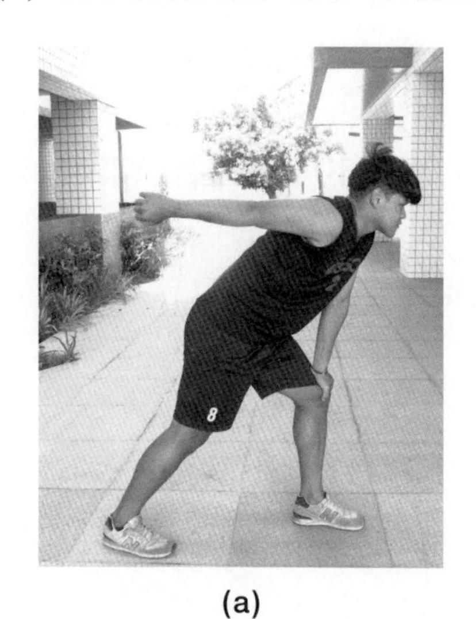

(a)

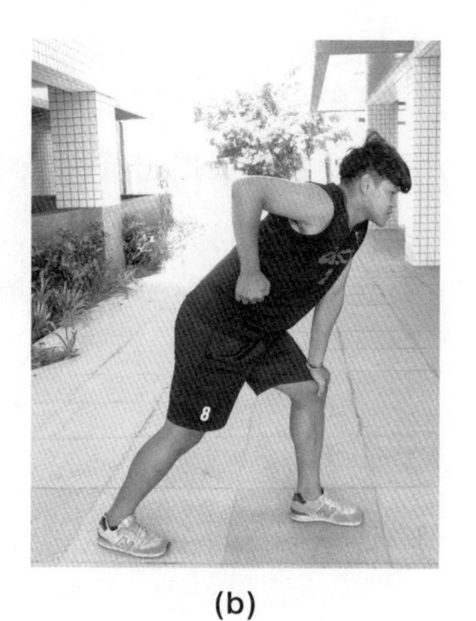

(b)

圖 5-13　前傾上臂伸舉

6. 跪姿伏地挺身－胸大肌、肱三頭肌、前三角肌群

動作要領：

(1) 膝關節置於髖關節下方（圖5-14(a)）。

(2) 雙手打開略寬於肩、手腕置於肩關節正下方，手指朝前方。

(3) 身體向下時，雙肘自然向後屈曲至胸部離地面約一個拳頭（圖5-14(b)）。

(4) 手臂用力將身體向上撐，雙肘伸展至微彎不鎖死（圖5-14(c)）。

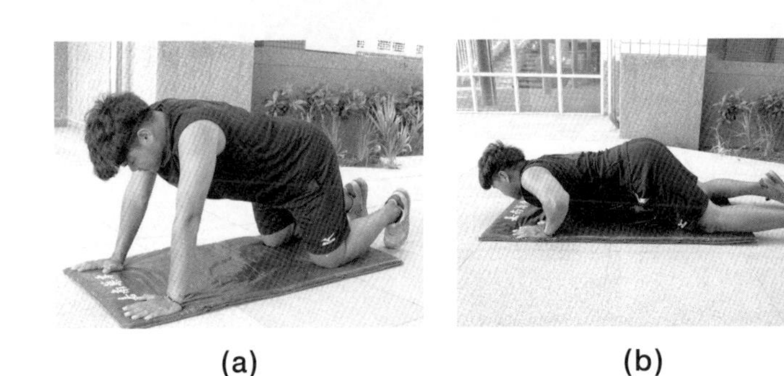
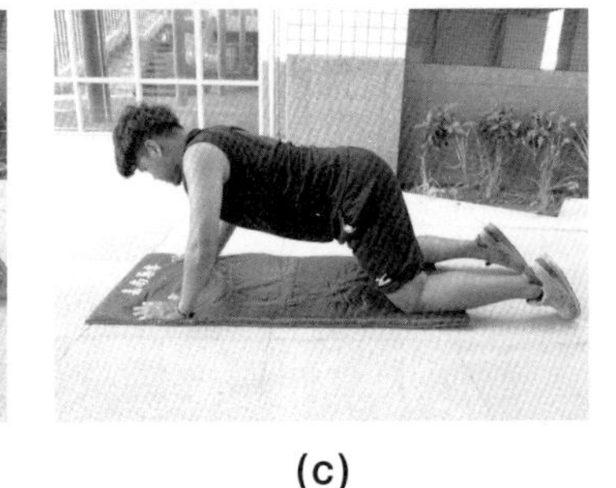

(a) (b) (c)

圖 5-14　跪姿伏地挺身

7. 背部伸舉－下背肌群

動作要領：

(1) 身體呈俯臥姿勢，雙手置於身體兩側或雙手屈肘置於兩耳旁（圖5-15(a)）。

(2) 縮下巴，鼻尖朝下。

(3) 軀幹緩慢向上提起至胸部離地（頸部及腰部不可有過度上仰動作）（圖5-15(b)）。

(4) 軀幹下降時腹背肌維持收縮，緩慢地回到地面。

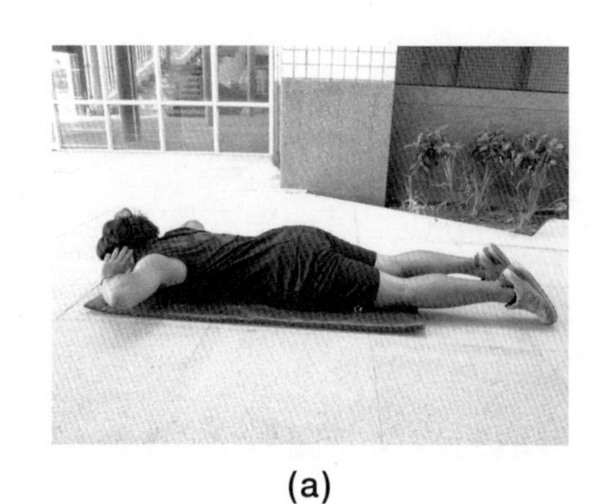
(a)

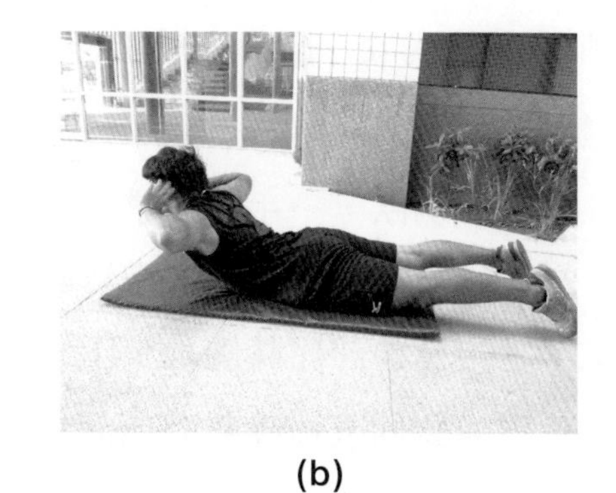
(b)

圖 5-15 背部伸舉

8. 側臥髖關節外展－腰側、臀側及腿外側肌群

動作要領：

(1) 身體側臥，一手伸直掌心朝下，頭放在手臂上，另一手在胸前撐於地面（圖5-16(a)）。

(2) 身體的中心與地面呈一直線，貼於地面的腿屈膝，將上面的腿朝正上方緩慢舉起至最頂點稍微停留（圖5-16(b)）。

(3) 然後將腿慢慢下放（圖5-16(a)）。

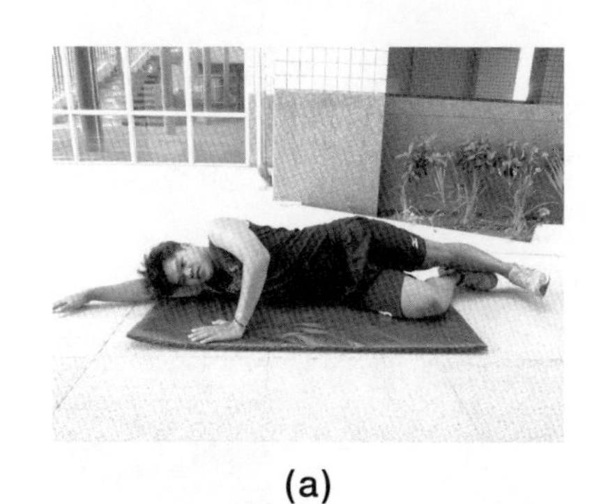
(a)

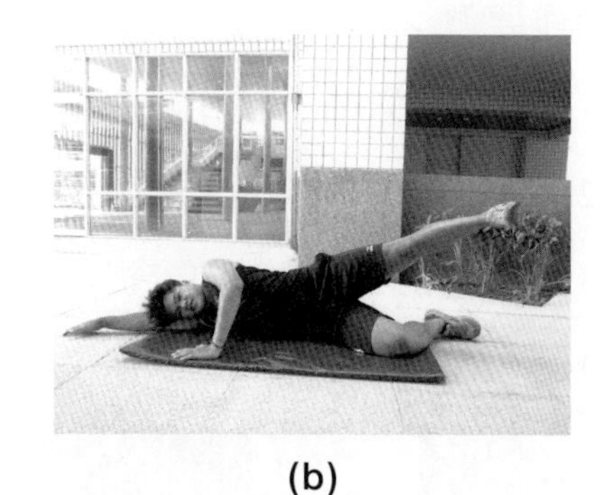
(b)

圖 5-16 側臥髖關節外展

9. 側臥髖部內收－腿部內收肌群

動作要領：

(1) 身體側臥，一手伸直掌心朝下，頭放在手臂上，另一手在胸前地面，上方腳足弓觸地，膝蓋微彎離開地面（圖5-17(a)）。

(2) 上方腿向前屈膝觸地，下方腿伸直腳尖朝前呈90度。

(3) 下方腿向上提高離開地面，下降時緩慢地回地面（圖5-17(b)）。

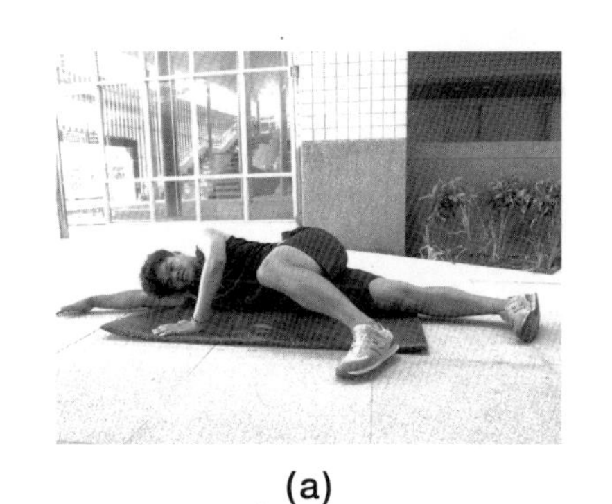

(a)

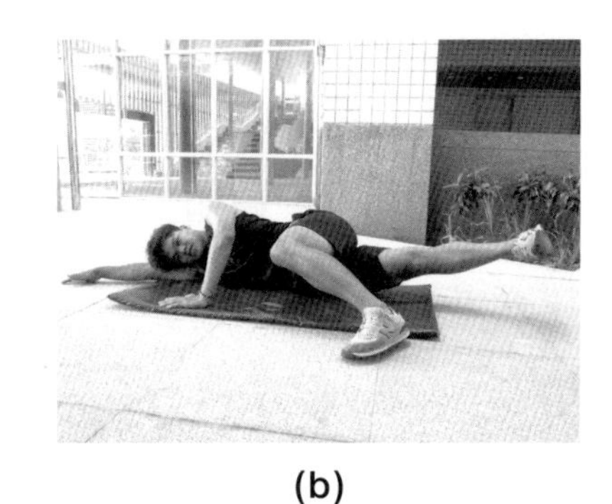

(b)

圖 5-17　側臥髖部內收

10. 屈膝仰臥起坐－腹部肌群

動作要領：

(1) 身體呈仰躺、雙膝屈曲呈90度、腳底平貼於地面。

(2) 雙手置於兩耳旁、縮下巴（圖5-18(a)）。

(3) 腹肌用力將背部向上提起、肩膀離開地面（圖5-18(b)）。

(4) 下降時腹背肌維持收縮平緩回到地面（肩胛離地）。

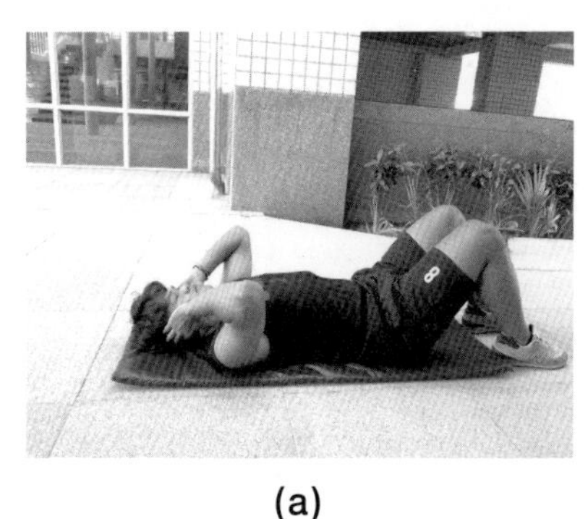

(a)

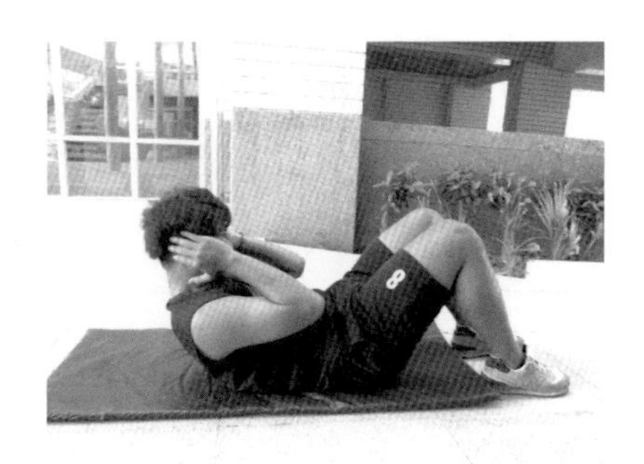

(b)

圖 5-18　屈膝仰臥起坐

（五）徒手肌力訓練注意事項

從事徒手肌力訓練，動作進行時應注意下列事項：

1. 感覺作用主肌群在用力。
2. 呼吸平順不憋氣（用力時嘴巴吐氣，放鬆時鼻子吸氣）。
3. 維持平穩動作速度與節奏。

（六）肌力組合式訓練

1. 原地抬腿跑運動

動作要領：

(1) 兩腳微開，雙肘至於腰間。

(2) 抬腿高度大腿與小腿成90度（圖5-19(a)）。

(3) 兩腳交互抬高，兩手臂自然擺動（圖5-19(b)）。

(4) 自然呼吸（鼻子吸氣嘴巴吐氣）。

(5) 左右腳為1下，做30下。

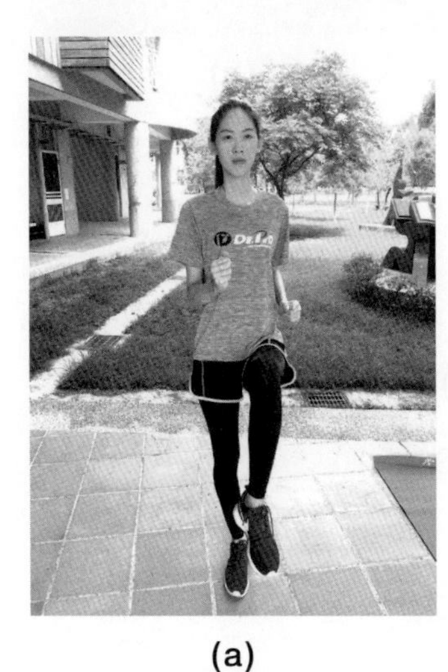

(a)

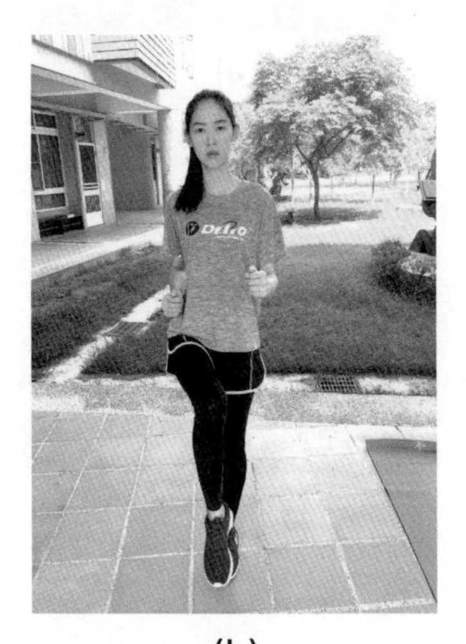

(b)

圖 5-19　原地抬腿跑運動

2. 深蹲運動

動作要領：

(1) 雙腳打開與肩同寬，雙手自然放置身體兩側（圖5-20(a)）。

(2) 下蹲時，雙膝在腳尖上方，臀部往後坐，使大腿與小腿成90度（圖5-20(b)）。

(3) 下蹲時吸氣，站立時吐氣。

(4) 下蹲站立為1下，做30下。

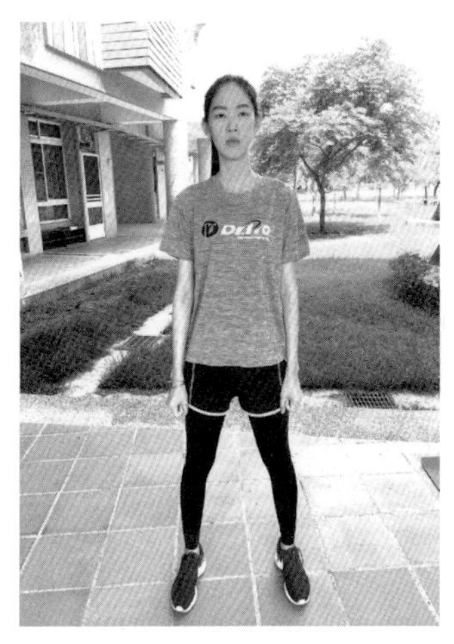

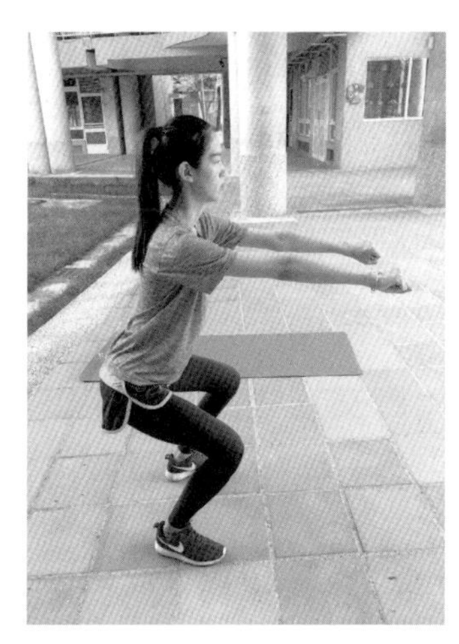

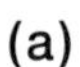
(a) (b)

圖 5-20　深蹲運動

3. 開合跳運動

動作要領：

(1) 兩腳併攏，雙手置身體兩側（圖5-21(a)）。

(2) 兩腳左右打開，雙手至頭頂合掌（圖5-21(b)）。

(3) 開合為1下，做30下。

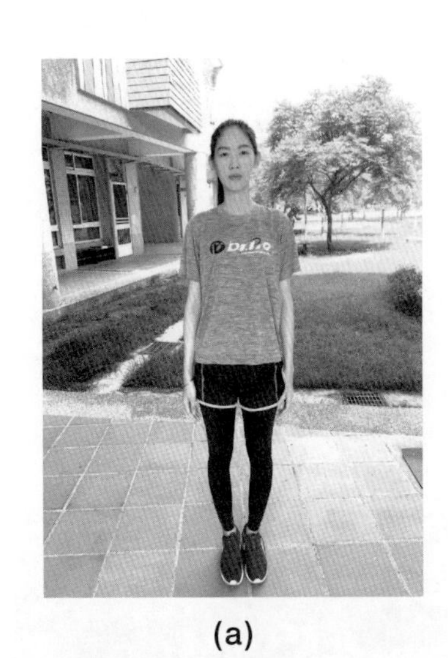
(a)

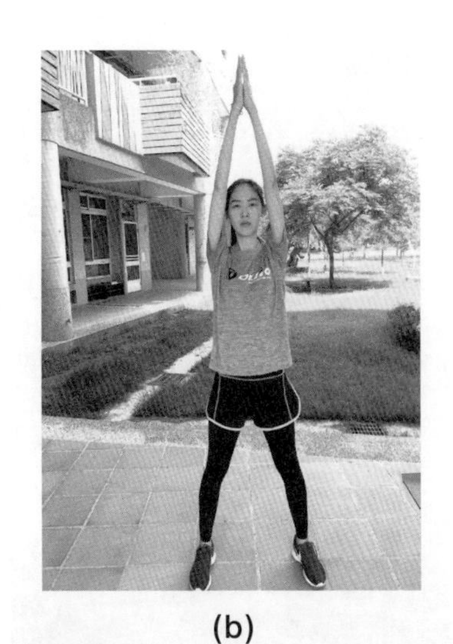
(b)

圖 5-21　開合跳運動

4.　棒式運動

動作要領：

(1) 雙肘彎曲著地，雙腳腳尖著地。

(2) 背、腰、臀呈一直線，腹部用力內收、臀部用力內夾（圖5-22）。

(3) 保持自然呼吸。

(4) 默數30秒。

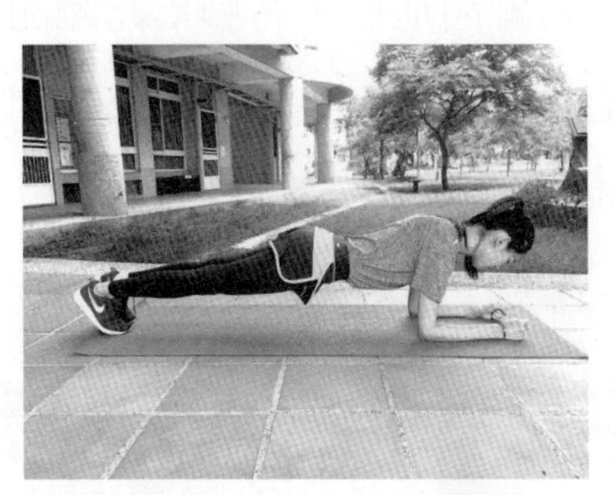

圖 5-22　棒式運動

5. 橋式運動

動作要領：

(1) 屈膝仰臥平躺，雙手置於身體兩側，掌心向下（圖5-23(a)）。

(2) 將臀部離開地板往上推，上推時臀部用力夾緊（圖5-23(b)）。

(3) 臀部上推時吐氣，臀部放下時吸氣。

(4) 臀部上抬下放為1下，做30下。

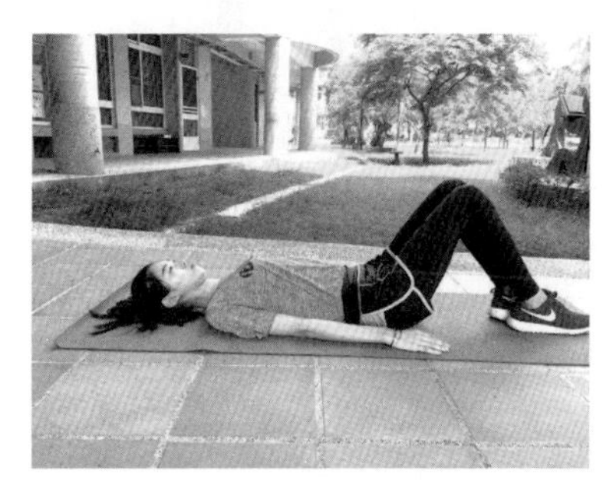

(a)

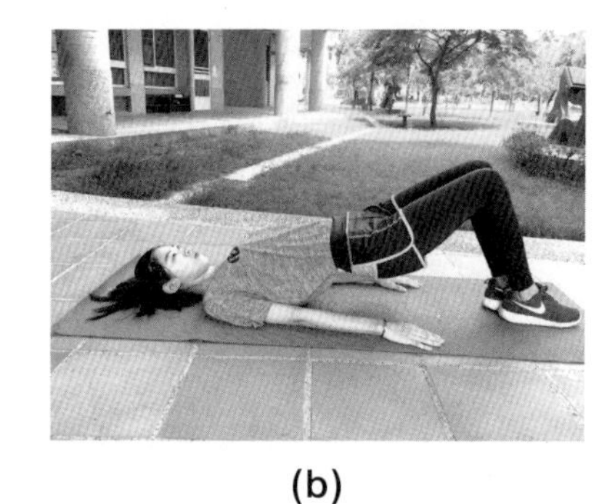

(b)

圖 5-23　橋式運動

6. 超人運動

動作要領：

(1) 俯臥姿勢，左手抬起離開地板，右腳抬起離開地板（圖5-24(a)）。

(2) 俯臥姿勢，右手抬起離開地板，左腳抬起離開地板（圖5-24(b)）。

(3) 手、腳抬起離開地板時吐氣，放下時吸氣。

(4) 左右邊各做15下。

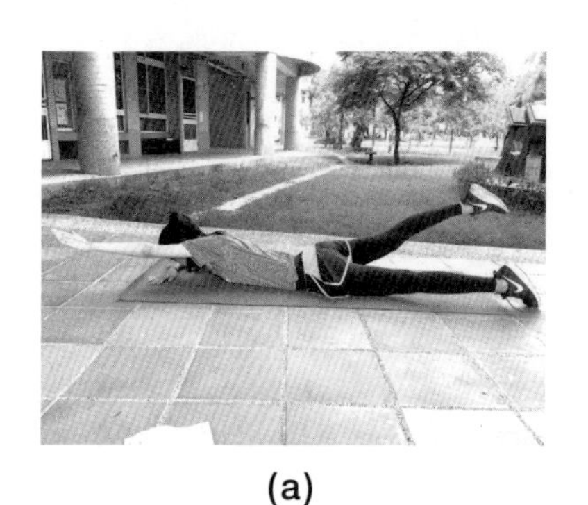

(a)

(b)

圖 5-24　超人運動

7. 屈膝仰臥起坐運動

動作要領：

(1) 屈膝仰臥平躺，雙手置於身體兩側，掌心向下（圖5-25(a)）。

(2) 雙手平舉，腹部用力捲曲，肩胛骨離開地板（圖5-25(b)）。

(3) 腹部用力時吐氣，放鬆時吸氣，放鬆時肩胛骨不碰觸地板。

(4) 肩胛骨離開地板為1下，做30下。

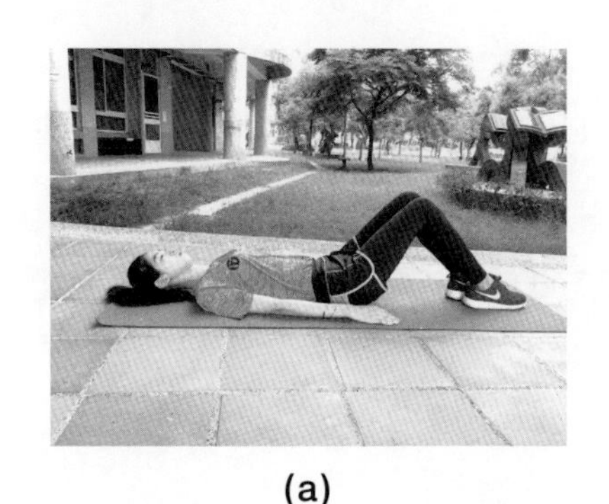
(a)

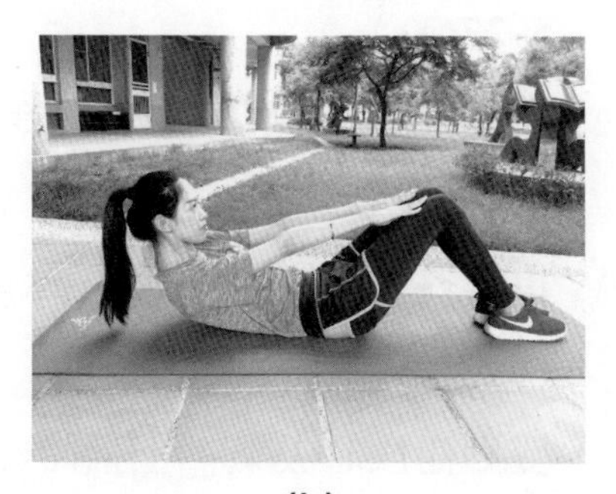
(b)

圖 5-25 屈膝仰臥起坐運動

8. 仰臥腹部運動

動作要領：

(1) 仰臥平躺，雙手置於身體兩側，掌心向下（圖5-26(a)）。

(2) 腹部用力將雙腳抬起45度（圖5-26(b)）。

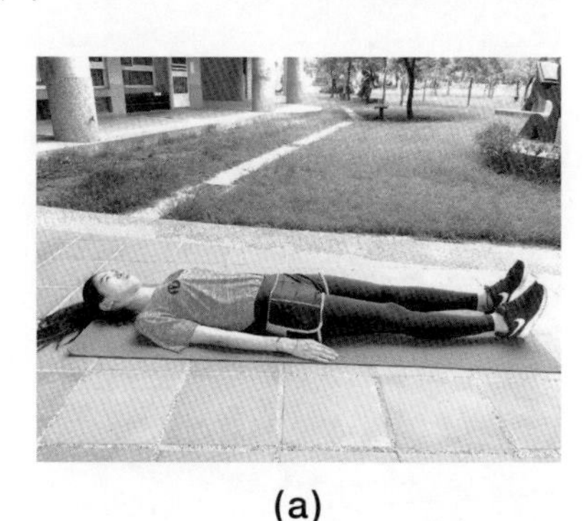
(a)

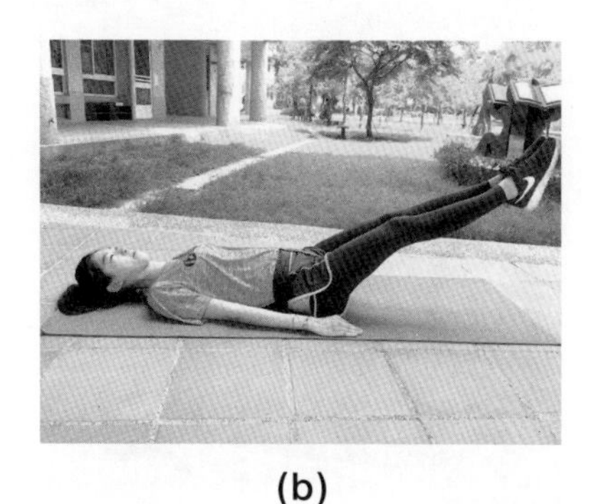
(b)

圖 5-26 仰臥腹部運動

(3) 雙腳放下時不碰觸地板。

(4) 雙腳抬起時吸氣，放下時吐氣。

(5) 雙腳抬起時為1下，做30下。

9. 仰臥側腹運動

動作要領：

(1) 仰臥平躺，雙手放置於身體兩側，掌心朝下將雙腳抬高85度（圖5-27(a)）。

(2) 將雙腳往左側下放至45度（圖5-27(b)），再往上抬高回至身體的中間。（圖5-27(c)）

(3) 再將雙腳往右側下放至45度（圖5-27(d)），再往上抬高回至身體的中間。

(4) 雙腳側放時吸氣、上抬時吐氣。

(5) 雙腳側放為1下，左右側各做15下。

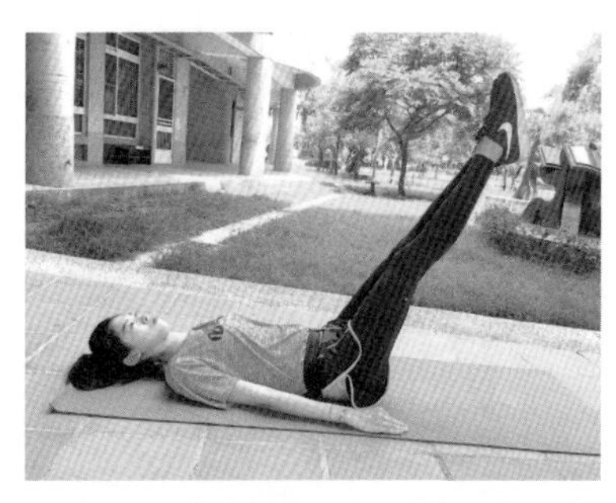
(a)

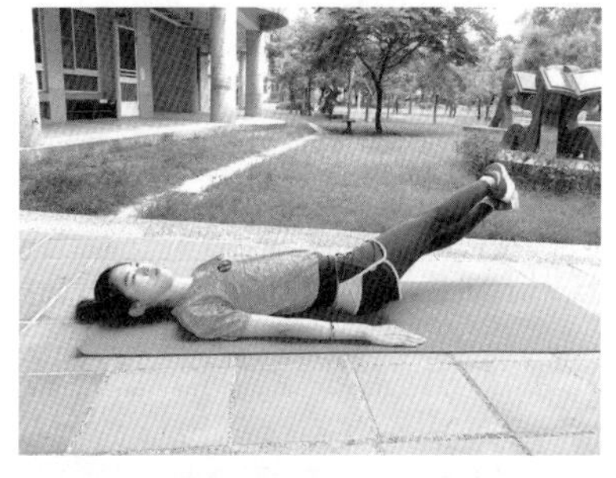
(b)

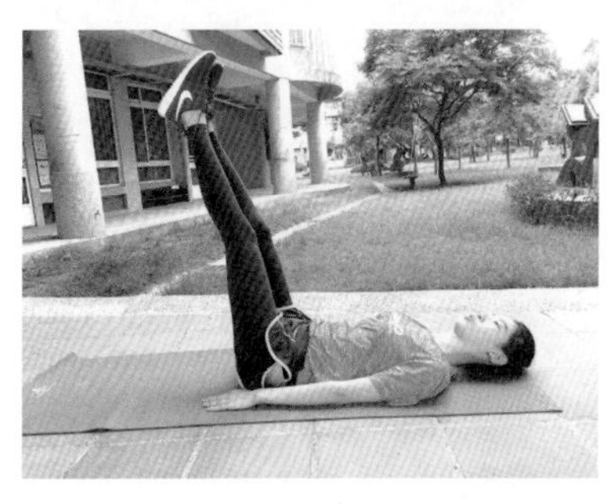
(c)

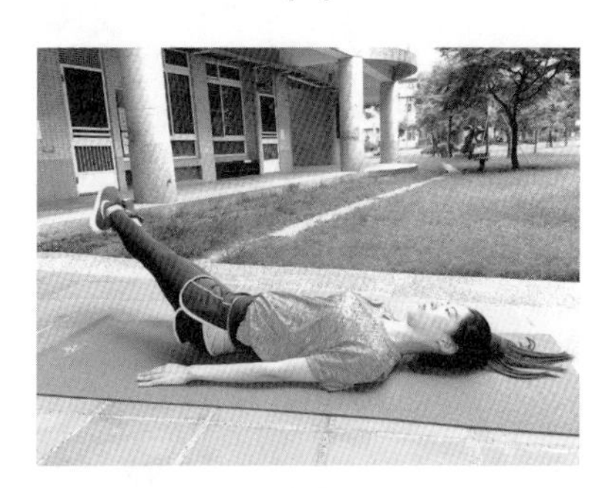
(d)

圖 5-27　仰臥側腹運動

以上九種組合式運動為一循環，每次做三循環，無運動經驗者可依自己的體能狀態減少次數。每次運動前都要做暖身運動，預防運動傷害；運動後也要做伸展運動，避免運動後乳酸堆積所造成的延遲性痠痛，並快速地消除運動後所造成的疲勞感。

二、改善柔軟度的處方

經過坐姿體前彎評估之後，在擬定柔軟度的運動處方時，應以下列準則為依據：

1. 運動型態(type)：以靜態性伸展運動方式進行。
2. 運動強度(intensity)：靜態性伸展運動以關節附近的肌肉被伸展的感覺做為運動強度的指標；感覺肌肉有緊繃及輕微的疼痛(minimal pain)或輕微的不適感(mild discomfort)則表示已達足夠的運動強度。
3. 運動時間(time)：在靜止狀態下維持10~30秒鐘，然後再緩慢的鬆開。
4. 反覆次數(repetition)：每個部位伸展3~5次，中間放鬆休息5~10秒鐘左右。
5. 運動頻率(frequency)：每週至少施行3~4天。

（一）靜態性伸展運動介紹

1. 基本站姿（圖5-28）

(1) 雙腳打開與肩同寬。

(2) 膝蓋微彎。

(3) 縮腹夾臀。

(4) 脊椎維持中立，肩胛內收下壓。

(5) 縮下巴。

(6) 眼睛直視前方。

2. 頸部伸展動作－上斜方肌、胸鎖乳突肌

動作要領：

(1) 雙腳打開與肩同寬，背部挺直。

(2) 頭部往右方傾斜，右手掌放至頭部左側，慢慢地向右方伸展（圖5-29）。

(3) 左手自然下垂，左肩膀向下伸展。

(4) 換邊做同樣動作。

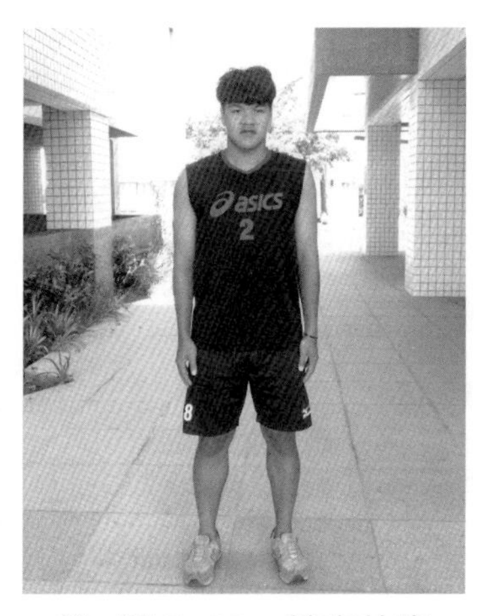

圖 5-28　基本站姿

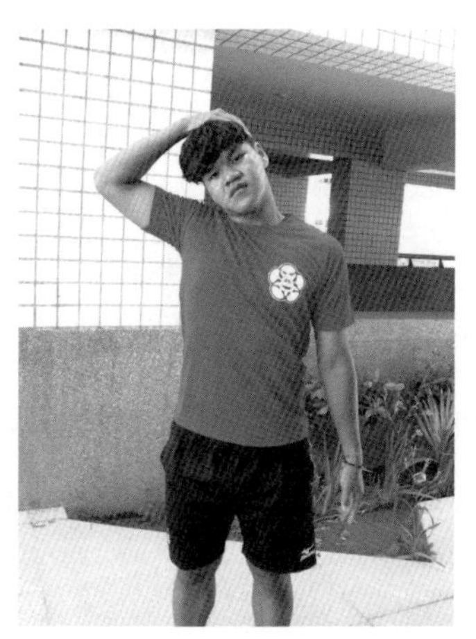

圖 5-29　頸部伸展

3. 背部伸展－闊背肌、菱形肌

動作要領：

(1) 雙膝微彎，腹部內收。

(2) 雙手在胸前十指互扣、掌心朝內環抱（圖5-30）。

(3) 背部拱起。

4. 擴胸伸展－胸大肌、前三角肌

動作要領：

(1) 雙手在背後伸直，掌心朝內十指互扣。

(2) 上身挺直保持不動，雙手臂慢慢往上抬高（圖5-31）。

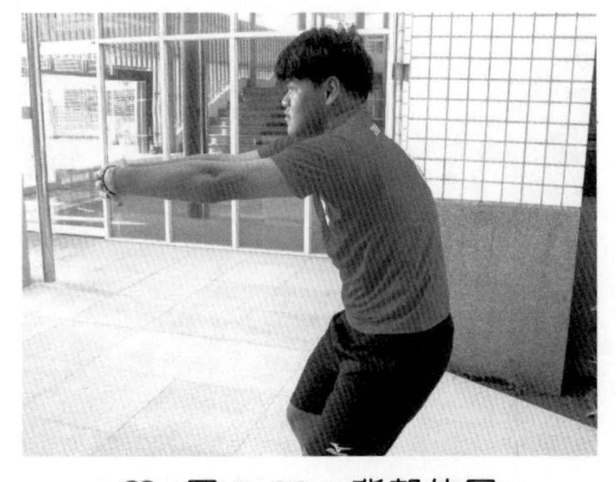

圖 5-30　背部伸展

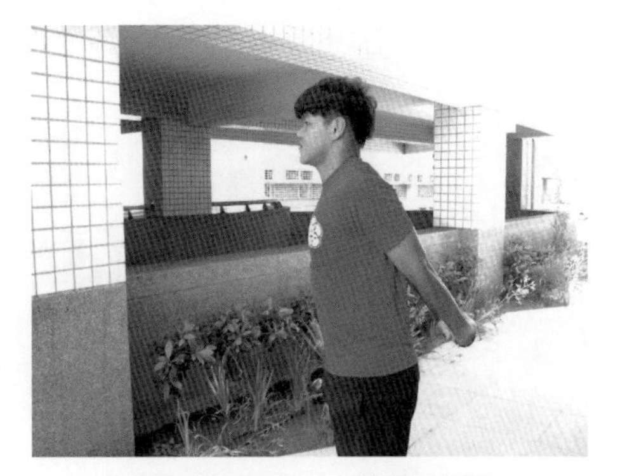

圖 5-31　擴胸伸展

5. 上臂伸展－肱三頭肌

動作要領：

(1) 雙手繞至後腦勺，左肘關節彎曲。

(2) 右手掌心放置左肘關節上（圖5-32）。

(3) 右手慢慢將左臂往下施壓。

(4) 換邊做同樣動作。

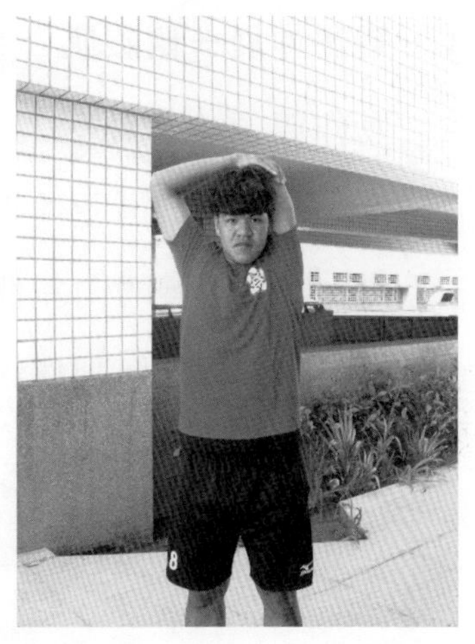

圖 5-32　上臂伸展

6. 反向拉肘伸展－後三角肌

動作要領：

(1) 左手向右胸橫過伸直。

(2) 右手肘關節彎曲，置於左手肘關節前方（圖5-33）。

(3) 右手慢慢將左手往右方伸展。

(4) 換邊做同樣的動作。

7. 雙手高舉伸展－豎脊肌、腹直肌

動作要領：

(1) 雙手高舉過頭伸直，十指互扣掌心朝上（圖5-34）。

(2) 背挺直，雙手慢慢的向上頂。

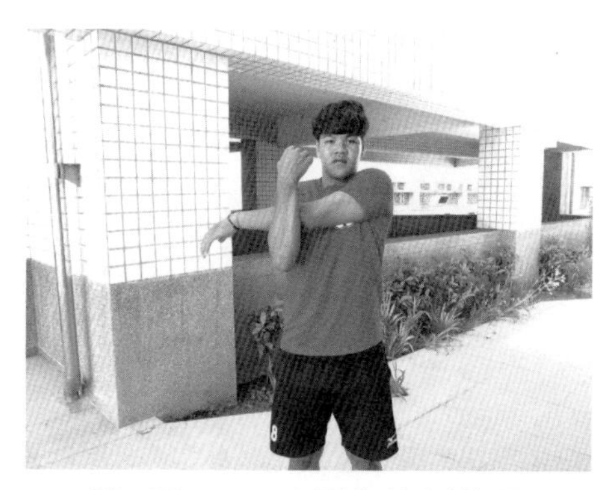

圖 5-33　反向拉肘伸展

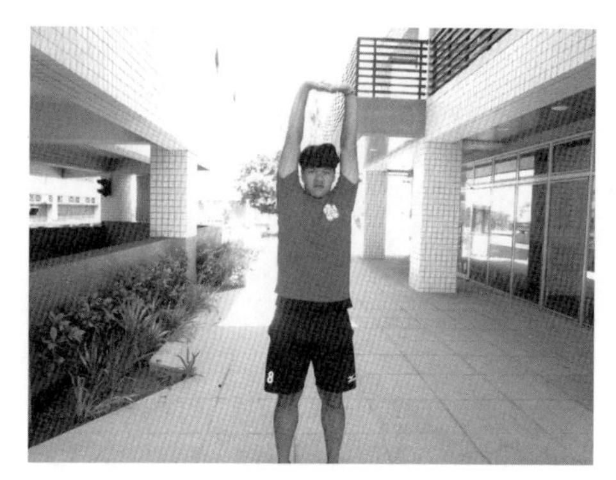

圖 5-34　雙手高舉伸展

8. 體側伸展－側腰肌

動作要領：

(1) 雙手高舉過頭伸直，十指互扣掌心朝上（圖5-34）。

(2) 身體慢慢的向左側彎曲（圖5-35）。

(3) 換邊做同樣動作。

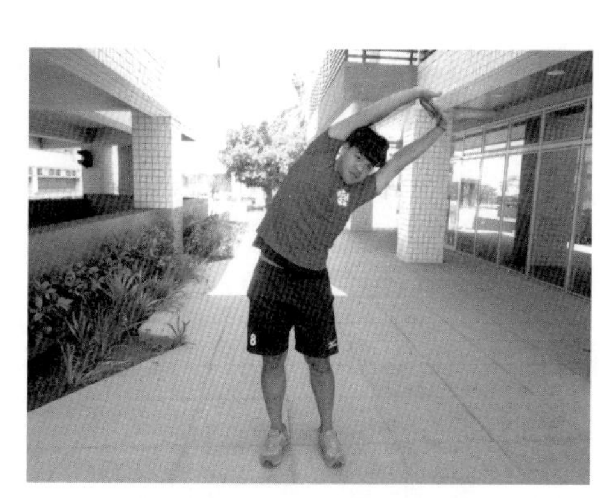

圖 5-35　體側伸展

9. 大腿伸展－股四頭肌

動作要領：

(1) 右腳直立，右手插腰（圖5-36(a)）。

(2) 左手抓著左腳腳背（圖5-36(b)）。

(3) 換邊做同樣動作。

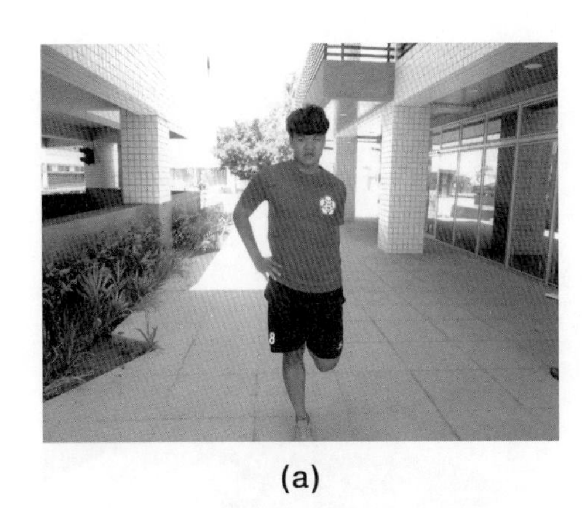

(a)

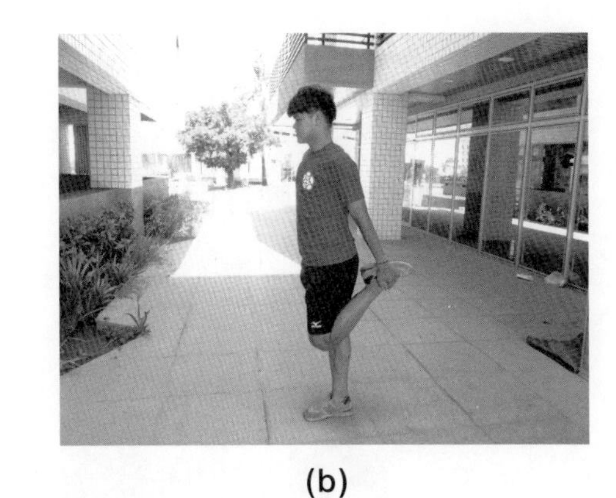

(b)

圖 5-36　大腿伸展

10. 弓箭步伸展－比目魚肌、腓腸肌

動作要領：

(1) 雙手插腰，左腳在前膝蓋彎曲不超過腳尖。

(2) 右腳在後伸直，腳跟著地，重心微微向前傾（圖5-37）。

(3) 換邊做同樣動作。

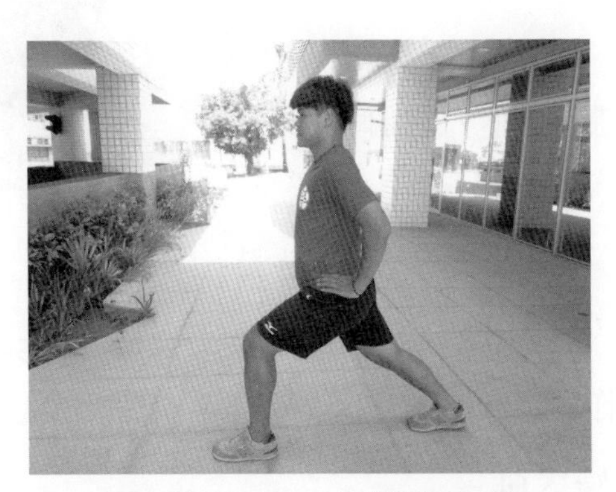

圖 5-37　弓箭步伸展

11. 坐姿伸展－臀大肌

動作要領：

(1) 坐於地面，左腳側彎，右腳跨越置於左膝外側。

(2) 雙手環抱右腳膝蓋，背部挺直（圖5-38）。

(3) 換邊做同樣動作。

12. 分腿伸展－內收肌

動作要領：

(1) 坐於地面，雙腳打開。

(2) 雙手向前伸直，重心向前慢慢地接近地面（圖5-39）。

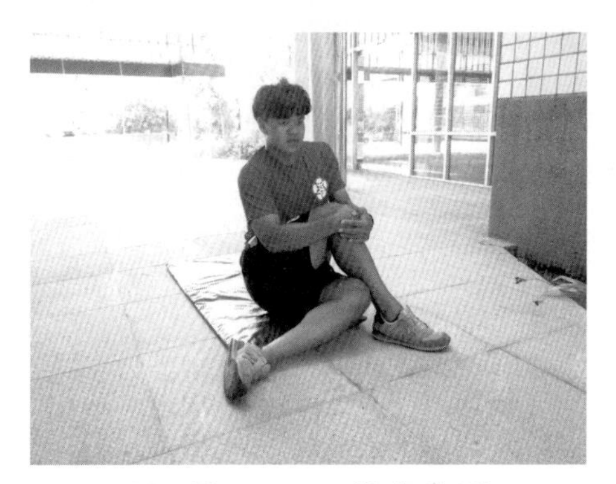

圖 5-38　坐姿伸展

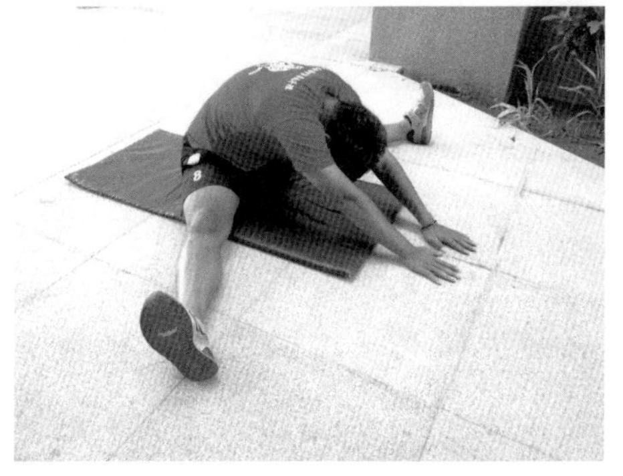

圖 5-39　分腿伸展

13. 坐姿側分腿伸展－下背外側肌、腿後肌群

動作要領：

(1) 坐於地面，左腳伸直，右腳屈膝腳掌置於左腿旁。

(2) 雙手伸直扶住左腳趾尖，上身慢慢向左膝蓋貼近（圖5-40）。

(3) 換邊做同樣動作。

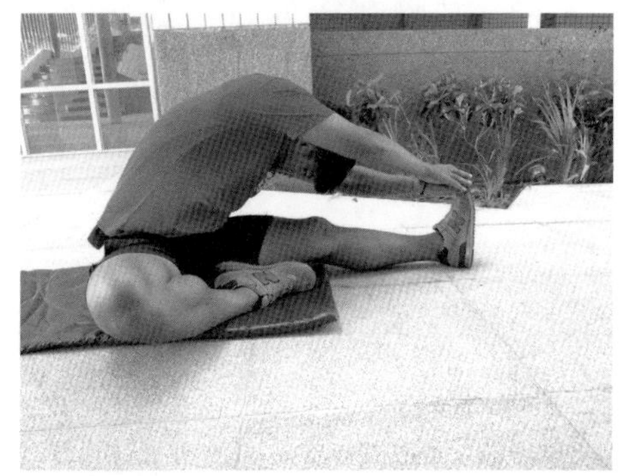

圖 5-40　坐姿側分腿伸展

14. 下背伸展－下背、臀大肌

動作要領：

(1) 身體呈仰躺，左腳屈膝呈90度。

(2) 右腳置於左腳膝蓋上方。

(3) 雙手環抱左腳，慢慢地往胸前靠近（圖5-41）。

(4) 換邊做同樣動作。

15. 仰躺腿側擺伸展－腰側、下背旋轉肌群

動作要領：

(1) 身體仰躺，雙手置於身體側邊。

(2) 左腳膝關節彎曲90度，擺在右腳的外側。

(3) 臉部往左邊，左肩膀保持平貼地面，雙眼注視左方（圖5-42）。

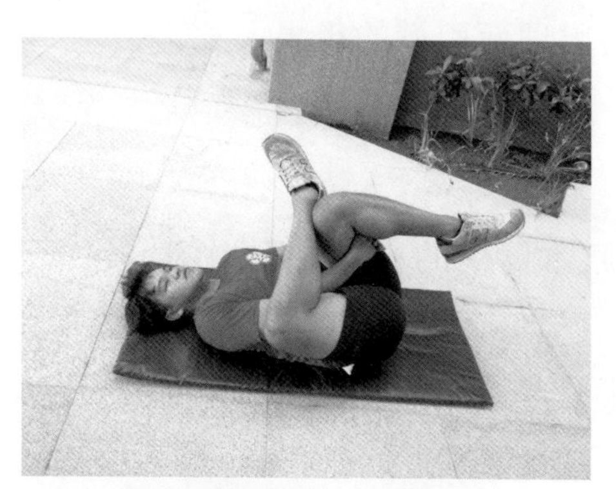

圖 5-41　下背伸展

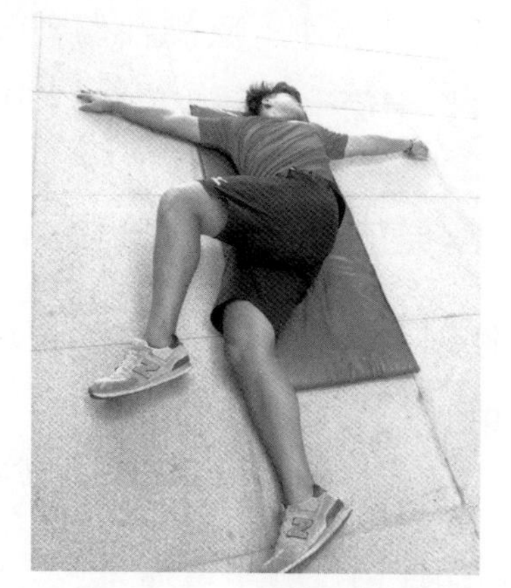

圖 5-42　仰躺腿側擺伸展

（二）伸展運動注意事項

從事柔軟度伸展運動，動作進行時應注意下列幾點：

1. 伸展運動進行時，以靜態性方式為主。
2. 感覺伸展肌肉群緊繃即可，不可有疼痛的感覺。
3. 伸展的時間為10~30秒鐘。
4. 保持呼吸平順不憋氣。

三、運動傷害的處理

造成運動傷害的因素，可能是熱身不足、器材使用不當、運動環境不安全、錯誤的技術、運動裝備不齊全等，而遇到急性運動傷害時，應該遵循“PRICE”的原則處理；慢性運動傷害則應透過正確的評估、治療與復健等，有助於傷害的恢復。

（一）運動傷害的定義

1. 廣義的運動傷害：人體在各種不同的身體活動下，所產生的身體機能的失調或身體構造的傷害。例如勞動、運動與活動時所造成的傷害。
2. 狹義的運動傷害：指在運動中產生的傷害情形，例如打籃球上籃落地後重心不穩而造成踝關節扭傷。
3. 原發與次發性：原發性傷害是指第一次運動直接造成的傷害；次發性運動傷害是指第一次運動時造成傷害未妥善處理而引發的後果。

（二）常見的運動傷害分類

1. 急性創傷：是指單一的傷害事故導致原本健康的組織受到損傷，包含下列五種：
   (1) 骨折：當骨頭遇到高速的力量撞擊，而導致骨頭失去其連續性時稱之。如摔倒、騎車遭撞擊。
   (2) 脫臼：指當一個關節的連續性遭到破壞，或骨頭脫離原本正常的位置時。在運動中常見脫臼的關節有肩關節、膝關節及手指關節。
   (3) 扭傷與拉傷：扭傷是指韌帶及關節囊方面的損傷；拉傷則是指肌肉或肌腱組織方面斷裂的損傷。
   (4) 撞挫傷：指組織受到鈍力的撞擊而受損的情形，常會見到不同程度的出血和腫脹。
2. 細微損傷：因身體活動所產生的細微損傷常不易察覺或因其他壓力而被忽略，結果反而累積多次細微損傷，造成過度使用的傷害。

（三）急性傷害的處理原則

肌肉與韌帶等軟組織在急性受傷後，關節功能及細胞內化學反應減少，導致出血、發炎、紅腫、疼痛等。應以止血、消腫、止痛為第一目標，不可熱敷、推拿、按摩、搓揉。

較嚴重的急性運動傷害，以緊急送醫處理較佳；輕微的運動傷害，在傷害發生後的48~72小時內冰敷受傷處，並遵守PRICE的原則進行處理（圖5-43）。

1. **P (protection)保護：**保護受傷的部位，防止進一步的傷害。如給予適當的固定，勿再讓受傷處受到刺激。
2. **R (rest)休息：**讓受傷處充分休息，減少出血量。必要時使用拐杖或輪椅，讓受傷處能盡早恢復，避免造成受傷處腫脹與不舒服的活動。
3. **I (icing)冰敷：**受傷部位在48~72小時內應進行冰敷，利用冰敷可減緩出血速度及降低受傷部位的組織溫度，以達到消炎、緩解疼痛的效果。每次冰敷的時間為10~20分鐘，最多不可超過20分鐘，避免發生凍傷；二次冰敷的時間需間隔30~40分鐘，每日應進行4~6次。
4. **C (compression)壓迫：**以彈性繃帶加壓控制受傷部位組織，藉由局部的壓迫減少內部出血與組織液滲出，進而減少腫脹。實施包紮壓迫時，應從受傷部位遠心端往近心端方向包紮，並露出肢體末端，以隨時觀察膚色，避免過度緊繃影響血液循環。
5. **E (elemation)抬高：**盡量將受傷部位抬高於心臟的位置，可減少血液循環至傷處及腫脹的機會，最好能夠在受傷後的24小時內持續冰敷及抬高受傷部位。

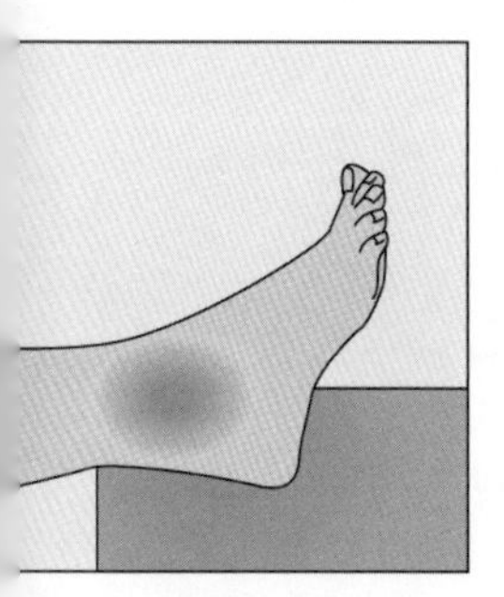

休息

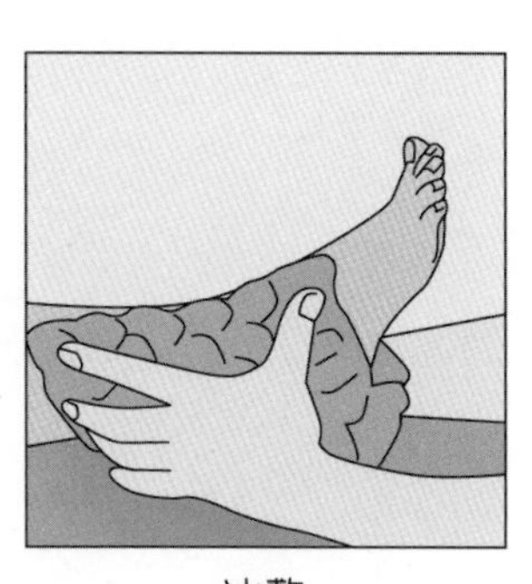

冰敷

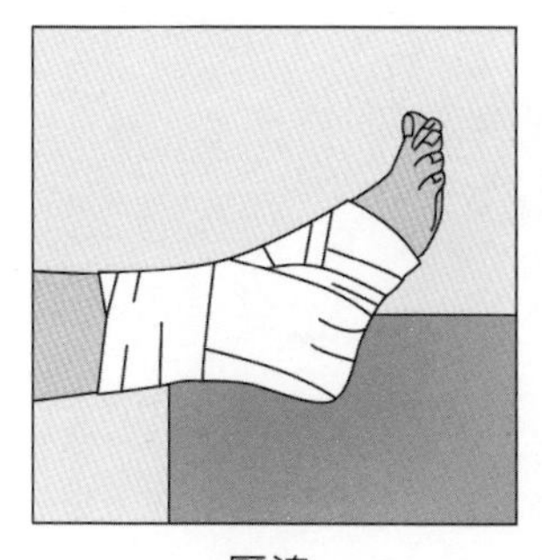

壓迫

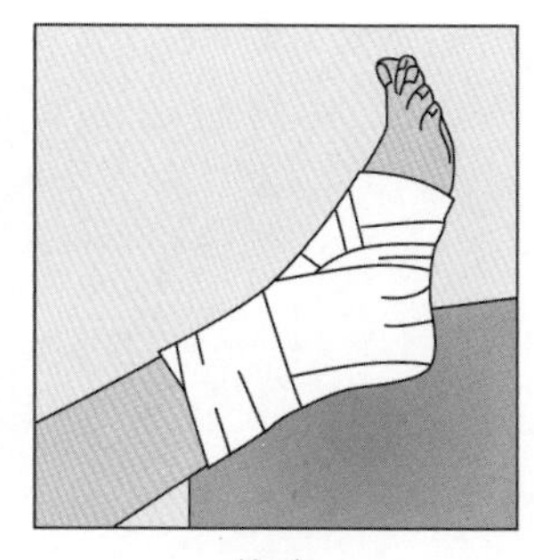

抬高

圖 5-43 PRICE 原則

結　語

良好的生活品質需仰賴著身心靈各方面的平衡。「要活，就要動」，運動是一種良藥，它可預防代謝症候群的發生；中華民國醫師公會全國聯合會理事長李明濱談到：「運動習慣的養成須靠三個方式，第一要先有知識，了解運動的重要性；第二是技術，了解各種運動操作的方式，從中選擇適合自己的運動；最後是要將運動融入生活，並實際去執行」。大家有了共識，就能夠全面推動活躍老化，打造繁榮、和諧、永續的幸福臺灣。

問題與討論
Discussion

1. 何謂全人健康？其全人健康應包含哪七大範疇？

2. 規律地從事心肺訓練對身體有哪些益處？

3. 如何計算最大心跳數與有效運動心跳區間？

4. 從事健身運動處方應注意哪些原則？

5. 運動傷害的處理原則及時間為何？

參考文獻
Reference

方進隆 (2014)・*運動處方*・華都。

方進隆、蔡秀華、林晉利、黃谷臣、謝錦城、卓俊辰、卓俊伶、劉影梅、黃永任、巫錦霖 (2014)・*健康體適能理論與實務*（二版）・華格那。

李劍如 (2003)・*心肺耐力的評估與提升*・成功大學體育室教學組。

林麗娟 (2003)・*大學生的健康體能與運動*・成功大學體育室教學組。

邱宏達 (2003)・*柔軟度的評估與提升*・成功大學體育室教學組。

洪甄憶 (2003)・*身體組成的評估與體重控制*・成功大學體育室教學組。

張宏亮 (2002)・*運動與健康*・健康文化。

張蓓貞 (2011)・*健康促進理論與實務*（二版）・新文京。

塗國城 (2003)・*肌肉適能的評估與提升*・成功大學體育室教學組。

鄒碧鶴、蔡新茂、宋文杰、陳彥傑、黃戊田、洪于婷、黃永賢、林麗華、劉佳樂、林明珠、陳秀華、蔡正仁、吳蕙君、楊萃渚、林指宏、陳昆伯、許淑燕、林常江 (2020)・*健康休閒概論*（四版）・新文京。

衛生福利部國民健康署 (2021a)・*促進健康體能的方法*。https://www.hpa.gov.tw/Pages/Detail.aspx?nodeid=571&pid=882&sid=883

衛生福利部國民健康署 (2021b)・*健康體能*。https://www.hpa.gov.tw/Pages/List.aspx?nodeid=333

Hoeger, W. W. K., & Hoeger, S. A. (2012)・*體適能與全人健康的理論與實務*（李水碧編譯；二版）・藝軒。（原著出版於 2011）

ACSM (2014). *ACSM's resource mannal for guidelines for exercise testing and prescription* (7th ed.). Lippincott Williams & Wikins.

Chapter 06

心理健康與壓力管理

吳敏欣　編著

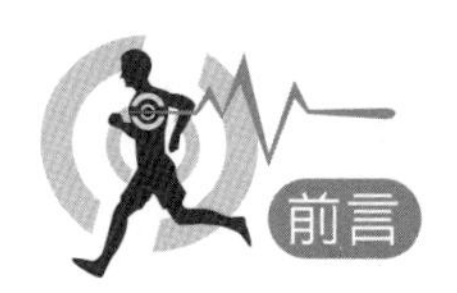

「你快樂嗎？」你是否曾問過自己這句話？現代人生活中有許多壓力，要在各種困境中奮鬥已是不容易的事，整天為了生存忙得團團轉，似乎已經沒有足夠的精力再來檢視自己的身心健康狀況，因此現代人的文明病可說是越來越多了。

心理健康是健康的基礎，個人心理狀態沒有照顧好，連帶也會影響到生理健康及人際關係。世界衛生組織提到健康是生理、心理與社會的諧和狀態，此三者是緊扣相連地相互影響著，因此健康並不是只有透過醫療藥物的控制，還需搭配心理調適與安康，以及與社會的連結往來，才是全人健康的型態。

「衛生福利部」成立後，現有專責的「司」級單位來主管心理健康業務，也就是在2022年5月成立的「心理健康司」，其主要提供每位國民心理健康服務的各項資訊與策略，服務對象涵蓋兒童青少年、成年、婦女、老年、精神疾病者、自殺人口及毒品與物質成癮者，因此所關注的對象可說是百樣人。同時心理健康司關注到全民的心理健康，編著許多心理健康議題的資料供參考，可以協助民眾了解如何增進個人的心理健康，並預防心理不健康的發生。倘若是已達到心理疾病時，現在亦有許多醫療院所及醫療策略可幫助需要的民眾在適當的地方找到處理的方法。

6-1 心理健康

一、心理健康(Mental Health)的定義

心理健康，簡單說即是心理上感到愉悅、平穩、安心、沒有焦慮、壓迫、不安的負向感受。從醫學的觀點來看，沒有心理疾病與徵狀，沒有心理狀況之異常現象也可謂心理健康，然以此論點來檢視心理健康，實為過於簡略。

吳等(1994)認為「健康」可由「狀態(state)」及「歷程(process)」來定義。以「狀態」來定義健康，強調的是健康的「內容(content)」；以「歷程」定義健康，強調個體在任何時刻、任何情況下，能持有正向的生活態度，就是健康。

心理健康是個正向的概念，主要是與個人及社區的社會及情緒安康有關，雖然這概念有文化上的差異，不過主要的想法不脫離生活的安樂、有能力處理壓力與悲傷、目標與潛能的實現，以及能與別人連結的感覺(Hunter Institute of Mental Health, 2014)。除了前述由個人層面來探討心理健康外，我們還可以從鉅視層面來探討。生理或心理健康的維繫和保障，是國際人權法所承認的基本人權之一，從《世界人權宣言》到《經濟社會文化權利國際公約》中的「健康權」，以及《世界衛生組織憲章》，都再再強調了健康的概念繫於一個「全人觀點」，而心理安適的狀態係其中不可或缺的要素之一（張等，2015）。

因此，心理健康可說是個人基本人權的表徵，乃是達到安心、平穩的過程，能保持正向的生活態度來面對事物，能與社會網絡連結，有能力處理壓力以達到目標，而獲致正向心靈健康的狀態。

二、心理健康者的人格特質

心理健康乃是心理能獲得平靜、安定、快樂的狀態，然生活中有太多事情的干擾以及為了生活必須做許多的妥協，使得個人無法獲得心靈安適。在2001年針對臺灣20歲以上國民進行的心理健康調查訪問（鍾等，2003）中發現，女性顯著比男性緊張、沮喪、憂鬱，尤其是老年女性及失能者，而男性明顯比女性心情平靜和快樂；在黃、林(2010)的研究中也提及臺灣女性的心理健康狀況比男性差，年長者的心理健康狀況比年輕者差。因而顯現，自覺健康狀況普通或不好、離婚或喪偶、失業、失能者，其心理健康都比其他人為不佳。

賴等(2005)的研究針對250位各行業在職工作者進行問卷調查，而問卷內容主要是測量受訪者在九個具華人特質的人格構面（面子、親情、阿Q精神、寬容、老實、傳統性、人情、和諧性與節儉）向度上的反應情形，結果顯示「親情」、「面子」與「和諧性」對於個人心理健康有顯著影響性，亦即，「親情」取向的人格特質（具有強烈的家庭觀念，擁有良好的家庭聯繫能提供情緒和經濟上的安全感和支持），擁有較佳的心理健康表現；重視「和諧性」

表示個人內心較為平和、知足、有較佳的人際關係，在心理健康構面上有較佳的表現；重視「顧全自己面子、積極想辦法提高自己面子及避免丟面子」的行為，在心理健康構面上有較佳的表現。

擁有良好心理健康的個人，可說是在各方面都有平衡的發展，例如生理健康、人際關係、家庭關係等，也許不見得人人在各方面的條件都是完美的，但重要的是遇到困難或缺乏信心時，能找到調適的方法並面對困難，那麼就能找到生活的重心，也能保有良好的心理健康。

三、心理健康的維持

心理健康的重要顯而易見，人人都可以在平時做些事情以維持良好的心理健康，並增強生命當中解決問題的能力。故維持心理健康的方式可參考如下：

1. 保持生理健康

從上述研究當中，可以看到健康對於個人的影響不只限於身體上，還包括心理層面與社會層面，因此個人若能由年輕的時候，注意飲食並養成運動習慣，減少有害健康的不良習性，就是保有心理健康的第一課題。

2. 保持對自己的正向看法

每個人都有尊嚴，每個人都不應受到別人的貶抑，個人若能保有自信(self-confidence)與自尊(self-esteem)，相信自己也看重自己，對自己有正向的看法會是支持自己往前進的重要力量。個人如果常貶低自己，對自己保持低自尊的看法，不喜歡自己，那麼就容易懷疑自己，不相信自己有能力做好事情，自然無法保有良好的心理健康狀態。

3. 保持社會網絡連結

我們都是生活在社會團體中的一分子，每個人都需要找到自己可以歸屬的群體，因此在生活中保有社會網絡及支持團體是很重要的。當個人想要與同儕分享心情、分享價值、分享理念時，有個地方可以訴說會使人得到成就感與快樂，在此團體中可以相互得到滋養。惟建立社會網絡與加入支持團體的重要條件是誠懇、信任的基本態度，與這些親朋好友在一起能放心地表達，能願意彼此接觸，能給予關懷與愛，那麼自然能夠增強個人的心理健康。

4. 擁有自己的時間與空間

給自己一點時間與空間享受自己一個人的狀態，可能是自己去喝咖啡、去閱讀、去逛街，與身邊親密的人保有一點界限，那麼可以減少人際的衝突，同時也有空檔使自己好好放鬆，享受自己內心的對話。在片刻的「暫停」時間裡，能讓自己充滿能量再面對繁瑣的生活，此也是保有心理健康的重要方法之一。

6-2 以年齡發展階段探討心理健康

一、兒童期的心理健康問題與處理

世界衛生組織表示，全世界大約有10~20%的兒童及青少年正面臨心理失調的問題，有一半比例的心理疾病源於14歲的時候，而有四分之三的比例將於20多歲的時候出現。可見得兒童與青少年期的心理疾病問題若沒有獲得處理，將會延續到青年期，也跟隨著一個人的生命歷程的進展而不斷地影響。

兒童期指的是開始進入小學接受正規教育的階段，他們接觸的人事物擴大了，由對家庭的依賴逐漸學習獨立，與學校的大團體有更多且更深入的互動，兒童開始嘗試靠自己在學校有獨立的生活作息，建立與他人的友伴關係及團體關係，同時也要完成學校各項作業與要求，這些都是新的嘗試，兒童需要愛與鼓勵來完成這些新的任務。

艾瑞克森(Erickson)所提出的社會心理發展理論(psychosocial development theory)認為，兒童期的心理發展是勤奮對自卑(industry V.S. inferiority)，勤奮的兒童學習動機強，學會了新技能自己也很滿意；但有些兒童的動機不強，學習能力與學習成果差，與同學相比較為落後，因而發展成自卑感，感到自己什麼也不會、什麼也做不好的心態。若兒童面對壓力能不感到氣餒及自卑，能接受與面對挑戰，建立一種勤奮的行為模式，才能克服困難獲致成功，也為青少年期的發展奠定良好的基礎（沙，1998）。

兒童期接觸的生活面向除了最緊密的家庭之外，更擴展到學校，在其生活環境中可能造成的心理問題與壓力，如下述數項：

（一）校園霸凌(Bullying)

霸凌是一種惡意的攻擊行為，目的在於對他人造成傷害，它會在一段時間內重複出現，並且在施暴者和受害者(victims)之間存在勢力的不均等現象(Yen, 2010)。同時，霸凌也是施暴者與受害者之間權力與控制的表現形式。

兒童福利聯盟文教基金會(2014)，曾針對國小學童進行校園霸凌的調查，發現有超過六成的國小學童，遭受過同儕的霸凌，其中約有一成的比例，是經常性的受害者。羅、陳(2014)也針對臺灣地區1,108位國小高年級學童運用「國小學童霸凌經驗量表」進行調查，結果發現國小高年級男童的霸凌經驗多於女童，且以「肢體霸凌」、「口語霸凌」、「性霸凌」為主要的傷人手法。

不論是校園霸凌的施暴者或受害者，他們的行為可能會造成兒童或青少年適應上的問題，施暴者容易有衝動性格，不喜歡學校也不喜歡老師與同學，與父母和手足關係也較差，而受害者則較有人際關係困擾的問題，缺乏同儕互動技巧也較為退縮與無自信。

（二）兒童保護(Child Protection)

根據衛生福利部(2022)的資料統計，2021年全臺灣兒童保護總通報件數總計有79,328件，其中通報人數有71,729位，而兒童保護通報案件數由2016年至2021年成長了24,731件（表6-1）。兒童本是應受到保護與關愛的對象，但在家庭或主要照顧者不當的對待下，受到虐待或需要保護的處境，因而需要透過法律的強力介入及專業的社工服務，以協助兒童脫離虐待的暴力環境，並在適當的社工或諮商服務裡獲得復原，以恢復心理健康。

任何形式的暴力，都對兒童少年的心理造成極大的恐慌、焦慮、害怕、不安、沒有安全感等，都將導致兒童少年之身體發育、行為或情緒發展遭受嚴重不良發展與影響。

面對兒童期的心理問題，家庭、學校系統、社政系統都有責任及早發現與介入以解決問題。針對兒童期的心理問題，可以由下述方向著手，以改善或處理其問題：

表 6-1　兒童少年保護通報數

通報來源－責任通報

年度	合計	小計	醫事	社工	教育	保育	警察	司法	村（里）幹事	其他兒少福利人員
2020年	82,713	74,653	5,396	15,944	33,170	274	17,041	713	53	1,457
2021年	79,328	71,729	4,779	15,931	31,697	214	17,201	643	40	1,413

通報來源－一般通報

年度	小計	父或母	親友	案主主動求助	鄰居及社會人士	村里長
2020年	8,060	2,411	1,030	2,378	2,209	32
2021年	7,599	2,319	983	2,262	2,015	10

資料來源：衛生福利部保護服務司(2022a)‧*兒少保護通報案件來源及分流處理情形*。https://dep.mohw.gov.tw/dops/lp-1303-105-xCat-cat04.html

1. 父母的觀察與關懷

在家庭生活中，父母是孩子主要的照顧者及監護人，對於孩子應負起教育、養育的責任，而不應將自己的壓力或不佳情緒發洩於孩子身上，造成孩子生心理的傷害。

父母也應多觀察孩子返家後的心理情緒與身體發展，若孩子出現悶悶不樂或不想上學的狀況，或是身上開始有不明的傷勢，或是常常索取零用錢或偷竊物品，父母應多提高敏感度加以詢問在校生活狀況，多以關心替代責罵，了解可能的原因，才能早些找到困擾孩子的真正原因。

2. 學校的提醒與行動

兒童期的孩子，主要的生活時間是在學校的團體生活，當發現到班上同學有異狀時，應能由教師直接介入關心，必要時採取通報措施，及早發現孩子受到傷害並及早處理。

尤其學校教育當中，應進行兒童保護宣導，建立孩子相互尊重及自我保護的概念；而當孩子提及受到不當對待時，老師們更應該敏銳地去關心孩子的反應及理解可能的狀況，並採取相關行動以協助孩子解決困難。

3. 社會政策的跟進

兒童因為身心尚未成熟，屬於需要加以保護的一群對象，對於孩子受到不當對待時，需要制定相關社會政策予以防制及干預，以加強對兒童少年的法定保護責任。尤其對於兒童保護的通報制度(report)是一項很重要的措施，能及早發現受到暴力對待的孩子，同時由網絡相關單位成員介入關懷，以防止暴力事件的再發生。

二、青少年期的心理健康問題與處理

辛棄疾在〈醜奴兒〉當中提到「少年不識愁滋味，愛上層樓；愛上層樓，為賦新詞強說愁」、歌德的名作「少年維特的煩惱」，到底青少年期的孩子們有沒有愁、有沒有煩惱？如果有的話，那麼會是什麼呢？

青少年期開始受到青春期的生理及荷爾蒙的影響，生理上開始有較大的轉變，如第二性徵的出現，在心理層面也會因生理的變化而有些難以捉摸的改變，同時在人際的追求上也更傾向於尋找與自己能臭氣相投的友伴關係；此時，他們由幼稚的兒童期開始轉變較為成熟但又不是太成熟的青澀時期，他們不希望被視為兒童，但又不是成人，他們努力在這過程中找到自己的定位。

艾瑞克森的心理社會發展理論，提到青少年期的發展是自我統整對角色混淆(identity V.S. confusion)，自我統整指的是個人會將許多部分的自我整合為一個整體，使個人能達到內部的一致及穩定，若青少年不能達到這些，就可能會角色混淆，因而感到迷惘與失去自我，覺得生存沒有清楚的目標，對未來的看法也黯淡（沙，1998）。因此青少年期的心理問題需多加留意，在他的行為或心理徵兆出現時，應能及時予以注意，以避免狀況惡化，延續到青年前期甚至未來的生活歷程中。

青春期接觸的生活面向除了家庭與學校外，友伴關係是生活中最期待密切交往的對象，此時期可能遇到的心理問題與壓力如下述：

（一）行為偏差與犯罪行為

由兒童轉換至青少年的時期，家庭的關懷與教養仍然占了重要的角色，家庭系統、家庭氣氛、家人關係、家庭結構等，都與孩子能否習得較為正向的行為有關聯。當兒童及少年的家庭照顧不佳、孩子受到家庭暴力或處在家庭暴力的環境當中、孩子缺乏適當的教養與價值觀等，都容易促發他們在追求自我認同時往較為負向的方向前進，他們自我概念較弱、自尊心低落、較容易與他人衝突，因而較容易出現偏差行為，如偷竊、翹家、逃學、性交易、藥物濫用等。

而在關係疏離家庭生活中的兒童少年，因為很少得到家庭充分的關愛與支持，甚至已經遭受家庭（父母親、照顧者或其他成員）相當多傷害，在情感上或實際生活上早就想與家庭割離，在此情況下，為了獲得感情慰藉、生活所需，以及同儕的接納，少年很容易從事不正常或非法的行為，如從事非法幫派圍事活動、擔任非法場所（特殊場所）的服務人員、參與販售毒品或違法物品的行列、從事竊盜或結夥強盜搶劫、與人一起飆車，目的是要生活、要享樂、要解放，擺脫家庭生活的不愉快與枷鎖（鄭，2006）。

因此，青少年擺盪於家庭與自我之間，若沒有獲得較佳的引導，則容易往能提供情感慰藉的同儕關係去尋求溫暖，而同儕關係是給予支持、關心與正向肯定的朋友，那麼青少年就容易度過這段探索期，若同儕關係無法引導走向正途，青少年很容易就迷失了自己，而走往偏差或犯罪行為的方向。

（二）自殺(Suicide)

於2021年，全世界以及全臺灣都歷經了新冠肺炎(COVID-19)重大影響，生活失去平衡；自該年5月份開始，全國各級學校停課時間長達4個月，使得中小學生們僅能在家中，運用線上平台系統繼續接受教育，且戶外活動也多所限制。雖然不便與不願意，但也為當時的必要措施。而人們對於病毒侵襲的焦慮與不安心情，由自殺通報人數的激增，便能夠顯現出具有心理健康失調的情形（衛生福利部，2021），如2017~2019年自殺通報人數大約介於30,000~35,000人之間，但2021年卻來到了40,432人，自殺死亡人數占了自殺通報人數的10.5%，也突破了歷年來的比例。因此，需妥善照顧心理健康，以免其後續造成的威脅，危及個人生命。

根據衛生福利部(2022b)的統計，2021年自殺死亡數為3,585人，居十大死因第十一位，自殺死因男性居第十一順位、女性居第十二順位；15~24歲的青少年族群死因中自殺卻高居第二位，占年度青年所有死亡原因9.6%，亦即表示每一百名死亡者中，有9~10名是死於自殺（衛生福利部統計處，2022），顯示自殺在青少年人口群當中是需要注意的行為。

根據2015年全國自殺未遂通報個案資料顯示，15~24歲的族群中，無論男女，其自殺原因皆以「人際間感情因素」占最多(36.4%)，其次為「家人間情感衝突因素」(17.8%)，第三名則為「憂鬱傾向」或「有憂鬱症病史」(10.0%)，顯示人際情感問題是青少年族群情緒困擾的主因（社團法人臺灣自殺防治學會，2016）。青少年正處於身心轉換的過渡時期，面臨生理的轉變以及對自我的追求，所面臨的壓力很大，面對混沌不明的未來與生命，著實有許多要好好思考的地方，若沒有好好引導協助找到自己的認同，可能不知如何面對這挫折與壓力，因而透過自殺或自我傷害的方式來因應他們的困擾。

（三）性別認同

在青春期，因為荷爾蒙的分泌使得第二性徵開始出現，青少年與青少女們開始發展愛慕、感情、喜歡等情愫，更重要的是對於生理與心理性別的認同與追求也是重要的生命課題。社會對每個人都有性別角色的期待，如果你是男生，那麼你應該玩汽車、怪手的玩具，應該勇敢不哭泣，表現得像個男子漢；如果妳是女生，那麼妳的玩具就該是洋娃娃、扮家家酒，應該表現柔軟與害羞，像個小公主一般。

現在是多元的社會，對於性別也以多元的觀點來等待，異性戀、同性戀、跨性別者等都是社會當中重要的一分子，尤其立法院於2019年5月17日立法通過俗稱的「同婚專法」，另訂《司法院釋字第748號解釋施行法》，以保障同性別二人的結婚權利，更加證明臺灣社會對多元性別的認同。青春期的孩子面臨性別關係探索的啟蒙期，在懵懵懂懂的追尋裡，也許跌了好多跤而沒有人知道，更令人憂心的是不知會不會受到許多身體與心理上的傷害。而當他追尋的結果並非父母所能接受與理解，還得承受許多的擔憂、害怕與壓力，這都可能造成青春期孩子心理困擾。

面對青春期的心理問題，各個系統都可以提供自己的力量來協助他們好好度過這段風暴期。針對青春期的心理問題，可以由下述方向著手，以改善或處理其問題：

1. 父母的支持與引導

家庭動力對孩子能形成無形的拉力與推力，拉力指的是家中的好氣氛、父母的關懷、良好的溝通與互動態度會使孩子願意返家共同分享喜怒哀樂，願意與家人共同討論難題；推力指的是家人漠不關心、生活未能給予較佳的照應、長期的打罵或貶抑態度將使孩子不願返家，也感受不到家庭的溫暖，因此，就如同無形的一股力量，將他往家庭以外的環境推出去。

2. 校園關懷與介入

在黃、林(2010)的研究中，發現女生有較多情緒問題，男生有較多行為與注意力問題，我們常會看到女生聚在一起討論她們的感情事件，雖然由大人的角度來看是有些幼稚與無意義，但在這群青少女的眼中，那也許是整個世界，因此學校老師若發現少女們因為感情問題走不出漩渦，那麼就應該提早介入輔導，給予提醒與關懷，而非予以斥責；而青少年的同儕關係會影響其行為，常常聚在一起討論要共同去做什麼事情以展現勇氣與雄風，目的也許只是為了好玩或獲得注意力，更糟糕的狀況可能會有打群架、飆車、偷竊等事情，因此，這些狀況有待學校及時的發現與介入。

三、成年期的心理健康問題與處理

成年期指的是20歲至40、50歲，這時期正是個人對社會最有貢獻的時候，不論是在工作發展或子嗣繁衍上，也因為正值這二者同時進行的階段，成年期的壓力是相當大的。

20~30歲正面臨學業、工作、成家的抉擇與調整時期。建立自己家庭時，得面對夫妻雙方婚姻適應，有了孩子後，孩子進入到夫妻次系統的範圍裡面來，夫妻雙方要調適與安排彼此的相處，同時也要將焦點放在孩子的身上，與孩子建立親子關係。這個時期處於在職階段，在工作中有競爭壓力也有挫折困境，也要注意自己的工作表現，若過度投入工作中，可能會犧牲了身體健康或家庭生活的時間分配。若處於求學階段，要面臨沒有收入的「學生」生涯，以及尚未建立家庭的孤獨狀態。對於工作、家庭或學業都需要適應的成年人而言，需要更多的耐心與更高的智慧來面對環境的壓力。

艾瑞克森表示成年期的任務是親密對孤獨，倘若成人能與伴侶建立良好的感情關係，與家庭、在社區或工作上能與他人建立和諧關係，那麼能獲得親密感；若成人無法建立或尋求愛的關係，也沒有知心朋友，也不參與社會活動，那麼可能會形成孤獨的感受。故在成年期可能遇到下列的心理問題：

（一）爭取自主獨立的衝突

成年期以前多半個人是與原生家庭共同生活，在父母的照顧與養育下成長，但到了成年期，開始外出求學、找工作或成立自己的家庭，是離家獨自生活的初始。

成年孩子成家後，期待可以建立自己的家庭，凝聚屬於自己的歸屬之地，有時要從家中搬出的過程常與家人有不少的衝突，因為父母會有許多的不放心，擔心成年子女無法自立生活、擔心成年子女未來不照顧或忽略父母，心裡上有些不捨得又有些不太情願等；再者，父母也會期待成年子女的家庭要開始生小孩，同時對於生男生女也有諸多的期待，這些都是成年子女想要爭取獨立自主生活的難處。

（二）承擔責任的壓力

成年子女要扮演的角色也變多了，包括父母、子女、員工、工作夥伴等，其對於自我及擔當的角色也將重新下定義，這些都非成年期以前會面臨的問題，也會遇到前所未有的挫折與困難，例如夾在婆媳關係中的要角、夾在主管與部屬間的中間分子等，要承擔的責任包括對自己家庭、對原生家庭、對工作等，因此開始發現自己的無力。

面對成年期的心理問題，除了需要自己的力量去突破外，也需要其他系統協助他們好好度過這段生命轉換期。針對成年期的心理問題，可以由下述方向著手，以改善或處理其問題：

1. 思考找到自己的方向

在成年期以前，被認為是未成熟的階段，可以容許犯錯、再重來，但進入成年期後，身分的改變被要求的事項多了，認為要能逐漸承擔許多事情，因此成年人本身需要好好思考，如何在進入凡事需要自己負責的處境裡做個被信任的成年人，自己角色的改變要如何來承受與應對，不論是在家庭或工作場域上，也惟有先找到自己的定位，才能面對這不斷變化的環境。再者，成年期的認同也會改變，這些改變是為了承擔，同時也因為生命經驗更為豐富而有所體會，故也需要運用個人的判斷能力去思考生命的意義，在遇到新經驗時，才會有新的參考架構，建立屬於自己的新觀點。

2. 友善政策的制定

成年期是處於整體社會的棟樑階段，有最多的生產力、勞動力，有最多的衝勁與創意，尤其現在臺灣關注的少子化及老年化問題。惟對於成年期各方面的期待，若能有更為友善的政策，也許能提升成年人們更無後顧之憂的投入各方事業，如托育制度的完善、人工生殖法案的進展、勞動環境的提升、失業政策的推動等，這些可能都是成年期的人會遇到的問題，若能有更加優化的政策及經費補充，也許能更為減輕成年期的壓力與困擾。

四、老年期的心理健康問題與處理

老年期是生命歷程的最後一個發展期程，在這個階段裡，老年人歷經一生的奔波勞苦，在這段期間，多數已從職場退休，開始面對不再是以工作為主要生活重心的日子，對於工作大半輩子的人來說，是件不容易的事！退休後的生活安排、人際關係建立、活動參與、健康維護都是重要的課題。

艾瑞克森認為晚年的任務是解決自我統整(ego integrity)及自我絕望(ego despair)間的危機。在這個階段，一個人必須學習去接受已經發生在生活中的事情，並且去了解生命擁有的意義，也包含了處理「未完成的事情」，並在能改變的事物上做改變；如果老人無法對於生活感到些許的平靜安寧，則無可避免的會感到沮喪或無力感（楊、梅，2011）。為了能繼續維持老年人既有的能力，持續對社會有所貢獻，各種社會福利措施都積極倡導老人的社會參與，包括長照2.0所推動的長照巷弄站，期待老人能走出家門與他人互動，透過人際往來互動能保持社會關係，同時也能多參與各式活動，增強認知能力及保持肌肉發展，以延緩失能失智的衰退速度。

面對老年期的到來，仍會有不少的困擾與問題存在，例如生理機能的老化、老年照顧、退休生活安排及死亡焦慮等，這些問題都相當重要，也可能為老人帶來或多或少的心理壓力，以下討論三項心理健康問題：

（一）面對老化的失落與老年疾病的威脅

當人們變老時，身體機能漸漸減弱，行動與反應能力也不像年輕時那樣敏捷，學習能力較為減弱，可能常被嫌棄跟不上時代。也因為身體器官漸漸失調，開始會有老年疾病的出現，如糖尿病、高血壓、失智症(dementia)等，這些生理上的變化都會使得老人的心理不快樂，很難感受到存在的美好。尤其衛福部的統計數據顯示，2021年各年齡層以十萬人口自殺死亡率來計算，65歲以上者之27.6人最高。可見得老年期各方面的壓力，大到有些人會採取自殺的方式來解決。

（二）照顧議題

根據內政部統計資料顯示，臺灣2020年65歲以上的老人人口數為378萬7,315人，居住於老人福利機構的人數則為52,261人（內政部統計處，2021），顯見絕大多數的老人是住在社區當中，再追蹤勞動部(2021)針對社福移工統計人數的調查，2020年擔任家庭看護工的人數有234,476人，此數字相較於老人人口僅達6.6%。由此可看出，生活於自己家庭中的老人應該多數都是能夠照顧自己的，但當身體機能無法負荷時，照顧的問題就會立即出現。一般而言，主要的照顧者會以配偶為主，其次則為子女，擔任照顧者的角色，其承受的生理、心理、人際與經濟問題都是很沉重的。

尤其當老人臥病在床，部分的照顧工作非家人能力可處理，此時將老人送往機構照顧是另一項可供選擇的決定，但多半老人都有在地老化的觀念，不願意離開自己熟悉的住家被送往機構，同時也擔心在機構可能會受到不當對待或照顧品質不佳，再者可能也有「住老人院是丟臉、失敗的事」的想法，因而不願意住在機構。照顧議題確實在老人生活中占了重要的位置，不論是生活在家庭中由子女或外籍看護工照顧，抑或是住在長照或安養機構由專業工作者照顧，都應慎重看待照顧工作，以維護老人的尊嚴。

（三）面對死亡的焦慮

孔子說「非知生，焉知死？」，我們是個很少討論死亡的民族，因此對於死亡有很大的恐懼。Kubler-Ross (1969)提到末期臨終病人面對死亡前最常經歷的心理反應包括：(1)否定(denial)：「不是我，一定是哪裡弄錯了！」，會產生震驚與懷疑的感覺；(2)憤怒(anger)：「怎麼可以這樣對我？」，對死亡、對自己、對別人的生氣反應；(3)討價還價(bargaining)：「如果能讓我活著，我一定……」，會改變或妥協自己的言行以換取生命延長；(4)沮喪(depression)：

「死之將至而我卻無能為力」，沉重的失落感襲擊而來，無法再否認這事實；(5)接受(acceptance)：「我已經準備好了」，停止與情緒奮鬥而且變得虛弱和疲倦。面對死亡有許多的未知與害怕，老人也不常提出來表達，內心的焦慮也會更加深。

面對老年期的心理問題，旁人需要更多的時間來聆聽與理解，其他系統都可以提供不同的資源來協助，以度過這段生命的最晚期。針對老人期的心理問題，可以由下述方向著手，以改善或處理其問題：

1. 尊重老人自決能力及決定

所謂自決(self-determination)，指的是個人可以有許多不同的選擇，並且能按自由意志的決定來執行，且不受他人的威脅恐嚇。但我們常看到子女認為老人老了，不知自己在想什麼、在說什麼，他所做的決定是沒有想清楚的結果，不值得採納，因而以自己的利益或想法來抹煞老人決定的事情，這是極度不尊重老人的做法，除非老人已經失去自由意志，否則不應該否定他的選擇。當然，如果自決的結果是對老人本身或他人安全有害或可能導致死亡，那麼我們可以介入干涉，否則為老人尋求最大福祉的做法就是尊重他的決定。

2. 同理心與敏感度

同理心指的是能設身處地為對方著想，能體會對方的感受、情緒與想法。因此當老人向你埋怨「骨頭不好，不能行走，不能去看外面的世界」、「身染重病，好想死一死算了，反正也沒什麼用了」、「我都臥病在床，還有什麼生活品質可言？」等，周遭的人應能更設身處地去感受老人的狀態，若能更貼近他們的需求，有更多的耐心去聆聽、去回應，在照顧的過程中多些同理與尊重，那麼會使老人在生活中獲得安慰。當然，在老人的話語中若透露生命沒有意義，甚至採取行動規劃如何死亡時，也要有所警覺並執行預防工作，增加陪伴老人的時間，以避免憾事發生。

3. 長期照顧政策的制定與執行

臺灣已進入全球高齡化社會的第二位，隨著長照2.0服務的推動以及《長照服務法》的實施，顯見迎接老年化時代的各項服務與照護措施，都已漸漸趕上腳步。對於住在社區的老人，現行已有許多措施與活動的推展，如居家照護、居家服務、日照中心或長照巷弄站的關懷服務等，對於住在機構裡的老人也訂有機構管理規則及相關法規，以提升照顧品質。希冀透過現有的措施，使居住於社區與機構的老人都能擁有良好的生活品質。

6-3 憂鬱症

一、憂鬱症的現況

依照世界衛生組織(World Health Organization [WHO], 2013)的研究，在2020年造成人類失能前十名的疾病，第一名是憂鬱症；而根據哈佛大學的研究，造成人類社會整體疾病負擔前十名的疾病，第二名也是憂鬱症。可見憂鬱症不僅是影響現代人心理健康的重要疾病，在未來的社會當中，也可能是影響人類身心發展的文明病之一。

憂鬱症會造成一個人工作能力下降，也造成家庭社會嚴重的負擔。憂鬱症會發生在各個年齡層，董氏基金會(2012)針對全國58所大學6,960位大專學生進行「全國大學生憂鬱情緒與運動習慣之相關性調查」，結果發現18.7%的大學生有明顯憂鬱情緒，需尋求專業協助，約每5人中就有1人。若以教育部105學年度全國大學生人數約130.9萬人來換算，全國24.5萬名的大學生有明顯憂鬱情緒，需尋求專業協助。其中19.8%的女性「有明顯憂鬱情緒，需求助專業醫療」，高於男性的17.4%；而有打工的受訪者「有明顯憂鬱情緒，需求助專業及醫療」的比例占19.1%，高於沒有打工者的18.5%。這與他們在2005年針對臺灣大學生憂鬱情緒調查的結果差別並沒有太大，可見臺灣大學生憂鬱的狀況還是持續嚴重。

社區中憂鬱症人口的推估在美國有名的全國共病調查中發現，女性憂鬱症的終身盛行率約在10~25%，男性則為5~12%，約為女性的一半。以臺灣而言，國民健康署以臺灣人憂鬱症量表所做兩萬多人社區人口的調查，可發現15

歲以上8.9%有中度以上憂鬱，5.2%有重度憂鬱。在年齡方面，65歲以上8.4%有重度憂鬱，其次15~17歲6.8%有重度憂鬱，估計憂鬱人口逾百萬。性別方面，女性10.9%有重度憂鬱，是男性6.9%的1.8倍（賴，2004）。可見憂鬱症是需要投入許多人力、精力與財力去了解與處理的公共問題。

二、憂鬱症的原因

在目前的文獻當中，發現憂鬱症病人的腦部影像上有結構與功能的改變，主要區域包括海馬迴(hippocampus)、前額葉(prefrontal cortex)與杏仁體(amygdale)。若從病理生理的觀點來看，憂鬱症生成的原因，與基因、血清素(5-HT)、海馬迴體積有關（蘇、李，2005），被認為是神經傳導素減少的關係，才會使人產生憂鬱症，因此發展了許多抗憂鬱藥物來治療。憂鬱症的治療早期著重生物因素的探討，再加以精神藥物學的進展，使用抗憂鬱劑成為憂鬱症流行方便的治療方法，這使得憂鬱症複雜的其他因素，如人際關係、人格特質、文化、性別等心理社會因素被忽略（丁、陳，2006）。

許多憂鬱症病人就醫時，醫生會開立抗憂鬱藥物來緩解憂鬱，預防病情加重或自殺情形的出現，然而，現今臨床上還有其他的治療方式，如心理治療、家族治療等，也是治療憂鬱症的方式。面對憂鬱症病人，藥物治療仍是主要的選擇，且能達到明顯的效果，但在憂鬱症緩解的時候，適時的給予心理治療可以減少憂鬱症的復發或再發，而在憂鬱症真正發生之前，藉由一些憂鬱症量表來篩檢高危險性的群眾，給予預防性的心理治療似乎是有效的（林、呂，2009）。

憂鬱症表現出來的行為，可能包括了敏感易怒、哀傷、自覺沒有價值、不快樂、不易相處、充滿敵意、失眠、不易集中注意力、自覺記憶力變差、對平常感興趣的事物或活動失去興趣、不想參加團體活動、經常抱怨頭痛、全身不適、沒有活力、體力降低、容易疲倦、沒有精神、突然變得厭食或貪食。因此，當周遭的朋友或自己出現這些症狀時，都要特別留意，希冀在狀況還輕微時，能透過心理治療等方式來度過心情低落的時期。

三、憂鬱症的診斷

人們常會說，自殺是為了獲得別人的注意力。臺南成大醫院精神科主治醫師陳信昭分析，單純為了引起他人注意而自殺的案例非常少，自殺者的共同目的是尋求問題的解決之道。若自殺者認為還有其他方法可以解決問題，他會先採取其他作為，往往是個案心理或生理上，經歷到無法處理的痛苦或困境，認定沒有辦法解決，才會走上自殺的不歸路（董氏基金會，2014）。若我們能在憂鬱症尚未嚴重之前，就能先判斷個體是否已達憂鬱的情形，也許能事先防範。表6-2是「憂鬱自我評估量表」，透過簡單的問題檢測能使個人初步判斷憂鬱的程度，以了解情緒狀態。

表6-3是憂鬱自我評估量表結果的分析說明，可以由量表所得分數做簡易的自我評量，以了解個體憂鬱情緒呈現的情形。然這只是初步的參考意見，若需對個體憂鬱症狀的詳細診斷，還是得至醫療院所身心科由專業醫師進行仔細的詢問及診斷，才能獲得準確的評估，同時針對醫師所給的處方籤進行服藥或心理諮商，以改善憂鬱的情形。

此外，針對未滿18歲和18~24歲正就讀大專院校者，董氏基金會亦提供「青少年憂鬱情緒自我檢視表」以及「董氏憂鬱量表—大專生版」，可掃描下方QR Code進行自我檢測。

青少年憂鬱情緒自我檢視表

董氏憂鬱量表—大專生版

表 6-2　憂鬱自我評估量表

作答說明： 請根據您每週的狀況，圈選最符合的一項	沒有或極少 1天以下	有時候 1~2天	時常 3~4天	常常或總是 5~7天
計　　　分	0	1	2	3
1. 我常常覺得想哭				
2. 我覺得心情不好				
3. 我覺得比以前容易發脾氣				
4. 我睡不好				
5. 我覺得不想吃東西				
6. 我覺得胸口悶悶的（心肝頭或胸坎綁綁的）				
7. 我覺得不輕鬆、不舒服（不適快）				
8. 我覺得身體疲勞虛弱無力（身體很虛、沒力氣、元氣及體力）				
9. 我覺得很煩				
10. 我覺得記憶力不好				
11. 我覺得做事時無法專心				
12. 我覺得想事情或做事時比平常要緩慢				
13. 我覺得比以前沒信心				
14. 我覺得比較會往壞處想				
15. 我覺得想不開、甚至想死				
16. 我覺得對什麼事都失去興趣				
17. 我覺得身體不舒服（如頭痛、頭暈、心悸、肚子不舒服等）				
18. 我覺得自己很沒用				

資料來源：董氏基金會(2014)．*臺灣人憂鬱症量表*。http://www.jtf.org.tw/overblue/taiwan1/

表 6-3　憂鬱自我評估量表分析描述

分　數	分　析　描　述
29分以上	你是不是感到相當的不舒服，會不由自主的沮喪、難過，覺得無法掙脫？因為你的心已「感冒」，心病需要心藥醫，趕緊到醫院找專業及可信賴的醫師檢查，透過他們的診療與治療，你將不會覺得孤單、無助
19~28分	現在的你必定感到相當不順心，無法展露笑容，一肚子苦惱及煩悶，連朋友也不知道如何幫你，趕緊找專業機構或醫療單位協助，透過專業機構的協助，必可重拾笑容
15~18分	你是不是想笑又笑不太出來，有很多事壓在心上，肩上總覺得很沉重？因為你的壓力負荷量已經到了臨界點了！千萬別再「撐」了！趕快找個有相同經驗的朋友聊聊，給心情找個出口，把肩上的重擔放下，這樣才不會陷入憂鬱症的漩渦
9~14分	最近的情緒是否起伏不定？或是有些事情在困擾著你？給自己多點關心，多注意情緒的變化，試著了解心情轉變的緣由，做適時的處理，比較不會陷入憂鬱情緒
8分以下	真是令人羨慕！你目前的情緒狀態很穩定，是個懂得適時調整情緒及抒解壓力的人，繼續保持下去

資料來源：臺南市社團法人憂鬱症關懷協會(2008)．*憂鬱自我評估量表結果分析*。http://wangpigi.myweb.hinet.net/aboard/sense/amount.htm

四、憂鬱症預防

在公共衛生預防的觀點來看，其主要目的在減少疾病的發生（發生率）、減少疾病持續的時間（盛行率）以及減少因疾病而造成的失能狀態。預防則分為三段，分別為初段預防、次段預防及三段預防；藉由減少引起疾病的媒介、減少危險因子、增加宿主的抗性、以及干擾疾病的傳播來降低疾病的發生率以達到初段預防的目標；早期發現，及時治療以降低疾病的盛行率則屬於次段預防，其中危機介入及公眾教育也屬於次段預防；三段預防則是減少因疾病造成的缺陷或失能（林、呂，2009）。依三段預防的觀點來討論憂鬱症的預防，包括：

1. 初段預防

個人可以建立良好的社會支持系統，當遇到心情不佳的時候，有親朋好友可以支持或吐悶氣，平時也要注意保持健康，建立運動習慣，增強自己的免疫力，不會因為重要事件的襲擊而使自己的健康被拖垮，因而身心俱疲。個人也應保有良好的心理能力及穩定的情緒，那麼憂鬱的情緒就不容易上身。

2. 次段預防

當個人感受到身心失衡或情緒總處於低潮狀態時，可以進行簡易的憂鬱評量，了解自己憂鬱的狀態，必要時仍要就醫處理。在此狀況下，可以多蒐集有關憂鬱症的訊息，了解所住社區的相關醫療資源與訊息，同時醫療院所或相關單位也應該至社區進行憂鬱症防治工作的宣導，增強民眾對憂鬱症議題的認識及資源的了解。

3. 三段預防

若憂鬱症的症狀達到需服藥控制時，個人應能按時服藥，並定期回診，以了解病情的發展情形，而醫院也應對家屬進行衛教工作，使家屬了解如何與憂鬱症的家人共處，家屬的支持將使病人能獲得正向的鼓勵力量。同時，也應多帶著病人到戶外曬太陽，多協助他與外在社會環境接觸，也可以參與憂鬱症自助團體或家屬支持性團體。而政策環境應設置求助專線及諮詢專線，建立自殺與憂鬱防治策略，讓有需要的民眾可以獲得協助並加以解決問題。

6-4 壓力管理

一、壓力的定義

所謂的壓力，指的是個體對於其內外需求或特定事件、環境所引發的刺激，造成身心不舒服或緊張的反應狀態，稱為壓力；而此種反應與人格特質、認知歷程及個人經驗有密切關聯。Webster (1997)定義「壓力(stress)」為：(1)一種強制性的力量與或影響力；(2)身體、心理或情緒的緊張，它會影響一個人身體的正常功能。蕭、湯(2004)整理文獻的探討，認為壓力是個人察覺到的某種刺激，而此刺激超出個人的身、心所能負荷，而引起的生理、情緒或行為上的轉變。綜合上述對壓力的看法，可以了解壓力是個非常態的現象，它是使個人感受到不舒服、緊張的刺激，同時達到個人無法負荷的程度，而個人如何理解加諸在自己身上的壓力，則有賴個人的認知與經驗而定。

壓力是個相當複雜的歷程，它包含壓力因子(stressor)－即個體的內外需求或特定事件，還包含壓力反應(stress reaction)－即身心不舒服或緊張的狀態，還有另一重要中介因素－即個體的人格特質、認知歷程等（黃，2002）。單單只有壓力因子並不一定會使個體感受到壓力，只是其具有壓力反應的潛在可能性，還需要有另外二種的作用，才會讓個人感受到壓力的存在。例如「考試不及格」，A感到壓力很大，因為他很擔心「被當」、「與學弟妹重修這門課很丟臉」等，而B則認為「沒關係，再修一次就好了」；因此我們可以看到同樣的壓力因子出現在不同人的身上，對A造成了身心的緊張與不安，加上A的認知作用，體認到被當掉重修課程是件丟臉的事，那麼考試不及格就變成壓力事件，而對B而言，他有不同的看法與想法，不認為壓力因子對他有什麼作用，因此並不會形成壓力反應，也不會對他造成負向的影響。因此，事件要對人形成壓力反應，是需要經過上述三項因子的作用才會成為這樣的結果。

二、造成壓力的因素

造成壓力的因素很多，壓力因子對個人所造成的影響程度也因人而異，以下說明可能造成壓力的因素：

1. 自然環境

來自自然環境的壓力，如颱風、地震、土石流、暴雨、寒嚴、酷暑等，雖吾人常云「人定勝天」，但面對大自然的挑戰，人有時也顯得渺小，能做的事情很少，而大自然反撲的力量卻是極巨大的，其所造成的損害除了危及財物房產外，也可能包括人的性命，因此事先的預防與準備是很重要的，當然更重要的是多尊重大自然，不逆道而行。

2. 社會文化

整體社會文化當中，存在著對各種角色不少的想法與期待，然而這些對個人在工作職場、家庭生活、求學過程等都帶來不少的壓力，例如在家庭裡，長輩重男輕女的觀念，使得身為媳婦的人一定要生個兒子才算是個「稱職」、「好」媳婦；又例如強調「萬般皆下品，唯有讀書高」的觀念，使得莘莘學子們必須努力讀書，好出頭天能光耀門楣等。這些壓力或期待存在社會與家庭當中，甚至我們從小都被如此教導與灌輸這些概念，個人想要不受其影響是很難的，但惟有自己調適此等壓力，找到生活的平衡點，才能減少其衝擊。

3. 日常生活瑣事

研究顯示每日的生活瑣事－指每天重複、例行的事情與問題，對很多人而言是重大的壓力來源（黃，2002）。當我們仔細省視每天的生活，你是否會為了今天上班會不會塞車而煩惱？會不會為了今天開車上班，要是找不到停車位而遲到被扣薪而煩惱？物價上漲，今天上菜市場買每日所需，不知又要花多少錢，會不會讓你感到懊惱？昨天作業沒做完，今天不知會不會被老師罰站？這些事情看起來沒什麼大不了，卻可能是生活中讓我們感到無力的因素。儘管如此，我們其實已經習慣這些生活模式，也找到與之生存之道，亦指我們其實生活在壓力之中而不自知了。

4. 突發之重大事件

「天有不測風雲，人有旦夕禍福」，每天的生活當中，很難預料何時會發生什麼事件，然而面臨到突發的重大事件時，一下子很難接受，心理的調適需要花費許久時間來平復與面對，例如被倒債、離婚、失戀、失業、生離死別、車禍等情形。這類事件常是非預期內的生命事件，對個人的衝擊性較強，甚至也會質疑存在的意義。

5. 生命發展事件

在人生過程中，隨著年齡有其發展課題，如戀愛、就業、結婚、生子、子女獨立、轉業、退休、遷居、老化、死亡等，此類生命歷程的發展雖是可以預期的，但對個人而言，也可能造成心理上的失落、威脅或挑戰，例如中年夫妻面臨子女外出求學或工作或生活的空巢期，如何重新建立夫妻關係以及維護親子關係，也考驗著夫妻二人的智慧及因應能力。

三、壓力的影響

壓力是人人都會感受到的一種現象，然而壓力是很主觀的感受，某項事件對A可能是個壓力，但對B可能就不是，就在於事件對A與B是具有不同的意義，但同樣的是，當A與B遇到壓力時，會有輕或重不等的生理及心理反應，輕者包括緊張、擔心、焦慮、頭痛、胃痛、腹瀉；重者包括沮喪、絕望、憂鬱、胃潰瘍、失眠，甚至失去生存意念或喪失健康，對個人的身體、心理、生活等都會造成嚴重的影響。

1. 生理方面

當我們遇到重大壓力時，首先我們會非常震驚，此時是副交感神經作用最強的時候，接下來我們會感覺到壓力的存在，此時下視丘、腦下垂體等交感神經開始作用，因此身體的生理功能開始運作，包括腎上腺激素分泌增加、瞳孔擴大、血管擴張、肌肉緊繃等，這些生理變化會使人血壓上升、心跳加快、呼吸急促、頻尿冒汗、胃腸不適等。此時個體會有大量的能量來應付壓力，因此可能出現平時不可能出現的驚奇行為，如迅速攀牆而過、跨越又大又寬的水溝等。

交感神經作用的時間有限，因個人無法長時間負荷這麼強大的生理變化，因此副交感神經就會開始作用，個人會慢慢的心跳減慢、呼吸變慢及平順、骨骼的力量減弱、疲倦等。除此之外，在長期面臨壓力時，個人也會有肌肉痠痛、頭痛、胃痛、拉肚子、肩頸僵硬等現象，這都是因為緊張、焦慮等現象造成，這些生理反應對個人的身體健康是會產生不良影響的。

2. 心理方面

面臨壓力時，常會有的心理反應是焦慮、不安、緊張、擔心、缺乏自信等，如果這些心理反應無法排除，容易形成對旁人發脾氣或是言語攻擊的狀況。最令人感到憂心的是，壓力的情形持續下去，那麼個人可能容易陷入「憂鬱」的情緒，形成慢性的壓力症狀，包括動不動就想哭、感到絕望與沒有意義、意志消沉、悲觀、情緒低落等。

3. 人際方面

因為在壓力情境中，個人容易被這些負向的情緒所包圍，因而常忽略與他人建立良好關係，以及維持穩定的友伴關係，且面臨他人的問候與關心時，可能是意興闌珊或根本就是沒有反應，也容易失去耐心，或容易發怒，因此更加容易與別人發生口角爭執；尤其心理狀況嚴重到憂鬱的情況時，更不想與他人有互動關係，因而將自己限縮在自己的世界當中，而與人群疏離，這些狀況對於壓力的抒解及生活的回復都沒有幫助，值得個人予以留意。

4. 健康方面

壓力可能造成個人健康的重大影響，尤其長期處在壓力環境中的人，更應該注意健康是否出現警訊。首先，要留意飲食問題，例如是否定時定量吃飯，或是很快速地吃完一餐，抑或是有酒精濫用的問題等，這些都可能造成個人健康問題。再者，也要留意睡眠問題，是否因為想著工作或壓力事件而無法入眠，又因為無法入眠而影響了工作的精神與專注力；為了改善失眠問題，因而依賴藥物，長期的結果可能造成藥物濫用，這樣的惡性循環不但無法改善失眠問題，反而讓自己陷入藥物依賴的狀況中，更加影響工作與健康。

再者，頭痛、胃痛、腹瀉等問題會因為焦慮、緊張狀況而更加嚴重，若能就醫取得適當藥物治療，或許能緩解壓力造成的影響，但有時可能是查不出問題的「心病」，需要尋求他人的幫助來解決。

四、危機因應

人的一生中，無可避免一定會遇到危機，但遇到危機並不可怕，可怕的是遇到危機時，不知道如何處理而陷入泥淖中。常言：「危機即轉機」，危機的到來常是我們轉換困境的另一種方式，端視我們在危機當中，仍能處變不驚，並保持處理危機應有的態度與能力，好好度過這難關。

所謂「危機」指的是面對達成人生的重要目標受阻的情境時，首先會使用習慣性解決問題的方法來解決。但是仍然無法克服的狀態，例如發生大地震，財物毀損、生命危在旦夕，當下不知該如何反應；或是父母突然接到女兒告知要離婚的消息，不知要如何表達內心的感受等，在當下我們會有情緒沮喪、焦慮、憤怒、社會功能失調的狀況出現。但初期的症狀反應會隨著時間逝去，劇烈程度會減輕，大約一個月的時間左右，當然也會因為個人所擁有的資源及心理能力而有所不同，但我們會透過對危機的適應與處理，來減緩危機對我們所產生的後續影響。

宋等(2009)認為危機的要素有四項：(1)危機指的是影響個人突發的事件，個人認知上認為生活重要目標達成上受到嚴重之阻礙；(2)有明顯嚴重之情緒困擾；(3)事件發生時個人無能力有系統的去解決問題，心理脆弱，防衛性低；(4)在短時間內，個人必須做選擇，以取得平衡。可見得危機的出現可能會立即衝擊個人的反應能力，迫使個人處理事情的能力下降，無法做出合乎平時狀態的抉擇，故在此同時，需要朋友或專業人士的協助，以免當事人意氣用事或做出非理性的決定。

然而，危機也並非總是具有破壞力，危機的基本特質有三：其一是危機狀態對自我或團體並非只是否定的意義，也有促進成長的可能性。也就是先前所提危機的出現，若能好好面對與討論，可能使舊習慣被打破，引起新的反應，是促進新的發展之重要因素。其二：危機狀態並非疾病狀態。通常健康的人陷入危機狀態時，會持續或暫時的因症狀性的行為模式所困擾，後續隨著時間的延續，即能慢慢恢復至平衡的狀態。其三：陷於危機狀態的期間不會太長，大約1~6週左右。人會想擺脫不安定的狀態，採取某種解決方法。此解決方法如果是健康的，就成為成長的機會，如果採取不健康的方法，即使暫時回復平衡，日後會再發生危機狀態（劉，2010）。面對危機，人有保護因子使自己不致受到很大的傷害與衝擊，例如堅毅的力量、社會資源、人際資源、心智能力等，具有信任感的專業工作者或朋友的協助，對於危機的因應與處理具有重要性角色，確認問題、面對問題、處理問題是度過危機最好的方法。

（一）壓力的測量

若個人能對自己的情緒與壓力有初步的敏感度，並透過現行簡單的量表進行檢測，能在狀況還不嚴重時先找專業人員協助，便可達到防微杜漸的效果。現行許多單位在網站當中，都設有簡易的相關量表可供民眾進行自行評量，包括衛生福利部、財團法人董氏基金會、醫療院所或醫學會等，透過這些平臺中所建置的檢測量表，可以使民眾在匿名又保有隱私權的狀況下，了解自身狀況，並對自己的情緒與壓力狀態有基本的了解。

表6-4是「情緒管理能力自我檢測表」，每位檢測者皆可以透過此檢測表，初步了解自己的情緒管理能力，同時也對自己的情緒狀態有所認識。在這高度壓力的社會裡，個人若能對自我情緒做好控管，可較易融入團隊合作的情境當中。

表6-5是情緒管理能力檢測表分析說明，主要是針對個人進行初步檢測後的分數計算結果予以說明，可以使檢測者明白自己在情緒管理的狀態。若是情緒管理較好的個人，可以努力維持並保有良好的情緒管理能力；若是情緒管理較不好的個人，可以想想自己在哪些方面的能力較弱，試著加以調整，漸漸使情緒管理能力達到較佳的平衡。

這些簡易的評量表雖然方便又快速，但畢竟只是一種簡單的篩檢工具，沒有辦法從一個簡易量表的結果，就輕易論斷一個人是否身心失衡或是出現了什麼問題，也無法得知引起身心失衡或造成身心問題的原因，必須由當事人收集其他相關的資料，透過至醫療院所的臨床評估或診斷，才能夠進一步了解個人身心問題的整體情形，也才能確認是否需要接受治療及治療方向。因此，藉由評量結果的初步概況後，發現疑似有情緒或壓力方面的症狀時，還是得尋求專業人員的協助與輔導，畢竟預防重於治療，能夠早點發現早點處理，才能避免造成過大的壓力或是情緒負擔。

表 6-4　情緒管理能力自我檢測表

作答說明： 請根據您自己的狀況，圈選最符合的一項	非常 不同意	不同意	沒意見	同意	非常 同意
計　　分	1	2	3	4	5
1. 當別人冒犯到我，我會先嘗試了解對方的想法及情緒狀態再思考如何回應					
2. 當陷入憂愁時，我會很努力地試試各種方法，讓自己在短時間內恢復正常					
3. 我很容易就能察覺出他人真正的情緒狀態					
4. 朋友們都喜歡找我傾訴他們的問題					
5. 我常仔細觀察人們的言行舉止					
6. 無論何種社交場合，我都能快速融入其中					
7. 即使內心充滿焦慮，我卻能做到不形於色					
8. 朋友常說我是個幽默感十足的人					
9. 我認為一個人的個性及脾氣是可以因場合來做調整					
10. 即使生氣時，我也不常做出令人後悔的行為					
11. 每當工作繁忙時，我大致仍然可以保持愉快的心情					
12. 我所訂的目標大多可以達到					
13. 當事情發展不如預期，我不會因此覺得挫折而自責					
14. 我不會為了一時的想法而改變先前已訂定的計畫					
15. 我很容易當面稱讚他人					
16. 對於沒有禮貌或沒有風度的人，我也不會受到影響					
17. 與人發生意見不合時，我會評估對方的意見					

資料來源：臺南市社團法人憂鬱症關懷協會(2008)・*情緒管理能力自我檢測*。http://wangpigi.myweb.hinet.net/aboard/sense/amount.htm

表 6-5　情緒管理能力自我檢測表分析描述

最低分數	分數簡述	分　析　描　述
70	85~70分	你對自我情緒的管理有很好的控制能力，能明確認知自身的真切感受，保持情緒的穩定，且能辨識對方的情緒反應模式，人際關係圓融
50	50~69分	大致上你對情緒的管理能力還不錯，雖偶有情緒低潮，大致可掌控調適，維持生活運作
30	30~49分	往往無法察覺自己的情緒狀態，對自己或別人的情緒較常用忽視或壓抑的方式來處理
0	30分以下	對情緒的管理能力較不好，無法掌握自己的情緒狀態，控制情緒的能力也較缺乏，較無法同理他人的感受，而影響人際關係

資料來源：臺南市社團法人憂鬱症關懷協會(2008)．*情緒管理自我檢測表結果分析*。http://wangpigi.myweb.hinet.net/aboard/sense/amount.htm

（二）壓力的因應與處理

面對壓力，最重要的是要能覺察壓力的存在，以及正視造成壓力的問題，了解問題的所在並試著去解決問題，那麼，壓力就不會造成影響身心巨大創傷的後遺症，誠如聖嚴法師所言「面對它、接受它、處理它、放下它」。壓力之所以使得個體害怕及感到喘不過氣，可能是不斷地逃避、忽略、不承認，任由壓力如惡魔般不斷啃噬信心與能量，個人漸漸失去抵擋的力量，因而造成失眠、食不下嚥、身心症等問題。

適度的壓力是鞭策個人努力往前的動力，然而過度的壓力將威脅個人的健康，當面對壓力時，可以採取以下的方法好好面對，度過這段非常時期：

1.　時間管理

你是否急著趕快處理完所有的事情，然後又繼續做接下來答應好的事，而一直沒有停歇的時候？你是否習慣在同一時間裡，同時做許多事？你是否明知有好多事要做，但當準備要開始著手時，卻毫無頭緒，不知從何開始？時間管理使個人在達到目標的過程更為有效率，使個人走在比較清楚明確的方向來達到目標。

要進行時間管理並不難，首先將要完成的事項進行輕重緩急的順序排列，個人是評斷這些事項的主審，在判斷的過程中也許會看到有些事情根本不該答應別人的，有些事情是自己的力量很難達到的，在完成事項順序排列的同時，也是檢視個人工作時間、工作能力、工作方法的最好時機。

設定好「輕重緩急」的順序排列後，先確定截止時間，因截止時間將決定你有多少時間來完成這些工作，有明確的截止時間會促使個人有具體的達成目標。個人需根據時間的長短來規劃執行內容，先將各項要完成的事情再細分成數個小項或重點，初步規劃要完成這大項工作時，需陸續做到哪些細項，細項的工作看起來是較為容易與具體，那麼對於個人來完成整份工作時，就比較不會痛苦與難達成。

將要完成的所有事情記在便條紙或隨身手札上，依據時間安排來逐步動手執行各個細項，最困難、最不想做的工作放在精神最好的時間來處理，當完成這些工作時，給自己一些犒賞，可更增加願意完成其他工作的動力。

2. 改變思考模式

我們認識世界的方式也會形成內在的壓力，如同「半杯水原理」一樣，當你看到一杯玻璃當中裝了半杯的水，你會認為「哇！真好！這杯水是半滿的！」或者是「唉！糟了！這杯水是半空的！」若是前者，可以保持愉快的心情面對生命，需求較容易感受滿足，不必汲汲營營於競爭與爭奪，較能以積極、樂觀、正向的視野來看待世界；若是後者，較容易以抱怨的言詞來面對他人，總覺得自己一切都不足夠，而需求將控制他的意志，要他為了獲得更多的滿足去爭取與搶奪，因此，較容易形成對世界負向、無力、不滿的想法。

當腦袋裡有困擾的想法出現時，我們要學習自我對話，只要不斷想著我能克服困難、我有能力完成工作、我可以做到我想做的，那麼意志力能趨使個人達到目標，也就是所謂的自我實現，因而能給個人成功的經驗。自我對話時，要想著達到目標時的成功畫面，在認知當中給自己好的印象與連結，可給予自己更大的信心，同時也可以在心裡喊著，或是最好能試著喊出聲：「我是很棒的人！」、「我有能力做到的！」、「我會成功的！」，這份自我肯定的正向力量，能使潛意識裡的能力被帶上來，能讓我們的腦袋被催眠。

在提升個人的正向思考之外，也應該屏除非理性想法；成長的過程中，有許多的非理性想法阻礙我們的正向思考，如「若沒有得到讚賞，那我就是失敗的人」、「我離婚，我是個沒有價值的人」、「我沒有錢，那麼我在這社會上就無法與人立足」等，這些非理性想法都有許多地方可以加以反駁的，因此我們在內心裡，需要不斷的自我對話，以駁斥自我對非理性想法的堅持相信，如「若我沒有錢，我就不值得活了，那為什麼有些人即使很窮，一樣過得很快樂呢？」、「即使有些人離婚了，他們一樣過得很好，那麼我為什麼會過得不好呢？」。

另外，當非理性想法一直在腦袋裡盤旋而無法停止時，或個人一直被這些負向的想法困擾著，那麼可以試著大喊「停！」，同時大聲地說出想法，然後想像著一幅美好的畫面與圖樣，試圖將不愉快的念頭轉移到愉快的感受與經驗，那麼令人難受的感覺就可能獲得中斷。

3. 運動

若能在工作之餘，從事動態性的身體活動，涵蓋健身性、娛樂性、遊戲性、放鬆性等性質，可以使個人的肢體獲得伸展，讓不自覺緊縮的眉頭或四肢或肩頸能獲得舒緩，也能達到健康、娛樂、交際、玩樂、放鬆等目的，對於壓力的釋放具有很大的作用。

在運動之前，當遇到壓力很大或很煩悶時，可以先練習呼吸的方法，呼吸是將空氣透過血管傳達到整個身體當中，空氣的調節也能使身體保持穩定的狀態，因此，當你要準備打電話給你最難搞的客戶時，不妨在打電話前先深呼吸，如此可以穩定自己的情緒，調解自己的氣息，緩和自己緊張的情緒，反覆深呼吸的動作數次，就能讓整個人放鬆，有更好的表現。

若不喜歡激烈的運動，也可以從冥想或瑜伽開始。冥想(meditation)是讓個人的注意力集中在某個物體或某件事情上，以阻隔周圍令人煩憂的事情，獲得個人內心平靜與和諧的方法。應找個合適的環境，將雙腳放於地板上，雙手輕鬆地放在大腿上，垂直坐正，頭頂與天花板保持平行，集中注意力於一個物體，就能讓人們回到內心的平靜。而瑜伽(yoga)則是結合了溫和的伸展、呼吸與冥想，以強化身體、平靜心緒，在練習時，穿上寬鬆的衣服，脫掉鞋子，在柔軟的瑜伽墊上開始各項姿勢的運動，透過瑜伽老師的協助與引導，調節呼吸並進行肢體的伸展，自然能達到內心與四肢的平衡。

而動態的運動則因能力而有所不同，起初時找到能讓自己動起來的方法，如散步、快走、慢跑、打籃球、打棒球、健身房的重量訓練等，能夠流汗就是較佳的運動，之後再根據自己的時間與體能，慢慢增加時間與運動的強度。運動時，會自然分泌腦內啡(endorphin)，此乃類似嗎啡特性的腦內物質，會讓人感受到愉快與幸福感，也能提振個人心情，故當壓力大或情緒不佳時，運動能使人忘記壓力帶來的焦慮、不安、煩躁等痛苦感受。

4. 尋求支持

目前有些單位提供電話線上的服務，使人在心情不佳、壓力大、遇到難題的時候，可以找個專業人員說說話，吐吐心聲，以抒解當下的心情，例如生命線（此為24小時的電話服務專線，以電話或手機直撥1995）、張老師（電話直撥1980）、安心專線（24小時電話服務專線，以電話或手機直撥1925）等，這些專線都有專業人員提供諮商協助，面對沮喪、無力、想自殺的民眾，在當下情緒無法調適時，可以有人提供諮詢與協談，協助他們度過這段困難的時刻。

而個人平時也應建立家庭及其他友伴關係，當遇到困難挫折時，可以與家人商量處理的方式，獲得家人的參考意見以及心理支持，對於個人在面對壓力時，有較多的因應資源。而友伴關係涉及個人的人際網絡及網絡深度，因為有些人可能認識很多人，但真正遇到問題時，卻沒有真正可以分享心事或祕密的朋友，因此，個人平時應建立好朋友名單，當你在遇到困難時，能找到幾位你可以透露心事，並準備與你分享資訊與資源的好朋友。想達到這樣的目標，平時即應主動接近別人，若你總是獨來獨往，那麼別人也很難願意主動接近你，因此首要是個人需先踏出第一步，與他們建立關係；接著要能發展友誼關係，彼此願意傾聽、分享，鼓勵對方多說而自己多聽，才能在互動過程中加深彼此情誼的深度；最後當我們需要對方的支持與分憂解勞時，能給予肯定與友善的態度，那麼朋友的網絡關係才能在緊要關頭上派上用場。

處理壓力的方法，有些是一個人可以獨立完成的，如發呆、睡覺、看書、聽音樂等，有些是需要別人幫忙的，如聊天、按摩等，故在尋找抒解壓力的方法時，要注意不可只找需要他人陪伴才能完成的方法，還需培養能自己獨立完成的抒壓方法，因為朋友不是馬上找就能立即陪伴在身邊，若抒壓方法需別人的協助才能完成，當找不到人的時候，心裡的壓力或沮喪會更加惡化，反而不能達到抒壓的效果，因此，建立個人獨立完成的抒壓方式是需要好好著手進行的。

結　語

心理疾病能及早發現與治療，能使個人享有良好品質的生活，有好的生活與心理，也能較為穩定與正向地和他人互動，建立相互尊重的人際關係，並維持和諧的社會往來，因此個人心理健康也間接減低社會紛亂或醫療的成本。故，對於心理健康的維護或促進，不可只再侷限於個人的精神症狀處理或只著重在精神疾病治療，而不提供多元保健方法，或只給予家族會談卻不解決社會建構等議題，這都不是完整的心理健康政策與做法，而是在所有的執行方案、健康政策中，需將心理健康主流化(mental health mainstreaming)的概念與策略融入其中（張、謝，2014）。對於心理健康的關注，更應由個人層面提升至國家政策層面，使得人人都能在良好的健康政策下，享有健康又有好品質的生活。

問題與討論
Discussion

1. 心理健康指的是什麼？我們該如何做以維持心理健康？

2. 在兒童期、青少年期、成年期及老年期，可能遇到心理健康問題會是什麼？可以如何處理？請擇一討論。

3. 請進行「憂鬱自我評估量表」，並針對自己的結果進行分析。請說明如何預防憂鬱症。

4. 何謂「壓力」？造成壓力的因素可能為何？現階段的你，有哪些壓力？

5. 請進行「情緒管理能力自我檢測表」，並針對自己的結果進行分析。請說明你如何因應你的壓力。

參考文獻
Reference

丁思惠、陳喬琪 (2006)・憂鬱症的婚姻與家族治療・*北市醫學雜誌，3*(10)，954-961。

內政部統計處 (2021)・*人口數三段年齡組—按區域別分*。https://statis.moi.gov.tw/micst/stmain.jsp?sys=100

吳英璋、許文耀、陳慶餘、金樹人 (1994)・*生物心理社會模式下之身心健康指標的探討*・桂冠。

宋麗玉、曾華源、施教裕、鄭麗珍 (2009)・*社會工作理論－處遇模式與案例分析*・洪葉。

沙依仁 (1998)・*人類行為與社會環境*・五南。

兒童福利聯盟文教基金會 (2014)・*2014 年國小兒童校園霸凌現象調查報告*。http://www.children.org.tw/

林岳增、呂昭林 (2009)・憂鬱症預防之心理介入・*臺灣醫界，52*(11)，14-17。

社團法人臺灣自殺防治學會 (2016)・*「青少年自殺防治」記者會會後新聞稿*。http://tspc.tw/tspc/upload/tbepaper/20160328180718_file1.pdf

婦女救援基金會 (2014)・*目睹暴力兒少服務對象與內容*。http://www.twrf.org.tw/

張珏、李柏翰、溫桂君、張菊惠 (2015)・國際人權法與心理健康權。*中華心理衛生學刊，28*(3)，449-468。

張珏、謝佳容 (2014)・心理健康主流化－促進與復元・*護理雜誌，61*(1)，18-25。

黃惠惠 (2002)・*情緒與壓力管理*・張老師文化。

黃禎貞、林世華 (2010)・臺灣與美國青少年心理健康泛文化比較之研究・*中華心理衛生學刊，23*(3)，465-491。

楊國樞 (1989)・*中國人的蛻變*・桂冠。

楊培珊、梅陳玉嬋 (2011)・*臺灣老人社會工作：理論與實務*・雙葉。

董氏基金會 (2012)・*2012 年全國大學生憂鬱情緒與運動習慣之相關性調查*。http://www.jtf.org.tw/

董氏基金會 (2014)・*自殺防治網*。http://www.jtf.org.tw/

董氏基金會 (2014)・*臺灣人憂鬱症量表*。http://www.jtf.org.tw/

董氏基金會 (2014)・*憂鬱症知多少*。http://www.jtf.org.tw/

董氏基金會（無日期）・*憂鬱症主題館*。https://www.jtf.org.tw/psyche/melancholia/overblue.asp

臺南市社團法人憂鬱症關懷協會 (2008)・*情緒管理能力自我檢測*。http://wangpigi.myweb.hinet.net/

臺南市社團法人憂鬱症關懷協會 (2008)・*憂鬱自我評估量表*。http://wangpigi.myweb.hinet.net/

劉焜輝 (2010)・助人工作的新焦點－危機介入與危機諮商・*諮商與輔導*，*291*，1。

衛生福利部 (2021)・*全國自殺死亡資料統計*。https://dep.mohw.gov.tw/DOMHAOH/cp-4904-8883-107.html

衛生福利部保護服務司 (2017)・*兒童少年保護通報及個案數*。http://dep.mohw.gov.tw/DOPS/np-1232-105.html

衛生福利部保護服務司 (2022a)・*兒少保護通報案件來源及分流處理情形*。https://dep.mohw.gov.tw/dops/lp-1303-105-xCat-cat04.html

衛生福利部統計處 (2022b)・*110 年國人死因統計結果*。https://www.mohw.gov.tw/cp-16-70314-1.html

鄭瑞隆 (2006)・*兒童虐待與少年偏差*・心理。

蕭鵬卿、湯玉英 (2004)・壓力之概念分析・*護理雜誌*，*51*(3)，71-53。

賴德仁 (2004)。*飛越藍色憂谷憂鬱症的預防及治療*。http://www.tcmed.org.tw/

賴樂山、高尚仁、許馨尹 (2005)。華人傳統人格與心理健康表現之相關：以「中國人個性測量表」為工具。*應用心理研究，27*，81-109。

鍾文慎、張新儀、石曜堂、溫啟邦 (2003)。國人自覺心理健康：2001 年國民健康訪問調查結果。*臺灣公共衛生雜誌，22*(6)，465-473。

羅品欣、陳李綢 (2014)。「國小學童霸凌經驗量表」之編製與應用。*測驗學刊，61*(2)，213-238。

蘇宗偉、李明濱 (2005)。憂鬱症生理病因之「神經可塑性」假設。*北市醫學雜誌，2*(2)，121-131。

Hunter Institute of Mental Health (2014). *Mental health and the NSW minerals industry workshop report.* Hunter Institute of Mental Health.

Hunter Institute of Mental Health (2014). *What is mental health.* http://www.himh.org.au/

Kubler-Ross, E. (1969). *On death and dying.* Macmillan.

Webster (1997). *Random house Webster's dictionary of American English.* Random house.

World Health Organization (2013). *Mental health action plan 2013-2020.* http://www.who.int/

Yen, C. (2010). School bullying and mental health in children and adolescents. *Taiwanese Journal of Psychiatry (Taipei), 24*(1), 3-13.

Chapter 07

健康旅遊與觀光醫療

洪于婷　編著

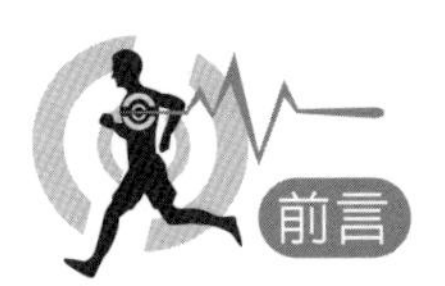

「留得青山在，不怕沒柴燒！」指出健康是人類的根本，健康一直是人們所共同關心的課題。自神農氏嚐百草到中醫穴道按摩，無非圍繞著健康養生的理念。中國古代健康觀念則與「自然」、「養生」脫離不了關係，其養生目的，在於保持身心的和諧統一，不僅要求得身體無病，且要保持心理健康，而精神調養是透過調節人的精神、情緒及心理活動，進而促進身心健康的養生方法（黃、林，2008)。

此外，世界衛生組織(World Health Organization, WHO)將健康定義為「具有完好的身體、健全的心理，以及良好的社會狀態。」換言之，健康係為結合生理、心理與社會關係三個面向的概念，將生命的價值提升至心靈及社會層次。健康旅遊是近年來廣受矚目的一項活動，既能休閒又能促進健康，是故日漸受大眾之喜愛，觀察其興盛之理由即反映出人類二十一世紀的生活寫照。

本章希冀讀者可從「健康旅遊興起之背景」節次當中，了解健康的需求、意義與源起，並對自己的健康狀況有更深層的認識，再由「健康旅遊之意涵與類型」節次當中，對目前盛行的健康旅遊有進一步地認知，並鼓勵讀者體驗健康旅遊的各種類型活動。最後節次「觀光醫療」係對目前國際流行與新興的產業進行說明與介紹，並從臺灣的發展現況與未來前景展望進行資料的彙整與論述，可做為讀者進入觀光醫療產業之事前準備的基礎。

7-1 健康旅遊興起之背景

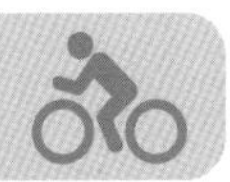

一、健康的需求

心理學鼻祖之一的瑞士心理學家、精神科醫師、分析心理學的創始者－卡爾・古斯塔夫・榮格(Carl Gustav Jung)曾經說過：「被稱為標準的現代人，通常是個孤獨者」。這種說法雖然是在西元1920年以前提出的，但是，卻相當吻合現在社會人類的特質－「我沒有疾病，但時常覺得自己很虛弱，似乎又不健康」或是「我什麼都有，但時常覺得自己缺少幸福」。在物質糧食充裕、精神糧食缺乏的二十一世紀，身體病痛已較往昔減少或是可被醫治，但是沮喪、失眠、無力、壓力卻時常出現在我們的日常生活中。

根據世界衛生組織(WHO)全球性的調查報告，全世界真正健康的人僅占5%，經過醫生檢查診斷有病的人也僅占20%，然而，有75%的人處於一種奇怪的狀態，在一般情形之下，他們可以正常地學習、工作與生活，但是，會覺得生活品質差、工作效率低、容易疲勞，同時，也會伴隨著食慾不振、失眠健忘、情緒起伏、精神萎靡、焦慮不安等表現。現代醫學將這種介於健康與疾病之間的狀態稱為「第三狀態」。人類自工業革命以來，科技日新月異，也加速社會劇變，現代人一年就要承受祖先一百年所經歷的變化，而這種快速變化所伴隨產生的強大壓力就是第三狀態的主要原因，而隨著環境惡化和競爭加劇，第三狀態已成為現代人的常態。

二、健康旅遊的源起

健康旅遊的源起可回溯至西元前863年，布列達特(Bladud)國王在英格蘭建立巴斯(Bath)溫泉城市(Ross, 2001)，因而帶動參訪礦泉或溫泉的旅遊活動與行為。此外，Gilbert與Weerdt (1991)曾指出羅馬人對於礦物泉的遊憩及社會價值非常重視，在羅馬時期，人們便開始使用礦物泉(mineral spas)及溫泉(hot springs)，在當時泉水被用來治療疾病、恢復健康及維持身材。然而，西方國家在羅馬帝國衰落後，基督徒對異教徒用水習性的認知是不潔的，再加上十五世紀末梅毒的流行，導致許多澡堂廢棄、礦物泉與溫泉因而逐漸沒落。在文藝復興時期，溫泉及水療等逐漸從以醫療為主的用途，轉變為以休閒娛樂用途為主(Gilbert & Weerdt, 1991)。在十七世紀的歐洲，上流社會人士對溫泉水的使用樂趣以及其治療效果，產生極度興趣，因而造就了現今度假飯店(pleasure resort)的基礎(Lowenthal, 1962)。在十八世紀之後，因為科技技術的進步，使水療發展更趨成熟，人們也越趨重視其療效，有別於其他傳統溫泉使用，自行開發出一條嶄新的健康途徑(Gilbert & Weerdt, 1991)。當十九世紀時，為逃離工業化的汙染及都市的擁擠感，中產階級開始追求清新空氣與乾淨海水(Ross, 2001)。此時，伴隨科技進步，水療(SPA)開始強調在健康促進上的功效。進入二十世紀後，人們逐漸關心因為生活衍生的健康問題，因而催生出健康休憩場所(health farm)，以當作壓力管理、瘦身、美容與戒菸等用途(Ross, 2001)。在二十世紀初，除了一般溫泉及水療外，開始出現健康農場(health farm)，強調健康飲食與乾淨環境。部分歐洲國家亦將SPA健康度假飯店整合到醫療中心內(Gilbert & Weerdt, 1991; Ross, 2001)。發展到二十世紀末，健康觀光的概念也引入到郵輪觀光中(Goodrich, 1993)。

7-2 健康旅遊之意涵與類型

健康旅遊是一種特殊主題的觀光(special interest tourism, SIT)屬於健康產業；健康旅遊(health tourism)也是一種綜合性的概念，一切有助於現代人消除第三狀態、增進身心健康的旅遊活動，皆可稱為健康旅遊。有關健康旅遊的定義至今仍無統一名詞，各學派以各自觀點來定義健康旅遊，雖然各名詞之間有其相似性，然而實質上卻存在著相當的差異，而這也意謂著健康旅遊的類型相當多樣化。本節首先對健康旅遊之意涵進行說明，其次再介紹健康旅遊之類型。

一、健康旅遊之意涵

由圖7-1觀之，在追求健康的過程中，個人係以自我責任為中心，配合營養飲食、心理活動及教育、健身運動及美容保養、抒壓調整四大主軸來進行，而進一步延伸，則結合了社交關係與外在環境的需求，其中對環境的需求即是尋找適合條件的空間來進行健康促進活動的執行，此即為健康旅遊之意涵，大多數健康旅遊之定義即由此而來，分述如下：

國際官方觀光組織聯合會(International Unit of Official Travel Organization, IUOTO)於1973年提出：所謂「保健觀光(wellness tourism)」乃利用各式自然資源以達到健康促進與恢復之效，特別針對溫泉及氣候等的運用。Goodrich與Goodrich(1987)認為健康照護觀光(health-care tourism)意指

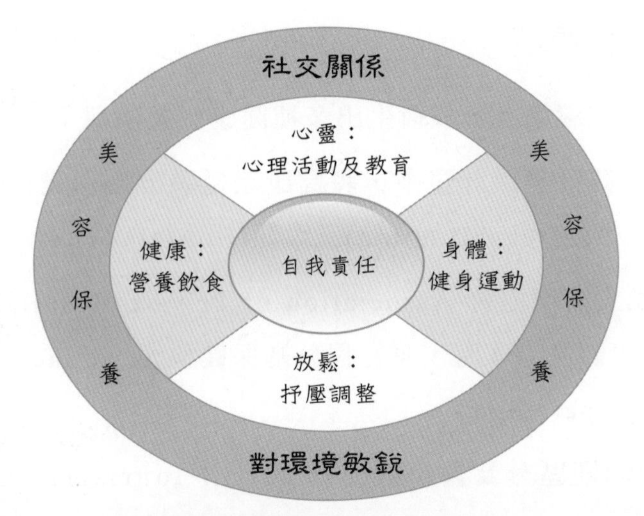

圖 7-1 延伸的健康模式 (expanded wellness model)

資料來源：Muller, H., & Kaufmann, E. L. (2001). Wellness tourism: Market analysis of a special health tourism segement and implications for the hotel industry. *Journal of Vacation Marketing, 7*(1), 5-17.

利用旅遊的設施（例如特殊的飯店）或旅遊景點（例如德國巴登巴登），透過適當的照護服務及設備以吸引旅客，完整的健康照顧觀光服務套裝包括身體健身、美容療法、健康及營養的飲食、放鬆／調整及心理活動與教育等(Muller & Kaufmann, 2001)。

Weiler與Hall (1992)指出健康旅遊以需求面來看應包含三要素：(1)離開住家(staying away from home)；(2)「健康」乃主要動機(health as the primary motive)；(3)在休閒環境下體驗(occurring in a leisure setting)，意即強調健康旅遊係為改善個人生活品質、積極參與活動及通常發生在戶外的情境(Weiler & Hall, 1992)。

Muller與Kaufmann(2001)認為，為了促進、強化或改善其健康，而離開居住地且使用健康服務的所有相關現象之總稱為健康觀光；而所謂「保健觀光」乃從事預防與促進健康的行程。Ross(2001)則提出，只要旅客為了保健旅遊離開居住地去旅行即稱健康觀光。至於Tabacchi(2003)主張，保健觀光乃指任何可以讓自己或家中成員更健康的旅遊型態。

二、健康旅遊的類型

由於健康旅遊定義繁多，故衍生出多種健康旅遊類型：

1. 在加勒比海之健康發展計畫中，將健康旅遊區分為保健(wellness)、治療(treatment)及復健(rehabilitation)三大類(Gonzales et al., 2001)。
2. 在馬來西亞私立醫療協會(Association of Private Hospitals of Malaysia, 2004)推廣健康觀光方案時，將行程分為保健型態(wellness paradigm)與疾病型態(disease paradigm)。
3. Jallad (2000)則區分為醫療觀光(medical tourism)、健康／治療觀光(health tourism / curative or therapeutic tourism)、預防或保健觀光(preventive tourism / wellness)，分述如下：

   (1) 醫療觀光

   醫療觀光之旅遊目的，是為了在醫院或醫療中心治療身體病痛或施行手術，進行醫療行程之後，病人（旅客）須移至水療中心進行復健一段時間。

   (2) 健康／治療觀光

   健康／治療觀光之旅遊目的，是為了在醫療的照護下治療特定疾病或為了復健，而採取天然的治療資源，如溫泉(thermo-mineral springs)、鹽湖(salt lakes)、泥漿(mud)、放射沙(radioactive sand)，以及氣候治療(climatic therapy)。

   (3) 預防或保健觀光

   預防或保健觀光的主要客群，係為身體健康並不需要醫療照護的客群，希望在旅遊途中可以獲得與一般日常生活不同型態的感受，以抒壓、放鬆、回復精神為主的旅遊，達到預防疾病產生為主要目的。因此，此種旅遊方式常運用天然資源並透過靜態的活動方式來呈現，使參與者可以提升身、心、靈三個層次的健康。如泡湯、美療SPA、健康SPA、芳香（薰香）療法、臉部美容療法、身體美容療法、草本療法、按摩、指壓、浴療法（如藥草浴、蒸氣浴、桑拿浴、尤加利浴等）、有氧運動、身體健身、瑜伽、健康／飲食（如素食餐飲、纖體蔬果餐飲、養生餐

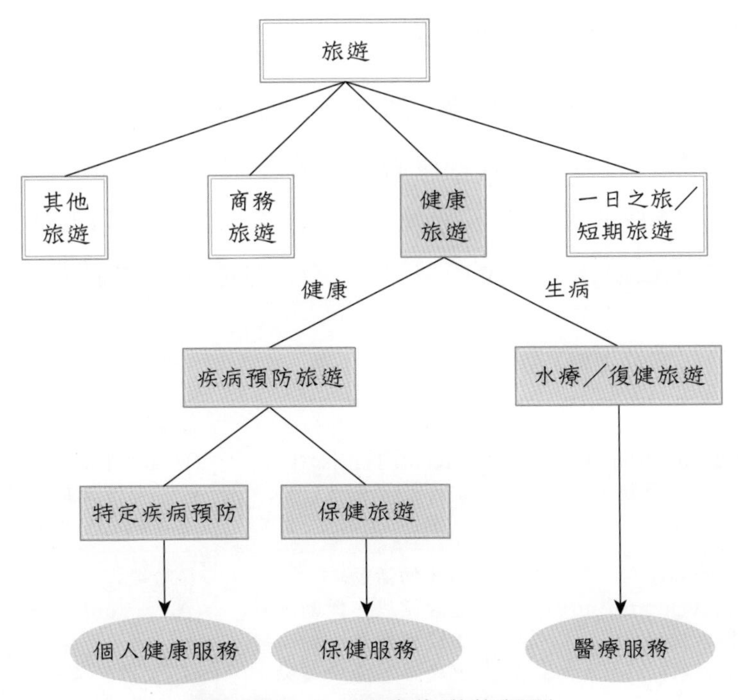

圖 7-2　健康旅遊的類型

資料來源：Muller, H., & Kaufmann, E. L. (2001). Wellness tourism: Market analysis of a special health tourism Segement and implications for the hotel industry. *Journal of Vacation Marketing, 7*(1), 5-17.

飲、食療餐飲、美容餐飲、有機餐飲等）、接觸大自然活動（如森林浴、日光浴、運動等）等活動的行程設計，即謂健康旅遊。

4. Muller與Kaufmann(2001)將健康旅遊劃分如圖7-2。

歸納各家定義後，以下依照三個原則來進行健康旅遊之類型：(1)遊客動機與活動強度；(2)遊客使用需求程度；(3)醫療資源與觀光資源所需強度，以及旅遊目的。

（一）以遊客動機與活動強度為分類原則

Weiiler與Hall(1992)提出以參與冒險、健康及運動觀光之旅客動機，以及活動強度為軸線，進行矩陣分類，將健康旅遊類型分為健康觀光、冒險觀光及運動觀光，如圖7-3所示。

（二）以遊客需求程度為分類原則

遊客對於健康的需求涵蓋醫藥、醫療至增進健康，故依其需求的程度來進行健康旅遊的分類，可分成五種健康觀光型態（圖7-4）。例如當遊客係以恢復健康的醫療與治療為主要訴求，則屬於型態1：以醫療為目的的旅行；而當遊客係以增進健康主要訴求，則屬於型態5：增進健康、增強體力。

較少活動 ← 活　動 → 較多活動

非競爭的 ↑ 動機 ↓ 競爭的			
非競爭的	健康觀光 (Health Tourism) 如：水療觀光、健康旅遊	健康觀光 (Health Tourism) 如：健身休養	健康觀光 (Health Tourism) 如：急流泛舟、帆船、跳水、健走
動機	冒險觀光 (Adventure Tourism) 如：快艇活動	旅客的活動: 包含健康、運動及冒險觀光要素，如：騎腳踏車、海中遊艇	冒險觀光 (Adventure Tourism) 如：爬山
競爭的	運動觀光 (Sport Tourism) 如：觀看競賽	運動觀光 (Sport Tourism) 如：草地保齡球	運動觀光 (Sport Tourism) 如：海洋競賽

圖 7-3　參與健康、冒險及運動觀光之旅客動機與活動強度之矩陣圖

資料來源：Weiler, B., & Hall, C. M. (1992). *Special interest tourism*. Belhaven Press.

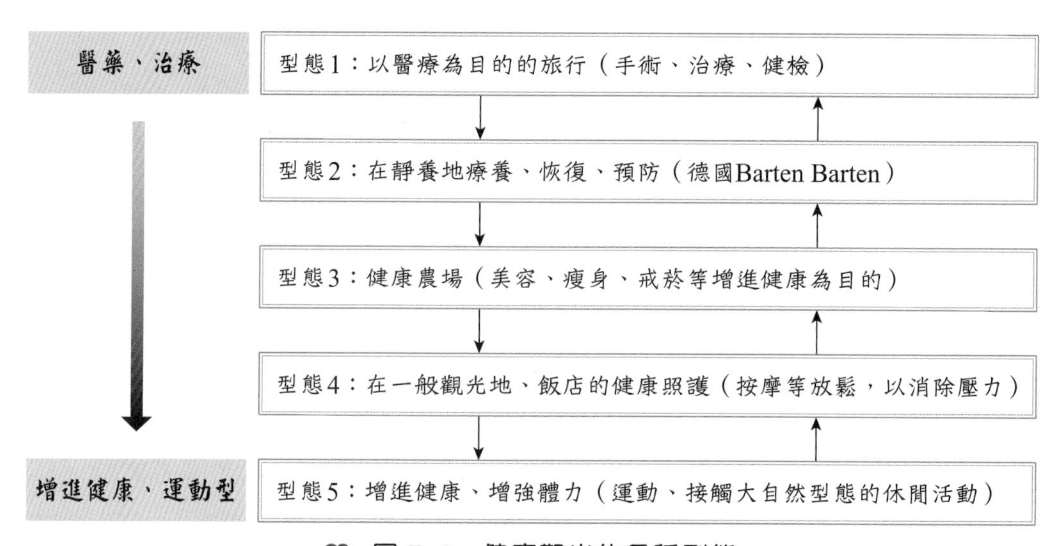

圖 7-4　健康觀光的各種型態

資料來源：陳建和(2007)・*觀光行銷學*（257-284頁）・揚智文化。

（三）以醫療資源、觀光資源所需強度以及旅遊目的為分類原則

若以醫療資源與觀光資源所需強度為縱軸，以旅遊目的（以休閒旅遊為主要目的、或是以治療、復原為主要目的）為橫軸，則可以將健康旅遊分為四個種類（圖7-5）。

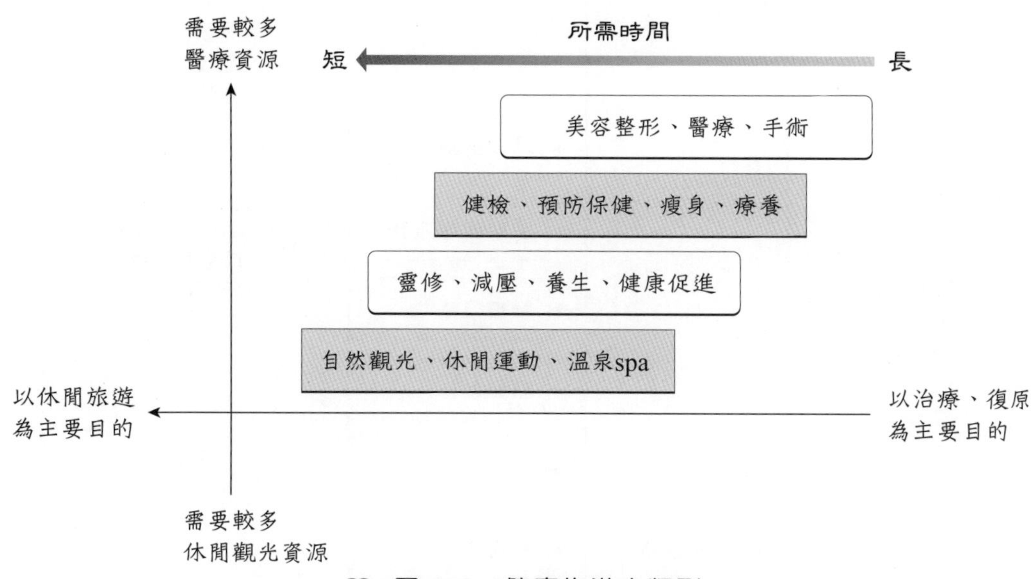

圖 7-5　健康旅遊之類型

資料來源：黃美純(2007)・整合休閒旅遊與養生醫療產業發展及區域規劃・*臺灣經濟論衡*，*5*(10)，64-81。

7-3 觀光醫療

一、觀光醫療的定義

觀光醫療(medical tourism)，是指以醫療護理、疾病與健康、康復與休養為主題的旅遊服務(WHO, 2006)。換言之，觀光醫療包括醫療與旅遊兩個層面，意即旅行者除了疾病治療或手術外，尚包括觀光之上下游產業，如機票、運輸、住宿及術後假期的整個套裝服務(Bookman & Bookman, 2007)。是故，觀光醫療是一種結合醫療與觀光兩種服務業的新型服務業，其產業可能的組合如圖7-6所示。

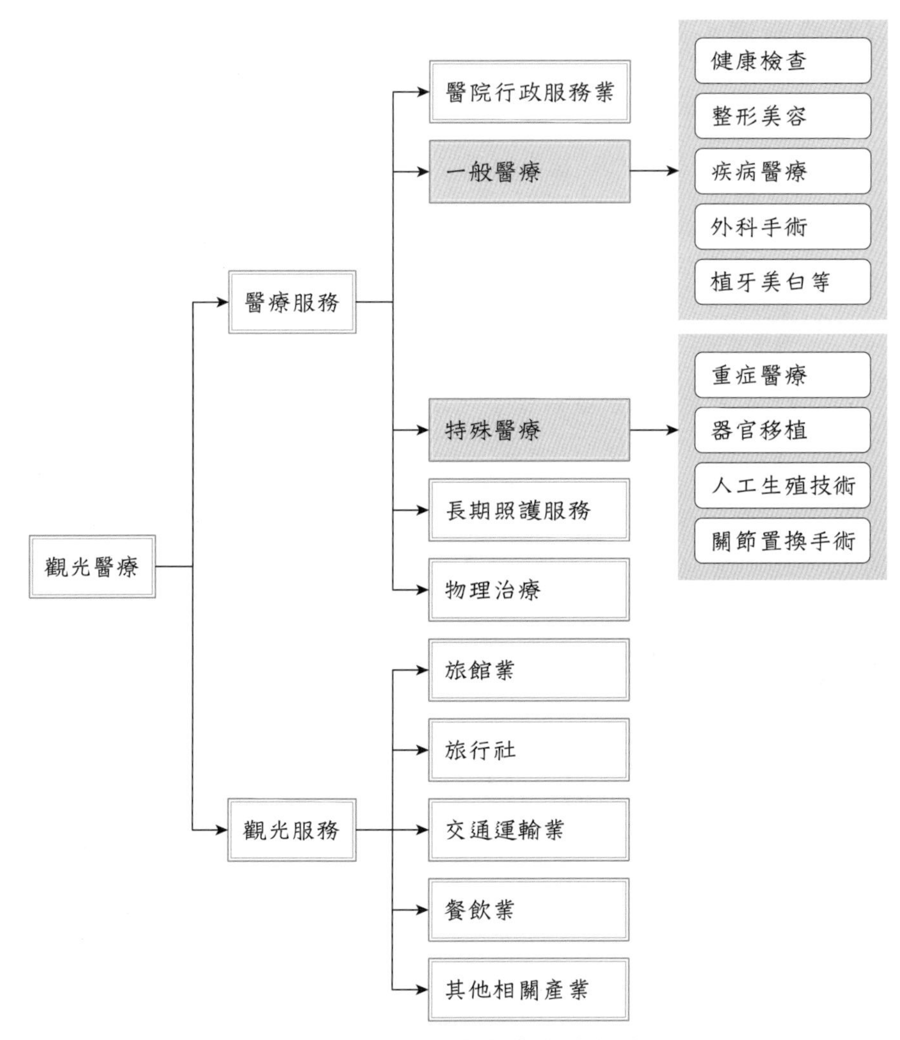

圖 7-6　觀光醫療產業之組合圖

資料來源：改繪自葉慈薇(2013)・*泰、韓、臺三國醫療觀光服務產業發展之比較研究*・未發表的碩士論文・政治大學。

二、觀光醫療的服務要素

觀光醫療係結合觀光業與醫療業兩種產業，因此，所需提供的服務則與觀光業與醫療業兩種產業相似性高，但其中亦有不同之處。首先，就環境要素而言，觀光業首重觀光目的地與觀光吸引物之要素，而醫療業則重視醫院與醫療器材環境要素，至於觀光醫療業則強調醫療服務提供國之醫院及風景環境因素。其次，就實體產品要素而言，觀光業首重觀光地點之基礎建設、當地食衣

表 7-1 觀光業、醫療業、觀光醫療業之組成要素

行業	環境要素	實體產品要素	顯性服務要素	隱性服務要素
觀光業	觀光目的地、觀光吸引物	觀光地點之基礎建設、食衣住行娛樂之相關設施	達成消費者觀光目的	美好回憶、愉悅感、新鮮感、舒適感、親切感
醫療業	醫院、醫療器材	醫藥用品	治好病人疾病	安全感、專業度、親切感
觀光醫療業	醫療服務提供國之醫院及風景	醫藥用品、醫療觀光服務提供國之基礎建設、食衣住行娛樂之相關設施	治癒病人疾病、醫療觀光服務提供國之景色	醫療服務價格優惠度、醫療安全、醫療服務提供國之醫護人員及當地居民之親切感

資料來源：葉慈薇(2013)・*泰、韓、臺三國醫療觀光服務產業發展之比較研究*・未發表的碩士論文・政治大學。

住行娛樂之相關設施之要素，而醫療業則重視醫藥用品要素，至於觀光醫療業則強調醫藥用品、醫療觀光服務提供國之基礎建設、食衣住行娛樂之相關設施因素。再者，就顯性服務要素而言，觀光業首重達成消費者觀光目的之要素，而醫療業則重視治好病人疾病要素，至於觀光醫療業則強調治癒病人疾病以及醫療觀光服務提供國之景色。最後，就隱性服務要素而言，觀光業首重帶給遊客美好回憶、愉悅感、新鮮感、舒適感、親切感之要素，而醫療業則重視帶給遊客安全感、專業度與親切感等要素，至於觀光醫療業則強調醫療服務價格優惠度、醫療安全、醫療服務提供國之醫護人員及當地居民之親切感等要素。

三、觀光醫療的發展類型

根據醫療訴求的目的，可將觀光醫療分為休閒觀光服務、特色醫療、長期醫療等三大發展類型，分述如下：

（一）休閒觀光服務類型

從事此類型觀光醫療的旅客主要以休閒、旅遊、觀光旅遊活動為主，保健醫療活動行為則為其次之目的。因此，此類型的旅客主要係以不需要過多事前評估及術後照顧的海外顧客為主，在從事景點觀光、度假及購物等休閒行為之

外，還可以進行健康檢查或是簡易的養生保健活動，例如SPA水療、瑜伽養生等活動，如圖7-7所示。此類型之觀光醫療的特性在於服務成本低，但是相對收益高，因此，目前泰國、南韓、新加坡、臺灣、印度等國家皆積極推廣此類型之觀光醫療活動。

（二）特色醫療類型

特色醫療類型主要係以專業醫療行為為主，可根據各地區醫療服務專項來規劃設計。目前臺灣可發展的特色醫療約有器官移植、整形美容、心臟手術、眼睛手術、植牙美白、關節置換、人工生殖手術等，參見圖7-7。

（三）長期醫療類型

長期醫療類型之客群則為需要長期治療的重大疾病病人，或是需長期休養的病人，其共同特性則為需要長期停留時間。如圖7-7所示，可發展的內容為重症病情、失智安養、老人照護、中醫調理、產後護理等項目。

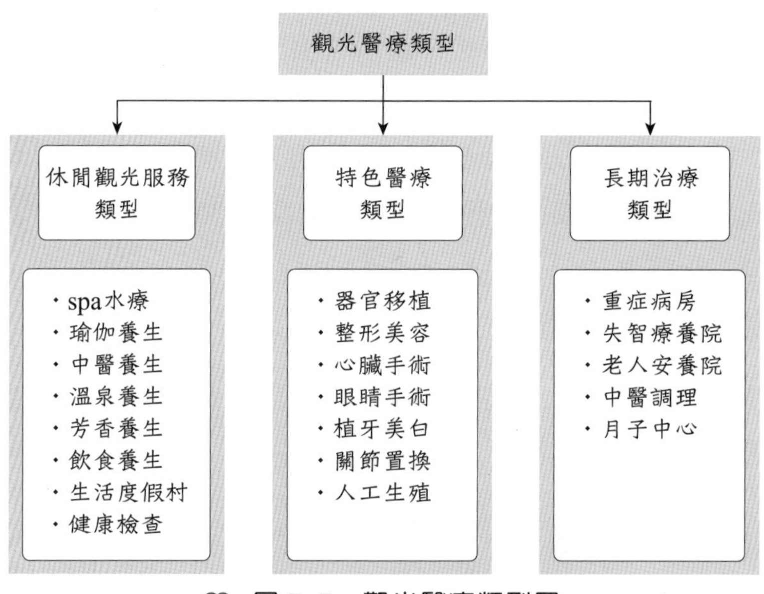

圖7-7　觀光醫療類型圖

資料來源：改繪自葉慈薇(2013)‧*泰、韓、臺三國醫療觀光服務產業發展之比較研究*‧未發表的碩士論文‧政治大學。

四、臺灣觀光醫療的發展概況

過去因為相關法規的規範與限制，爭取國外遊客來臺就醫的成效不彰，但是，配合2008年7月政策開放陸客來臺觀光，衍生許多觀光醫療方面的需求，因此，許多醫療機構皆積極爭取此商機。於2009年8月，舉辦中國大陸來臺觀光醫美首發團；同年1月，外貿協會與國內醫療機構共同赴東南亞訪問，提供當地臺商保健的建議，並促請當地臺商返臺，使用臺灣的高階健檢服務。除大陸與東南亞地區外，外貿協會亦曾於2009年與2010年組團至美國，協助臺灣醫療服務業者進行國際宣傳，提升臺灣醫療之國際知名度。

目前中央政府推行觀光醫療產業由衛生福利部主導，為協助國內業者爭取國際醫療商機，2007年衛生福利部成立國際醫療管理工作小組，其中，臺灣推動醫療服務國際化之整體規劃與推動架構，如圖7-8所示。在相關單位方面，包括衛生福利部、中華民國僑務委員會、觀光局等政府各部會、醫療服務國際化專案管理中心、會員醫院；在跨部會合作方面，包括觀光局、經濟部、僑

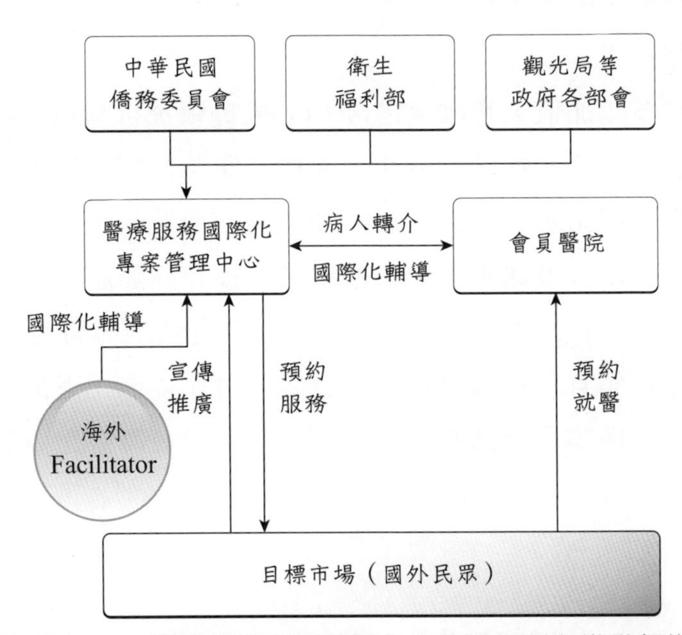

圖 7-8　臺灣醫療服務國際化之整體規劃與推動架構

資料來源：陳宜民、周韻采、連賢明、陳厚全(2010)。*醫療服務國際化旗艦計畫整體推動成效評估及後續發展策略*。衛生福利部。

委會、外交部、金管會、陸委會、移民署、衛生福利部、文化部、國發會等單位，進行合作性的策略規劃，如簡化外籍人士醫療簽證流程及大陸人士來臺就醫的常態化；在會員醫院方面，包括國泰綜合醫院、振興醫院、馬偕醫院、新光醫院、臺安醫院、耕莘醫院永和分院、長庚醫院、諾貝爾醫療集團、萬芳醫院等多家醫療院所。

近年來鑒於與東南亞國互動日趨頻繁，衛生福利部於2018年起便啟動「一國一中心」策略，初期以印尼、印度、越南、泰國、菲律賓、馬來西亞為優先重點對象，一國家由一家醫院負責統籌，目前已有6家具醫學中心量能之機構（台大、成大、榮陽團隊、彰基、花蓮慈濟、彰濱秀傳）成為首批一國一中心負責醫院。「一國一中心」首重六大推動項目，包含：(1)醫衛人才培訓；(2)醫衛產業搭橋；(3)臺商健康諮詢服務；(4)營造文化友善之醫療環境；(5)醫衛相關產業法規及市場調查；(6)資訊整合。2022年開始第二期新南向計畫，把一國一中心，變成七國十中心，新增越南、印尼、馬來西亞各2團隊，藉由設置海外據點，提升在地醫療品質與水準。

現國家發展計畫（2021~2024年）於「建設人本交通與觀光網」方面，致力發展觀光醫療多元加值，其政策包含：(1)鼓勵醫療機構投入海外觀光醫療市場，建立異業合作平臺，如開發養生、健檢、醫美行程，透過提供國際旅客醫療服務，帶動臺灣觀光產業發展；(2)提供觀光醫療諮詢及轉介服務，輔導醫療機構精進醫療服務環節及建置友善醫療環境，提升國際旅客對臺觀光醫療服務水平之滿意度；(3)強化我國醫療品牌形象，整合各地方特色醫療旅遊亮點素材，制定全通路行銷宣傳推廣企劃，開發海外潛在客群。下文將就臺灣觀光醫療之市場供給層面與需求層面進行相關彙整，以對臺灣觀光醫療的發展概況有所了解。

（一）觀光醫療的供給層面

臺灣目前醫療水準已達國際一流水準，已有多家醫療院所通過美國JCI醫院評鑑，且多數通過醫院評鑑暨醫療品質策進會的認證，在國際之間已獲得相當高的醫療評價。此外，醫療收取費用相對其他國家較為低廉，平均而言，目前關於醫療手術的費用約為歐美地區的五或六分之一；又如醫美費用，則不到美國的三分之一；再如身體檢查的費用，更是不到美國費用的七分之一。因此，相對於歐美醫療先進國家而言，臺灣醫療水準相當，但費用卻相對親民，是故，為發展觀光醫療的一大利基。

當亞洲各國積極發展觀光醫療之際，臺灣也開始推動相關政策，力求醫療服務國際化。臺灣醫療不僅潛在產值龐大，價格亦極具國際競爭力，故2025衛生福利政策白皮書中，便將推廣健檢及美容醫學之國際醫療、設置北中南四機場國際醫療服務中心列為重點項目，透過衛生福利部國際醫療管理工作小組、外貿協會以及各醫療機構之努力推動國際醫療服務，吸引更多海外民眾、病人來臺就醫，並推動與國際醫療機構合作交流。

國際醫療係以臺灣六大優勢為主軸，作為推廣臺灣醫療產業服務的形象，主張「特殊醫 」與「觀光醫 」的發展。特殊醫療著重臺灣具特色且國際知名之醫療服務，包含：(1)活體肝臟移植（不涉及國內器官捐贈）；(2)顱顏重建手術；(3)心血管治療；(4)人工生殖技術；(5)關節置換手術等醫療服務實績行銷，作為我國高科技、高技術性醫療服務宣傳目標，強調高醫療水準，建立臺灣優質醫療服務品質；而在「觀光醫 」方面，則是積極 遊、醫 院所輔助遊業者開發養生、健檢、醫美 程（表7-2），使國際旅客在接受醫療服務的同時，亦能享受到臺灣優質觀光環境。

表 7-2　臺灣觀光醫療服務項目與特色

服務項目	特色
健康檢查	由訓練有素的醫事人員，在擁有最先進醫療設備的體檢中心提供海外醫療旅客全方位身體健康檢查；根據初步檢查結果，透過專業醫師即時提供診斷並提供健康管理計劃
美容醫學	在最先進的美容醫學中心提供各種醫美手術，包括隆胸、抽脂、雙眼皮手術和削骨等
牙科治療	臺灣的牙科醫療品質在全球數一數二，且與美國、日本等先進國家並駕齊驅，但物價與治療費用相對較低，且對於華人更具語言優勢
生殖醫學	臺灣人工生殖醫療技術優良，與美國相當，更領先加拿大、英國、南韓、日本等國，但費用僅全球平均價格之50%，與全球比評具有相當優勢
眼科治療	臺灣醫療費用合理且醫療品質高，吸引眾多國際病人不遠千里來臺求治；眼科手術排行分別為白內障、雷射近視以及眼皮手術

國際醫療住診病人所進行之服務專案，以婦產科、外科、骨科以及整形外科等項目為主，近年透過海外通路行銷管道以及與旅行業者之異業合作，至2021年已累積近316.6萬服務人次，產值共達1,494.6億元（表7-3），故由上述產值可知，觀光醫療不僅能為醫療機構開發廣大自費客源，更能帶動觀光產業成長、提高就業機會和平均國民所得，使整體經濟向上提升。但由於受到嚴重特殊傳染性肺炎(COVID-19)疫情影響，衝擊全球觀光產業，於2020年起有下滑趨勢，該如何突破困境，有待各界思量。

表 7-3　2018~2021 年國際醫療服務人次與產值統計

年分 / 人次及產值	2018年	2019年	2020年	2021年
門診人次	254,299	266,819	172,504	249,300
住診人次	8,503	8,589	4,399	3,192
健康檢查人次	80,739	101,997	43,158	19,121
美容醫學人次	4,449	4,091	3,015	2,830
總人次	347,990	381,496	223,076	274,443
產值（億元）	175.09	189.99	95.03	64.05

（二）觀光醫療的需求層面

根據臺南市政府觀光旅遊局之「雲嘉南健康養生產業、Long-stay觀光發展暨觀光醫療產業創新規劃」報告中，指出臺灣觀光醫療市場有下列四種市場的需求狀況。

1. 老年人市場

65歲以上老年人口所占比例逐年攀升，內政部統計，2021年底達380.4萬人，占總人口的16.2%，銀髮族漸成市場主流。再加上老年人空閒時間充裕，注重保健養生，加上子女孝敬父母將旅遊產品作為禮物贈與父母，因此健康養生，休閒旅遊等市場的商機無限。

2. 女性市場

隨著女性旅遊意識的增強，出遊比率每年上升，其中不少擁有充足時間和消費能力的女性，對於溫泉、SPA、美容、瘦身等保健旅遊產品情有獨鍾，因此，結合中醫減肥與美容旅遊產品、中醫藥膳調理旅遊產品、醫療整形美容產品將會對女性市場產生巨大影響力。

3. 特殊人群市場

特殊人群是指有治療疾病需求或有康復療養需求的人群，其中還包括了本身健康狀況良好，但是對於養生有偏好，喜歡選擇帶有保健療養性質旅遊產品的人群。這類人群的消費週期長，對價格敏感度較低，但要求完善的服務設備與高水準的服務品質（黃、楊，2009）。

4. 外國人市場

臺灣醫療品質及醫療水準很高，我國肝臟移植手術五年的存活率已經超過美國（薛，2007）。臺灣於2007年始成立「臺灣醫療旅遊交流協會」，該網站提供在臺旅遊的可行性行程規劃、旅遊接送、食宿安排、代訂機位、翻譯人員及就醫協助等安排。此外，臺灣比起外國醫院國際醫療價格低廉，也是一大優勢。

五、臺灣觀光醫療的前景展望

臺灣觀光醫療之發展情形，除了原衛生福利部公告得代申請大陸人士來臺進行健康檢查、醫學美容之醫療機構總計88家醫療院所之外，衛生福利部於2021年12月31日公告目前合計總數共為119家，且仍持續增加中。透過對目前觀光醫療的SWOT分析（陳等，2010），以了解臺灣觀光醫療的發展優勢，做為發展的根基；面對發展劣勢，加以思考並尋找改善方法；掌握威脅與機會，對未來發展的脈動更能有清楚的輪廓。

（一）觀光醫療的發展優勢

1. 醫療服務層面

(1) 臺灣相較鄰近亞洲國家如泰國、印度、中國大陸等，醫療服務品質及公共衛生環境都相對較好。

(2) 由於臺灣醫療環境經歷百年來的發展，已逐漸成熟並發展為有效率、注重成效的醫療環境，能夠提供國內或國際病人最即時的服務。

(3) 自從臺灣開始醫院評鑑制度以來，健全的醫療評鑑制度，不僅有效提升醫療院所的醫療品質，亦同時強化民眾對臺灣醫療服務的信心。

(4) 由於近年來的努力發展，部分專科已經具有全球知名度及競爭力，如高雄長庚醫院的活體肝臟移植手術享譽全球。

2. 整體環境

(1) 臺灣人民熱情，同時社會環境安定、相較其他國家，治安良好。對國際旅客來說，這是一個方便旅行的地方。

(2) 就語言來說，臺灣相較東南亞各國，具華語溝通的優勢。對於大中華市場而言，極具競爭力。

（二）觀光醫療的發展劣勢

1. 醫療服務層面

(1) 目前國內醫療機構之英語化環境整體而言尚未成熟，無法有效指引國際旅客到準確的路線或是就診方式或科別，往往造成國際旅客多花時間在了解相關指標指引的意義，或是中英文的轉化翻譯。

(2) 國內醫護人員之英語溝通會話能力不足，對國際病人的溝通易產生誤會與曲解。

(3) 相關醫療機構之治療流程、檢查內容及費用的資訊不夠透明，造成消費者無法信任醫療機構。

(4) 目前尚未建置統一窗口，無法提供相關醫療問題諮詢，或是協助尋找適當的醫療機構，造成國際醫療旅客望之卻步。

(5) 觀光醫療之分工體系尚未建立完成，產生醫療機構不僅要在垂直醫療服務方面包辦所有業務，且亦需處理水平觀光服務之業務，無法專注於醫療服務。

(6) 目前醫療機構因施行全民健保制度，造成區域型或教學型之大型醫療機構日益擁擠，而排擠到中小型醫療機構的經營醫院經營。

(7) 目前觀光醫療主要以發展醫美或是外科為大宗，但是，國內外科醫師或是外科住院醫師數不足且分配不平均，對於觀光醫療的發展有一定的阻力。

2. 整體環境

(1) 臺灣在國際地圖上，並非位於交通樞紐或是重要轉機點，因此較難吸引國際旅客。

(2) 國內醫療體系或是觀光環境之英語化與外語化環境不足，易有溝通障礙，使外籍人士望之卻步。

(3) 整體與系統性的異業結盟機制尚未建置完善，醫療機構往往要兼顧垂直醫療服務與水平觀光服務，易造成服務不周或是衍生相關問題。

(4) 完整的觀光醫療風險管理模式並未建立，無法協助處理跨國醫療相關的保險、糾紛處理與後續照護等，易造成觀光醫療相關之糾紛。

（三）觀光醫療的發展機會

1. 醫療服務層面

(1) 臺灣醫療體系具有高水準的醫療設備與設施，以及高品質的醫療服務人員。

(2) 政府與相關機構積極推廣觀光醫療產業，大大提升醫療機構與觀光展業之參與意願。

(3) 觀光醫療之產值高，預估產值達每年400億美金。鼓勵並值得相關醫療機構與觀光產業加入國際競爭行列。

2. 整體環境

(1) 每年具有相當多外籍人士來臺灣進行觀光或是商務活動，顯示臺灣仍是相當受外籍人士喜愛的國家。

(2) 兩岸三通與自由行限制之鬆綁，來臺陸客數逐年增加，其中，觀光醫療將會成為陸客來臺之重要觀光目的之一。

（四）觀光醫療的發展威脅

1. 醫療服務層面

(1) 政府對觀光醫療之宣傳不足，不僅國際觀光客資訊不足，國內一般民眾亦多一知半解，造成政府發展觀光醫療的威脅。

(2) 欠缺觀光醫療之專責規範，若以國內醫療衛生為前提的醫療法規，則無法符合觀光醫療的整體需求規範，需建立專責規範，以保障觀光醫療的發展。

(3) 語言溝通與文化隔閡容易造成觀光醫療的相關糾紛與問題。

(4) 鄰近國家皆已紛紛發展觀光醫療產業，例如頗具觀光醫療規模的新加坡、韓國、泰國、印度，以及後起之秀的菲律賓、馬來西亞、香港、中國大陸等國家，目前觀光醫療已漸呈現競爭白熱化趨勢。

2. 整體環境

(1) 觀光醫療除了醫療系統之外，周邊生活配套設施尚不完全，如機場交通、文件處理、專責簽證、住宿等。

(2) 目前臺灣與國際相關醫療與觀光產業的合作並未建置完善，且其行銷管道亦未完整。

(3) 臺灣出入境手續複雜，且並沒有建立觀光醫療專屬簽證，對發展觀光醫療是項嚴重的衝擊。

(4) 兌換外幣之窗口不足，在匯兌時會感到不方便。

結　語

親愛的讀者，當您閱讀本章後，是否了解「健康」與「健康旅遊」的真正意義呢？健康旅遊是一種綜合性的概念，一切有助於現代人消除第三狀態、恢復身心健康、維持身心健康以及增進身心健康的旅遊活動，皆可謂之為健康旅遊。希望讀者可以讓自己減少處於第三狀態的生活，並且可以積極從事健康旅遊，以保有身心健康。

目前，各國政府極力推廣國際觀光事業，其中，觀光醫療是健康旅遊的主要趨勢，觀光醫療的目的是為了促進個人健康，屬經濟活動，包括了服務性質的交易，並可切割成兩種元素：醫療和旅遊。是故，觀光醫療是一種結合醫療與觀光兩種服務業的新型服務業，亦為當前與未來之新興產業之一。

透過本章對「臺灣觀光醫療的發展概況」，以及「臺灣觀光醫療的前景展望」的整理與說明，期待讀者對臺灣「觀光醫療」產業有深度的了解，並可讓自己洞悉此產業的優點、缺點、機會與威脅，進而更進一步地建構與發展自己關於此產業的技術與能力。

問題與討論
Discussion

1. 請說明「健康旅遊」的意涵。

2. 請說明「觀光醫療」的定義。

3. 請說明「觀光醫療」的發展類型。

4. 請討論「臺灣觀光醫療」的前景。

5. 如果您要從事「觀光醫療」產業，請問您該具備何種技術與能力？

參考文獻
Reference

左如梅 (1996)・學校衛生護理的概念架構與實作標準・*護理雜誌*，*43*(2)，4-17。

交通部觀光局 (2003)・*溫泉之旅*。http://eng.taiwan.net.tw/

江國揚 (2006)・*我國健康觀光發展策略之研究—模糊理論之運用*・未發表的碩士論文・國立臺北護理學院。

何東波、林指宏、陳淑美、黃戊田、陳冠位、張耀麟…陳肇堯 (2013)・*雲嘉南健康養生產業、Long-stay 觀光發展暨觀光醫療產業創新規劃*・臺南市政府觀光旅遊局。

行政院國家發展委員會 (2021)・*國家發展計劃（110 至 113 年）（核定本）*。https://www.ndc.gov.tw/Content_List.aspx?n=D61190201622DA50&upn=5E8A39A0E8888B41

陳宜民、周韻采、連賢明、陳厚全 (2010)・*醫療服務國際化旗艦計畫整體推動成效評估及後續發展策略*・衛生福利部。

陳建和 (2007)・*觀光行銷學*・揚智文化。

黃玉梅、林邦興 (2008)・養生行為與健康管理之探討・*2008 休閒管理暨觀光旅運發展國際學術研討會*（297-306 頁）・育達商業技術學院。

黃金琳、楊榮斌 (2009)・我國醫療保健旅遊產品開發初探・*資源開發與市場*，*25*(11)，1040-1042。

黃美純 (2007)・整合休閒旅遊與養生醫療產業發展及區域規劃・*臺灣經濟論衡*，*5*(10)，64-81。

葉慈薇 (2013)・*泰、韓、臺三國醫療觀光服務產業發展之比較研究*・未發表的碩士論文・政治大學。

臺灣國際醫療全球資訊網 (2022)・*醫療動態*。https://www.medicaltravel.org.tw/News.aspx?l=1

衛生福利部 (2016)・*2025 衛生福利政策白皮書* ・衛生福利部。

衛生福利部國際合作組 (2018)・*「一國一中心」開創新南向醫衛產業合作新動能*。https://www.mohw.gov.tw/cp-3795-41446-1.html

薛瑞元 (2007)・*三年衝刺計畫－醫療產業升級 醫療服務國際化旗艦計畫*。http://www.hwe.org.tw/

Bookman, M. Z., & Bookman, K. R. (2007). *Medical tourism in developing countries.* Palgrave Macmillan.

Gilbert, D. C., & Ven de Weerdt, M. (1991). The health care tourism product in western europe. *Revue de Tourisme, 46*(2), 5-10.

Gonzales, A., Brenzel, L., & Sancho, J. (2001). *Health tourism and related service caribbean development and international trade.* The World Bank Group.

Goodrich, G. E., & Goodrich, J. N. (1987). Health-care tourism: An exploratory study. *Tourism Management, 8*(3), 217-222.

Goodrich, J. N. (1993). Socialist Cuba: Study of health tourism. *Journal of Travel Research, 32*(1), 36-41.

Jallad, A. (2000). *Environment and curative tourism*. Alam Al Kutub.

Lowenthal, D. (1962). Tourists and thermalists. *Gergraphical Review, 52*(1), 124-127.

Muller, H., & Lanz-Kaufmann, E. (2001). Wellness tourism: Market analysis of a special health tourism segment and implications for the hotel industry. *Journal of Vacation Marketing, 7*(1), 5-17.

Ross, K. (2001). *Health tourism: An overview. HSMAI marketing review.* http://www.hospitalitynet.org.

Spivack, S. E. (1998). Health spa develop in the USA: A burgeoning component of sport tourism. *Journal of Vacation Marketing, 4*(1), 65-77.

Tabacchi, M. H. (2003). *Spa development in the world.* The Asian International Spa Association.

Verschuren, F. (2004). *Spa health and wellness tourism*. Canadian Tourism Commission.

Weiler, B., & Hall, C. M. (1992). *Special interest tourism.* Belhaven Press.

– MEMO –

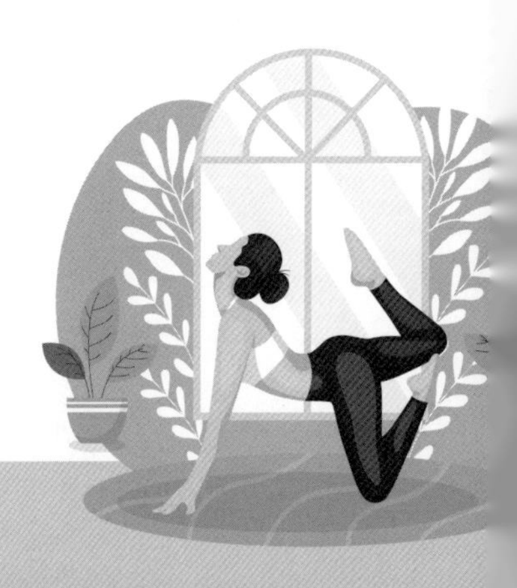

銀髮族健康促進

葉慧容　編著

前言

我國自1993年老年人口比例突破7%之後，即正式邁入高齡化社會，人口結構亦隨即快速老化，2020年國人平均餘命達81.3歲，於2021年1月底老年人口已占總人口比率16.5%，近年來國人平均壽命呈現上升趨勢。醫療科技可以延長人類壽命，但非萬能靈藥能夠解決所有老人健康問題，依據2020年衛生福利部（以下簡稱衛福部）統計「健康餘命」年數為73.28歲，「不健康餘命」年數由2012年的7.95年增至2019年的8.47年，意指因失能、臥床、慢性病纏身等因素，需仰賴他人照顧長達8.5年，故增加健康平均餘命，縮短不健康生存年數是目前老人健康促進重要的目標。

為增進老人健康，世界衛生組織(WHO)及先進國家已針對老人健康需求，陸續制定老人健康促進政策（衛生福利部國民健康署，2009），使老人皆能「健康生活、延緩老化、延長健康餘命」，達到維護老人日常生活之獨立性、自主性、降低其依賴程度的願景。爰此為減少失能照顧年數，長照2.0計畫向前發展各類預防保健等減緩失能之預防性服務措施，包括提供肌力強化運動、自主生活能力之復能訓練、膳食營養、口腔保健、認知促進等服務，以達減緩失能，促進長者健康福祉的目標。依據老人福利法，老人係指年滿65歲以上之人。宥於推動老人健康促進需要提早，不可於65歲才開始辦理，可依銀髮族需求提前到40歲，積極強化健康促進行為。

8-1 銀髮族健康需求評估

WHO將健康定義為：「生理、心理和社會的安適美好狀態，不僅是沒有生病或身體虛弱而已」。健康是包括生理、心理、社會、情緒、靈性等多層面。馬斯洛(Maslow)將人的需求由低而高分成生理、安全、歸屬感和被愛、自尊及自我實現等需求。而後有學者將馬斯洛的需求概念延伸為人類的存在是動態且完整的，不論是高階或低階的需求，只要未被滿足就會產生問題。每個階段的需求都同樣重要且應被滿足，不需先滿足低層次的需求後，才能追求更高層次的需求。健康需求評估是分析族群的需求和所需要的健康服務，老人的照顧需求在健康與生病時有所差異，為能提供符合老人期待的服務，宜據此訂定優先順序及分配資源。

一、長者功能自評量表

為達健康老化的目標，WHO於2019年公布新版的高齡整合照護指南(integrated care for older people guidelines, ICOPE)，係以社區為基礎，發展以人為中心的整合照護服務模式。其提出「長者健康整合式評估」，目的在於早期發現功能衰退，以延緩衰弱與失能、維持及改善老年人身體功能與心理健康。「長者健康整合式評估」包含認知功能、行動能力、營養、視力、聽力、憂鬱等六大項目。國民健康署建議年滿65歲以上長者，每三個月或自覺身心功能狀況衰退時，可運用「長者功能自評量表」（表8-1）進行自我檢測。

以上功能評估結果如有異常（各題勾選「是」；5-1題勾選「否」），可請教醫師；若暫時沒有尋求相關協助，可參考國民健康署健康資訊或查找住家附近可利用的社區資源及課程。

二、長者衰弱評估

衰弱(frailty)是老年人常見的症候之一，會造成多重器官系統的功能衰退。衰弱狀態下的老年人比正常老年人 易發生不良健康結果， 如厭食、肌少症、入住機構、失能、跌倒，甚至死亡等。目前長期照顧十年計畫2.0（簡稱長照2.0）以衰弱量表(study of osteoporotic fractures, SOF)作為老年衰弱症之篩選工具，其由體重減輕、下肢功能及降低精力等三個指標構成（表8-2）。

表 8-1　長者功能自評量表

項目	題目	評估結果
認知功能	1. 本題請由家屬評估，若無家屬協助，再由長者本人自評 ・家屬評估長者：您是否覺得長者近一年來有記憶減退現象？	□是　□否
	・長者自評：您最近一年來，是否有記憶明顯減退的情形？	□是　□否
行動功能	2. 本題請由家屬評估，若無家屬協助，再由長者本人自評 (1) 家屬評估長者：椅子起身測試：請長者雙手抱胸，起立坐下連續5次 ・需要幾秒？ ・是否大於12秒？	______秒 □是　□否
	(2) 長者自評：您是否出現以下任一種「情況」？ ・非常擔心自己會跌倒？ ・過去一年內曾跌倒過？ ・坐著時，必須抓握東西才能從椅子上站起來？	□是　□否
營養不良	3. 在非刻意減重的情況下，過去三個月您的體重是否減輕3公斤或以上？	□是　□否
	4. 過去三個月，您是否曾經食慾不好？	□是　□否
視力障礙	5. 您的眼睛看遠、看近或閱讀是否有困難？ （此題回答「是」，請續答5-1；此題回答「否」，請跳答第6題）	□是　□否
	5-1. 您過去1年是否曾接受眼睛檢查？	□是　□否
聽力障礙	6. 您的聽力是否出現以下「任一種」情況？ ・電話或手機交談時聽不清楚，或因為沒聽到鈴聲常漏接電話 ・看電視、聽收音機時，常被家人或朋友說音量開太大聲？ ・與人交談時，常需要對方提高說話音量或再說一次？ ・因為聽力問題而不想去參加朋友聚會或活動？	□是　□否
憂鬱	7. 過去兩週，您是否常感到厭煩（心煩或「阿雜」），或覺得生活沒有希望？	□是　□否
	8. 過去兩週，您是否減少很多的活動和原本您感興趣的事？	□是　□否

資料來源：衛生福利部國民健康署(2022)・*長者功能自評量表*。https://www.hpa.gov.tw/Pages/Detail.aspx?nodeid=4602&pid=15101

表 8-2　衰弱量表 (SOF)

指標	衰弱評估詢問內容	評分
體重減輕	未刻意減重狀況下，過去一年體重減少了3公斤或5%以上？	□是　（1分） □否　（0分）
下肢功能	無法在不用手支撐的情況下，從椅子上站起來五次	□是　（1分） □否　（0分）
精力降低	過去一週內，是否「覺得提不起勁來做事」？	□是　（1分） □否　（0分）
總分		

註：評分說明：

1. 任1項為「是」者，為衰弱前期(pre-frailty)；若第2及第3部分評估為否，則轉介預防長者衰弱前期健康促進服務計畫。
2. 任2項以上「是」者，為衰弱期(frailty)，須轉介至地方政府之長期照顧管理中心，進一步評估與安排至特約單位，接受衛福部長期照顧十年計畫2.0之「預防及延緩失能照護服務」。

8-2 銀髮族健康促進相關議題及技能

依據國民健康署(2015) 2009~2012年調查顯示，影響臺灣老人的身體健康問題包括缺乏運動、跌倒、攝食蔬果量不足、口腔健康不良、吸菸、社會活動參與不足、預防保健觀念不佳、篩檢服務接受度不高等。以下將針對健康體能、口腔保健、健康飲食及跌倒防制加以說明。

一、健康體能

根據國民健康署(2016)調查資料顯示，65歲以上有運動習慣的老人達65.7%，有運動習慣的老人相對健康情形較好，且就醫次數、失能、憂鬱傾向及死亡率較低。在政府的健康宣導下，民眾大多耳熟能詳的口號為「要活就要動」，高齡者的運動模式宜傾向緩和型運動，例如散步、游泳、元極舞、五行健康操、太極和瑜珈等，時間不須緊迫，一日可達30分鐘即有運動效果（國民健康署，2015）。

運動可降低各種疾病的罹患率及死亡率，對於社區之健康、亞健康或衰弱老人進行結合肌力、肌耐力、柔軟度、平衡及心肺功能的運動介入，除能改善行動能力外，亦有助於改進認知功能、生活品質、情緒及社交參與等。相關文獻已證實，擁有健康體能，將有助於延緩或降低老人常見的慢性病，如高血壓、心臟病、糖尿病、癌症等，亦可提升或維持老人健康體能。正如芬蘭的老人到了80、90歲，還能在健身房裡彈跳、翻筋斗，並且立下「只有臨終前2週躺在床上」的豪語。

對於不喜歡外出活動的老人，於家中也可以自行準備健身器材，或跟著電視節目做運動。近年來，相關廠商積極發展滿足年長族群運動特殊性需求的運動器材，如德國Pedalo公司設計同時具有訓練效果及安全性的平行把訓練步道。運用智慧科技發展「虛擬實境」(virtual reality technology)及休閒軟體，使老人透過虛擬實境便可居家實行釣魚、健身、環遊世界或爬山等運動。銀髮族使用3C產品的人數與日俱增，宜適時應用智慧科技於不喜歡出門的高齡者，增加其活動與運動之樂趣及意願。

「老人健康體能」主要是強調具有能維持身體功能性的健康體能，目的是讓老人擁有獨立自理日常生活功能的基本體能，以維持生活品質，進而不需依賴醫療與家人照護，減輕社會及家庭負擔。

1. **心肺適能健康體能：**罹患心血管慢性疾病的指標，對老人而言，建議快走、健走、游泳、水中有氧及單一階梯有氧運動較適合，比較不會產生過重負荷及運動傷害。
2. **肌肉適能健康體能：**一般人的肌力約在25歲達到顛峰，50歲之後肌力迅速減退，65歲時較年輕人減少20%，至75歲時肌力約減少40%。增強肌肉適能，最有效的方法是肌肉用力性運動，最常見的是重量訓練(weight training)，如使用彈力帶、啞鈴（可用寶特瓶裝水代替）、槓鈴及滑輪等器材從事重量訓練，如果沒有任何運動器材，建議可利用身體的重量，以徒手方式如仰臥起坐、伏地挺身等都是很好的重量訓練方式。對老人而言，肌肉適能是老人健康體能中最需具備的能力，主要原因是老人隨著年齡增長而產生老化現象，將使肌力與肌耐力隨之衰退，以致於身體的活動度變差；當不小心跌倒，腿部肌力無法即時支撐身體重量。每年約有10~20%的老人跌倒，常因肌耐力不足所致。因此，強化老人下半身的肌力訓練，是防範老人跌倒最有效的方法。

3. **柔軟度健康體能**：柔軟度是指身體關節的可動範圍，雖然柔軟度不好不至於造成疾病，但卻會影響個體的生活品質，如關節的柔軟性或延展性不理想，容易造成關節或韌帶受傷。對老人而言，也會影響其日常生活活動能力，如舉手拿高處物品、穿衣服時拉背後拉鍊或彎下腰來綁鞋帶或撿物品等。一般人最適合採用靜態伸展操，伸展關節部位時，保持10~20秒繃緊但沒有痛的現象最適宜，建議老人採用坐姿靜態伸展最理想。
4. **身體組成健康體能**：由臺灣十大死因觀察，其中惡性腫瘤、糖尿病、慢性阻塞性肺疾病、腦血管疾病、心臟疾病、腎病變及高血壓等疾病皆與生活型態有關，又多數與肥胖有關。老化現象造成身體機能衰退而使身體活動力大幅減少，因此消耗的熱量有限，若飲食過量，將會有體重過重甚至肥胖的問題產生。若要維持適當的身體組成，最有效的方法是飲食控制及全身性的有氧運動。

二、口腔保健

缺牙、牙周病與牙齦萎縮是老人口腔健康的常見問題，且臺灣老人牙科就診率偏低，較容易忽略口腔健康問題（施、李，2015；國民健康署，2015），因此，應多提醒老人注意口腔衛生，包括勤刷牙、補缺牙、戒菸、戒檳榔等，強化老人自我清潔口腔的技能，並鼓勵定期看牙醫，協助維護口腔健康。

日本推動口腔保健「8020運動」，即80歲的老人至少保有20顆以上具有咬合咀嚼功能的牙齒，或是至少有20顆以上健全或修復完整的假牙，如此才能讓他們有足夠的牙齒與咬合能力來咀嚼食物、攝取營養。口腔、牙齒與舌頭是人體的重要器官，也是消化道的入口處，其功能包括咀嚼、消化、吞嚥、語言及外觀。老年人常見的口腔問題，如牙齒鬆動、牙周病、缺牙、牙齒排列不整、口水分泌減少，口乾導致吞嚥困難、活動假牙引起牙床不適、齟齒造成牙齒酸痛敏感、牙齦萎縮使牙根外露、對食物的味覺下降，因口腔問題導致發音不準確，影響溝通。

1. 老人的口腔解剖、生理與特徵

(1) 口腔解剖、生理學上有退化的現象。例如：牙齒過度磨耗；牙髓腔（牙齒神經、血管分布傳導的地方）變窄，造成牙髓炎發生。

(2) 口水的分泌減少，造成口腔內免疫機能減弱，容易產生黏膜潰瘍或牙周病發生。

(3) 造成牙齒動搖的原因為口腔清潔能力變差，牙周病蔓延，齒槽骨因吸收而變薄；因為神經肌肉的退化、鈍感化，造成不易咀嚼、吞嚥或是容易嗆食，導致吞嚥障礙。

(4) 顳顎關節可能因關節腔的退化造成容易鬆脫，而產生脫臼的情形。

2. 口腔疾病對健康的影響與衝擊

(1) 口腔健康並不只是健康的牙齒

A. 口腔的功能不僅咀嚼、發音及美觀而已，還包含有品嚐、咀嚼、吞嚥、說話、微笑、顏面表情，更具有保護功能免於異物的入侵。

B. 口腔疾病除了蛀牙、牙齦炎、牙周病，還包括口腔黏膜與軟組織疾病、口咽癌、慢性的問題，如顏面疼痛、其他疾病引起的口腔併發症，甚至口乾症、咀嚼吞嚥障礙等。

(2) 口腔健康是整體健康的一部分

A. 健康的牙齒可具有良好的咀嚼能力，以攝取足夠的營養及維持良好的健康狀況；老人口中若缺牙太多或蛀牙太多，常會影響咀嚼能力及營養吸收，也會影響容貌、信心、語言溝通能力，而影響生活品質。

B. 長期性且嚴重的牙周病症狀，常會使糖尿病難以控制，加重糖尿病的症狀；咀嚼咬合的不協調或失去功能，容易導致吞嚥功能障礙；因為口腔清潔能力的不足，導致發生吸入性肺炎；口腔衛生不佳，更是肺炎的高危險因子或是感染幽門螺旋桿菌的危險因子之一。

3. 口腔保健

(1) 定期檢查：依老人口腔健康情況而定，以6個月為基準進行定期檢查，若為高危險群則縮短時間，如3個月定期檢查一次、洗牙及口腔預防保健。而身心障礙者與長期臥床者之口腔照護，可以申請「居家牙醫醫療服務」，服務內容包括治療齲齒、牙周病、清除牙結石、塗氟及拔牙等。

(2) 經管灌食者，即使未由口進食，仍需定時清潔口腔。

(3) 指導正確的潔牙觀念：如每天清潔舌頭一次，因舌頭容易堆積食物殘渣及牙菌斑，導致口臭及舌苔變厚，可於刷牙後輕輕刷舌頭表面。牙刷只能刷到牙齒的內外兩側及咬合面，故牙齒鄰接面需使用牙線清潔，牙縫則需使用牙間刷清潔，須注意使用漱口水、沖牙機皆無法取代刷牙的功能；而正確的潔牙步驟為「一漱二刷三牙線」，刷牙方式採333原則：

A. 3餐飯後及睡前要刷牙（每天至少刷牙3次）：建議採用貝氏刷牙法。

B. 進食完畢3分鐘內要刷牙，全口每次刷牙3分鐘以上。

C. 建議每3個月更換新牙刷，以免刷毛外開，不僅無法刷乾淨且可能傷害牙齦組織。

(4) 假牙照顧：定期回診檢查假牙合適度，尤其初次配戴活動假牙者，需要密集回診調整；睡前應取出假牙，以免脫落導致梗塞窒息因而增加吸入性肺炎風險，且可讓假牙及牙齦有休息的時間，若取下不配戴時需放置假牙盒中，並保持濕潤，以免變形或摔壞。

A. 固定式假牙：清潔的方法與真牙相同，使用牙刷、牙膏、牙線或牙間刷清潔。

B. 活動式假牙：三餐飯後皆需將活動式假牙取出，用軟毛牙刷沾清水輕輕刷洗後再戴回口腔內，不可以使用牙膏、肥皂或其他清潔用品；每日睡前需使用假牙清潔錠清潔，清潔步驟如下：

(a) 睡前用軟毛牙刷輕輕刷洗假牙（清水清潔）。

(b) 杯子（碗或盒子）裝冷水，水面淹過假牙，放入一顆清潔錠。

(c) 浸泡10~15分鐘即完成清潔。將清潔液丟棄換清水浸泡至隔天。

(5) 裝置假牙補助：國民健康署2017年「國民健康訪問調查」結果，80歲以上老人有20顆牙齒者約近2成，顯示我國老人有裝置假牙需求，但假牙係屬健保不給付項目，中低收入老人可能因經濟狀況不佳，無法負擔假牙費用而維持缺牙，進而影響營養攝取，增加罹患慢性疾病的風險。為維護老人生活品質、增進老人口腔健康、加強老人生活照顧、減輕老人經濟負擔，衛福部自2009年以來即持續補助各直轄市、縣（市）政府辦理中低收入老人裝置假牙實施計畫。

(6) 社區、團體防護的方法：飲水加氟、含氟漱口水、禁止吸菸，加上定期的口腔檢查等。

三、健康飲食

WHO指出，不健康飲食、缺乏運動、不當飲酒及吸菸是非傳染病的四大危險因子。老人因為生理器官功能退化，進食及吸收能力亦隨之下降，下列就「口腔」、「腸胃道」、「骨骼」三方面來說明對營養狀況之影響。

1. 口腔：牙齒數目減少、鬆脫或假牙不合，食物殘渣容易卡在假牙上；或假牙摩擦使得牙齦疼痛，導致無法咬碎食物而不願意進食。唾液腺無法分泌足夠的唾液來潤滑、消化食物；味蕾數目減少，味覺及嗅覺變得遲鈍，使得口味變重或食慾下降。
2. 腸胃道：腸胃道內的消化酶及消化液分泌減少、腸胃蠕動變慢，吸收功能變差，容易有消化不良、脹氣、便秘等問題。
3. 骨骼：隨著年齡的增加，骨質密度降低，造成骨質疏鬆症，增加骨折的機會。
4. 其他：進餐時感到孤單而沒有胃口、服用藥物引起味覺問題或喪失食慾。

衛福部建議銀髮族每日飲食中應包含六大類食物以及足夠食用量（圖8-1），六大類食物所含的主要營養素詳見表8-3。六大類食物是以蛋白質、脂肪、醣類三種營養素的含量為熱量主要來源（表8-4），衛福部對於銀髮族合宜的三大營養素攝取量，各占總熱量之建議比例為蛋白質10~20%、脂肪20~30%、醣類50~60%；蛋白質及醣類每公克產生4大卡的熱量、脂肪每公克產生9大卡的熱量。每日飲食建議攝取量是依據「性別」與「日常活動強度」（表8-5）計算熱量需求及熱量分配（表8-6）。

全穀雜糧類
2-3.5碗
豆魚
蛋肉類
4-6份
蔬菜類
3-4份
乳品類
1.5杯
水果類
2-3.5份
水
油脂與堅果種子類
油脂3-5茶匙及堅果種子類1份

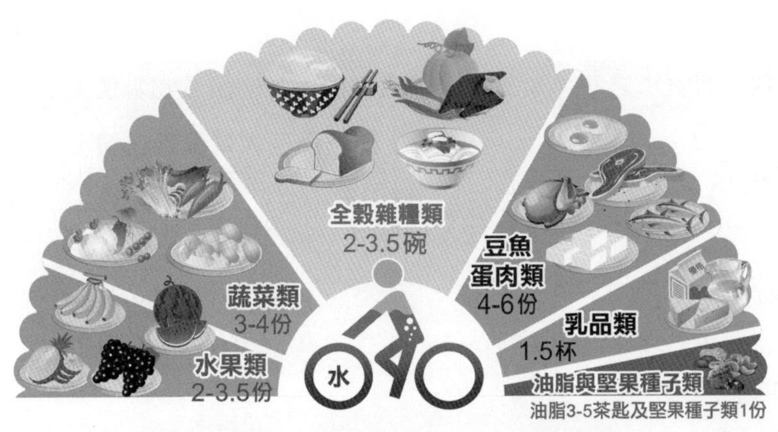

圖 8-1　銀髮族的每日飲食建議量

表 8-3　六大類食物及其營養成分

食物類別	主要營養成分	次要營養成分
全穀雜糧類	醣類	1. 精製米、麵：蛋白質、脂肪、磷 2. 未精製之穀類：蛋白質、脂肪、維生素B_1、維生素B_2、膳食纖維
乳品類	蛋白質、鈣、維生素B_2	維生素B_{12}、維生素A、磷
豆魚蛋肉類	蛋白質、維生素B_1、維生素B_2	1. 黃豆及其製品：脂肪、維生素E、葉酸、鈣、鐵、磷 2. 魚：維生素B_2 3. 蛋：維生素A、維生素B_{12}、磷 4. 肉（家畜及家禽）：脂肪、菸鹼素、維生素B_6、維生素B_{12}、磷、鐵、維生素A和葉酸（內臟類）

表 8-3　六大類食物及其營養成分（續）

食物類別	主要營養成分	次要營養成分
蔬菜類	維生素C、膳食纖維	1. 深綠色和深黃紅色蔬菜：維生素A、維生素E、葉酸、鈣、鐵、鉀、鎂 2. 淺色蔬菜：鈣、鉀、鎂
水果類	水分、維生素C	維生素A、鉀、膳食纖維
油脂與堅果種子類	脂肪	1. 植物油類：維生素E 2. 核果及種子類：維生素B_1、鉀、鎂、磷、鐵

表 8-4　六大類食物之熱量及三大營養素含量（以一份食物為例）

食物類別	熱量及三大營養素含量			
	熱量（大卡）	蛋白質（克）	脂肪（克）	醣類（克）
全穀雜糧類（約1/4碗飯）	70	2	微量	15
乳品類（約240 ml）	150	8	8	12
豆魚蛋肉類（約傳統豆腐3格、魚／肉一兩、蛋一顆）	75	7	5	微量
蔬菜類（約生菜100克、煮熟的青菜半碗）	25	1	–	5
水果類（約一個拳頭大）	60	微量	–	–
油脂與堅果種子類（油脂約一茶匙、堅果種子約一湯匙）	45	–	5	–

表 8-5　日常活動強度分類

活動量	活動型態
低	靜態活動；睡覺、靜臥或悠閒的坐著。例如坐著看書、看電視
稍低	站立活動；身體活動程度較低、熱量較少。例如站著說話、烹飪、開車
適度	身體活動程度為正常速度、熱量消耗較少。例如在公車或捷運上站著、用洗衣機洗衣服、用吸塵器打掃、散步、購物
高	身體活動程度較正常速度快或激烈、熱量消耗較多。例如上／下樓梯、打球、騎腳踏車、有氧運動、游泳、登山、運動訓練

表 8-6　65 歲以上銀髮族一日飲食建議

生活活動強度	低		稍低		適度	
性別	男	女	男	女	男	女
熱量（大卡）	1,700	1,400	1,950	1,600	2,250	1,800
全穀雜糧類（碗）	3	2	3	2.5	3.5	3
未精製[註1]（碗）	1	1	1	1	1.5	1
其他[註2]（碗）	2	1	2	1.5	2	2
豆魚蛋肉類（份）	4	4	6	4	6	5
乳品類（杯）	1.5	1.5	1.5	1.5	1.5	1.5
蔬菜類（份）	3	3	3	3	4	3
水果類（份）	2	2	3	2	3.5	2
油脂與堅果種子類	5	4	5	5	6	5
油脂類（茶匙）	4	3	4	4	5	4
堅果種子類（份）	1	1	1	1	1	1

註：1.　未精製主食品：如糙米飯、全麥食品、燕麥、玉米、番薯等。
2.　其他：指白米飯、白麵條、白麵包、饅頭等，換成「未精製」更好。

吃得好和吃得對是健康的第一步，因此，國民健康署近年來力推飲食「三好一巧」新觀念，靈活運用「我的餐盤」均衡飲食的口訣，說明如下：

1. 「吃得下」：善用烹飪技巧改變食物的軟硬度，以協助咀嚼及吞嚥，如調整烹調方式，選擇燉、蒸、滷並挑選較軟的食物或將食材切得更細。若有飲食問題，可諮詢營養師或是尋求專業醫事人員，如復健科醫師、語言治療師、老人醫學科醫師、家醫科醫師等的協助及建議後，再依不同飲食質地挑選合適食物（圖8-2）。
2. 「吃得夠」：在沒有慢性疾病或飲食限制的情況下，需注重食物的質與量，可運用少量多餐的飲食模式，鼓勵長輩能吃盡量吃，以達到1日所需的營養或熱量。
3. 「吃得對」：依照銀髮族「每日飲食指南」攝取足夠的六大類食物，滿足每日所需的營養素。國民健康署將每日飲食指南轉換成「我的餐盤」，帶入類別及份量的概念，以下為六大口訣：
    (1) 每天早晚一杯奶：奶類是鈣質的主要來源，近8成銀髮族奶類攝取不足，建議每日飲用360 ml，從少量逐漸增加。若為乳糖不耐症，可以起士或無糖優酪乳替換。
    (2) 每餐水果拳頭大：銀髮族水果攝取不足排名第二；1份水果約1個拳頭大，切塊水果約大半碗～1碗，每天至少攝取2份水果，並選擇在地、當季、多樣化。
    (3) 菜比水果多一點：青菜攝取量需多於水果，以當季為佳；深色蔬菜需達1/3以上（包括深綠和黃橙紅色）。老人由於缺牙等因素，造成咀嚼功能下降，建議挑選軟質的蔬菜或者細切的烹調方式以方便進食。
    (4) 飯跟蔬菜一樣多：全穀雜糧類之份量約與蔬菜量相同，盡量以「原型」為主，或至少有1/3為未精製全穀雜糧。針對咀嚼、吞嚥困難者，可挑選地瓜、南瓜、紅豆、芋頭等質地較軟的食物，或以熬粥、磨粉沖泡等方式協助進食。
    (5) 豆魚蛋肉一掌心：為避免攝入過量的飽和脂肪及符合適口性，應優先選擇豆類；白肉（魚類、海鮮）優於紅肉（雞肉、豬肉、牛肉），避免加工肉品；蛋類對老年人而言是營養高又易咀嚼的食物，可以加進每日飲食中，以攝取足夠的蛋白質。

(6) 堅果種子一茶匙：每天應攝取1份堅果種子類，無殼堅果種子大約1湯匙的量（約3茶匙），若帶殼約手抓一把的份量。堅果種子較硬，如牙口不佳者，可打入果汁中或磨碎打泥以方便食用。

4. 「吃得巧」：運用擺盤及天然食材的不同風味，如香菇、九層塔、蔥、薑、蒜等及利於進食的特殊餐具，多與家人、親友一起用餐，可增加進食動機。

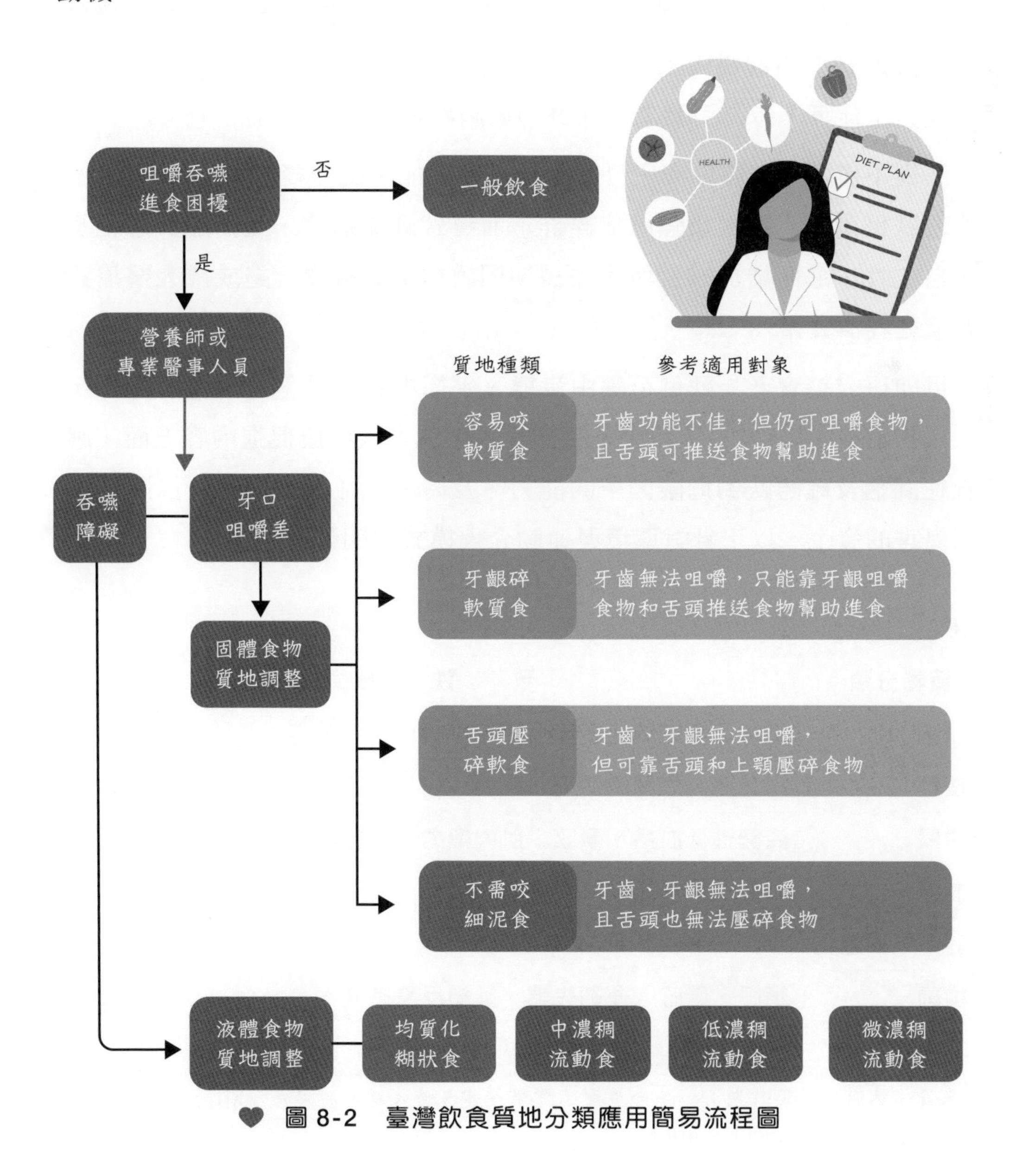

圖 8-2　臺灣飲食質地分類應用簡易流程圖

四、跌倒防治

2020年65歲以上高齡族群事故傷害死亡原因第2位為「跌倒（落）」，其年齡標準化死亡率為每十萬人口24.3%。根據統計，65歲以上老人每年約有1/3有跌倒一次以上經驗，其中約有5.2%曾經因為跌傷而就醫，且隨著年齡越長，老人跌傷的盛行率也越高。過去1年間曾跌倒超過2次以上，即為高危險群，再次跌倒的機率相當高。跌倒是老年人意外死亡的一個重要原因，也是發生致命危險髖關節骨折的重要因素。身體功能老化、體力下降、骨質疏鬆、藥物副作用、視力不佳等，皆為引發老人跌倒的危險因素。

跌倒不僅造成身體傷害、日常生活活動失能、肌力萎縮等生理問題，個案因擔心跌倒產生「跌倒後焦慮症候群」而導致社交退縮、生活品質惡化及喪失獨立自主性，進而增加求醫與入住長期照護機構的機會，造成龐大醫療費用支出及家庭經濟負擔。

目前研究證實老人跌倒可經由步態、平衡與運動計畫、環境改造、疾病治療、藥物調整（表8-7）等多因子預防介入，就老人健康促進內容方面，應包含系統性評估及確認跌倒危險因子的能力，及時處理並適當的轉介以降低跌倒及相關傷害的發生，以下針對環境與運動介入模式說明如下：

表 8-7　常見致跌藥物與機轉

藥物分類	致跌機轉
利尿劑	增加病人如廁的頻率、姿勢性低血壓、暈眩
軟便劑	增加病人如廁的頻率、腹瀉
降血壓	姿勢性低血壓、暈眩、肌肉無力、步行困難
降血糖	低血糖、暈眩
鎮靜劑或安眠劑	嗜睡、暈眩、運動失調、延緩反應時間
抗癲癇	嗜睡、暈眩、運動失調、延緩反應時間
精神相關	嗜睡、暈眩、運動失調、延緩反應時間

資料來源：林佩玉（無日期）．*安全用藥小常識－容易使人跌倒的藥物*。http://epaper.ccd.gov.tw/200906/p02_2.html

（一）環境介入模式

表 8-2 常見室內外致跌環境危險因子

室　內　跌　倒	室　外　跌　倒
光線不足	不平整的人行道
扶手鬆脫或沒有扶手	路面潮濕
滑動的地毯或地墊	光線不足
鬆脫的線路或繩索	高度不一的踏階
不平整的通道（房間高度不一）	難以預期的高度變化
浴室缺少扶手	通道坡度高
地板濕滑	
通道雜亂或有阻礙物	

起居室

- 加強照明
- 地毯良好固定
- 整理散落電線
- 走道寬度
- 減少致絆跌的危險物品：如繩索或線路

廚房／浴室

- 加裝扶手
- 避免地面濕滑
- 裝設止滑墊
- 提高浴廁座位高度
- 使用淋浴椅或浴缸凳
- 常用物品放置易拿取高度

樓梯／走道

- 裝設扶手、標示、止滑條
- 光線充足、通道增加夜燈
- 床邊放置手電筒
- 定時或動手觸發照明設備
- 不眩光的防滑地板
- 設置緩斜坡消弭高度落差
- 高度變化處增加顯著對比
- 規劃空間使生活在同一層樓

客廳

- 避免地面打蠟
- 保持地面乾燥
- 物品置於易取處
- 移除家具或障礙物以增加行走空間
- 座椅牢固、高度適中
- 隨手撿起、清理地面散落物

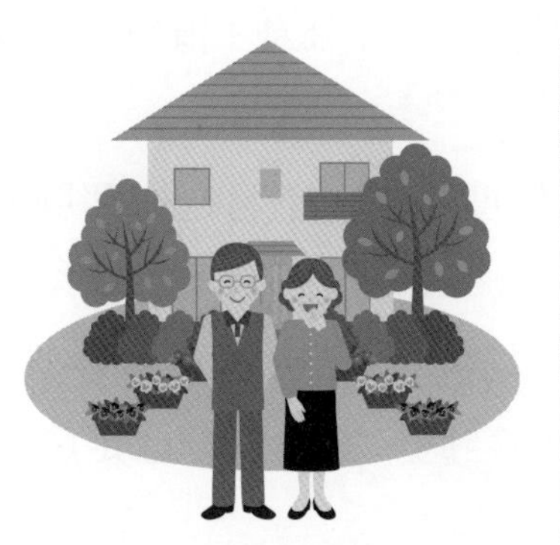

室外

- 使用行動輔具
- 避免人潮擁擠
- 適當輔具
- 避開濕滑或凹凸不平地面
- 善用無障礙設施設備

圖 8-3 居家環境預防跌倒要點

（二）運動介入模式

1. 防跌運動可使身體的肌力、平衡能力、柔軟度及協調性保持在最佳狀態，將有助降低跌倒的機會。運動重點主要為兩大方面，一為「強化下肢肌力」，訓練髖關節肌肉群與膝關節肌肉群；二為加強動態平衡能力的訓練。彈力帶運動、元極舞與太極拳都是不錯的銀髮族運動。
2. 老人運動建議
   (1) 運動頻率與時間：依運動強度建議每週至少運動3~5次，逐漸增加次數。每次運動時間由剛開始10分鐘慢慢增加至60分鐘，若無法長時間運動，可以每次10分鐘每天3次分段完成。
   (2) 運動強度：運動強度可由低強度的運動開始，再漸進式增加至中或高強度運動，原則上以感覺有點累又不會太累，有點喘又不會太喘的程度即可，或可邊運動邊說話，但無法唱歌為宜。
   (3) 運動的種類：運動種類可分為三部分：有氧心肺運動、肌力強化運動與柔軟度運動；例如步行、慢跑、跳舞、騎自行車或彈力帶與太極拳等。最重要的是挑選自己喜愛且可養成長久運動習慣的種類為佳。

（三）正確使用輔具與鞋具

1. 教導長輩正確使用行的輔具，常見輔具種類有拐杖、助行器、起身椅等。
2. 鞋具選擇
   (1) 楦頭寬：腳趾前至少有1公分或1指寬的空間，讓腳趾有足夠空間活動。
   (2) 鞋中韌：鞋子中段韌度適中，不易造成翻腳。鞋面固定方式以魔鬼氈或鞋扣為宜，建議勿使用綁鞋帶方式，以避免絆倒。
   (3) 鞋跟硬：老年人因足底脂肪墊隨著年齡變薄，鞋跟應至少2~3公分，選擇具有防滑、吸震的鞋底，有助於分散足底壓力。

結　語

有關臺灣老年人健康促進方式，主要源自生活型態改變，透過規律作息、適當運動、健康飲食等可促進身體健康，並可減少身體退化或是慢性病發生，延長保有健康時間，進而提高生活品質。老年人之健康促進是全民運動，需要大家共同努力推展。

問題與討論
Discussion

1. 試述長者功能評估量表。

2. 簡述老人健康體能重要性。

3. 老人應如何照護口腔健康？

4. 試述有效防止跌倒策略。

參考文獻
Reference

吳沄蓁、趙淑員 (2010)‧社區獨居老人的健康需求、需求滿意度及影響因素探討－以彰化縣某鄉鎮為例‧*弘光學報，63*，44-64。

林佩玉（無日期）‧*安全用藥小常識－容易使人跌倒的藥物*。http://epaper.ccd.gov.tw/200906/p02_2.html

陳雪芬、黃雅文、許維中、姜逸群、張宏哲、陳嫣芬、黃曉令、黃惠瑩、黃純德、林志學、林文元、魏大森、王靜枝、彭晴憶 (2013)‧*老人健康促進*‧華都。

葉雅詩 (2016)‧銀髮族口腔清潔保養‧*血管醫學防治季刊*，27，27-29。

衛生福利部國民健康署 (2009)‧*老人健康促進計畫 (2009-2012)*。https://www.hpa.gov.tw/Pages/Detail.aspx?nodeid=530&pid=561

衛生福利部國民健康署 (2018)‧*老年期營養手冊*。https://www.hpa.gov.tw/Pages/Detail.aspx?nodeid=485&pid=8358

衛生福利部國民健康署 (2018)‧*長期照顧十年計畫 2.0 (106~115)*。https://1966.gov.tw/LTC/cp-5200-42415-201.html

衛生福利部國民健康署 (2018)‧*吃進健康營養新食代，高齡營養飲食質地衛教手冊*。https://www.hpa.gov.tw/Pages/Detail.aspx?nodeid=4131&pid=11931

– MEMO –

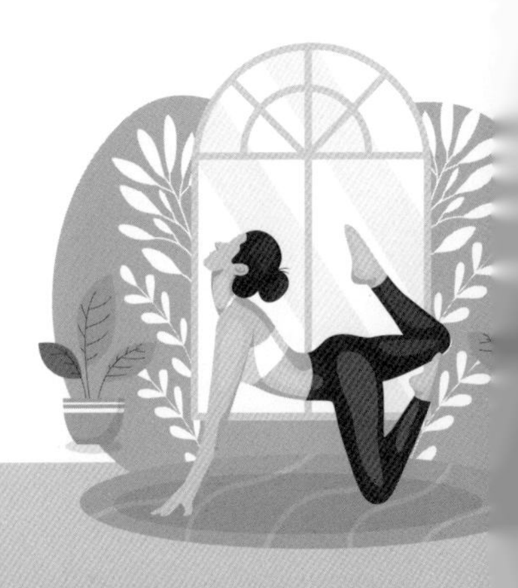

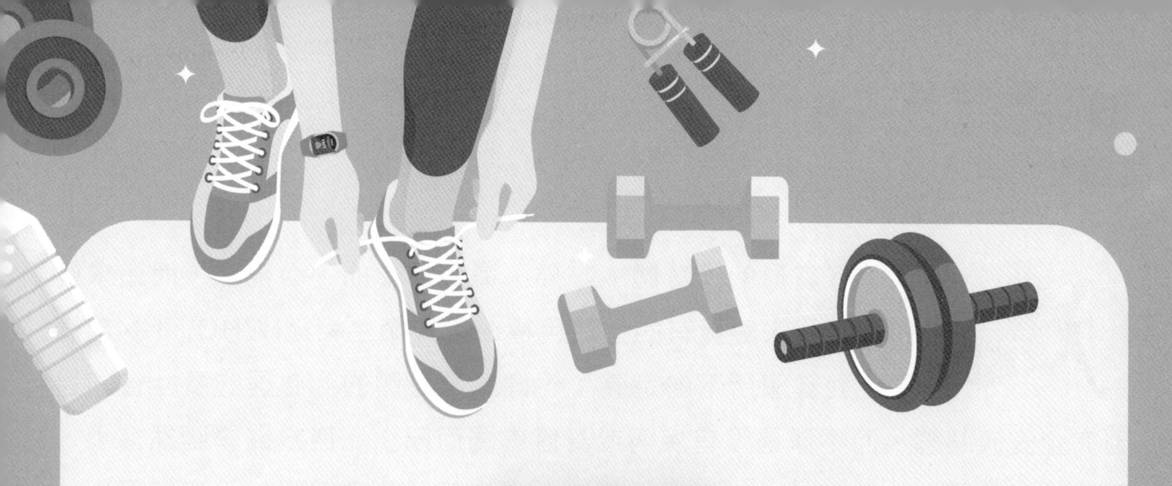

Chapter

09

身心靈統合－另類療法與健康促進

蔡新茂　編著

9-1　另類療法介紹
9-2　另類醫療系統
9-3　身心介入療法
9-4　生物基礎療法
9-5　徒手操作及以身體為基礎的療法
9-6　能量療法

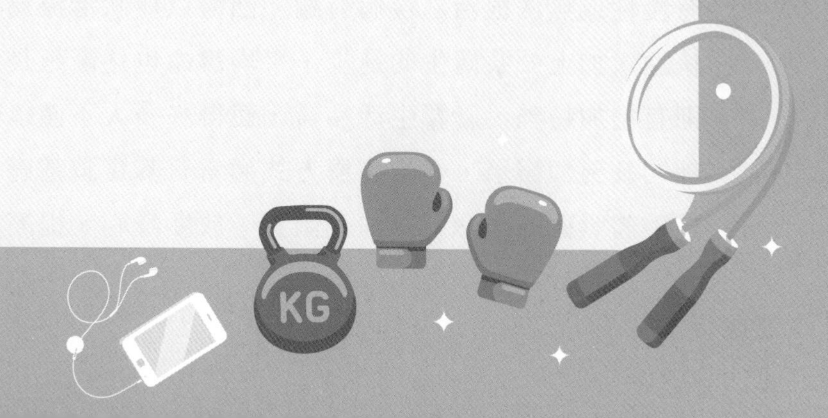

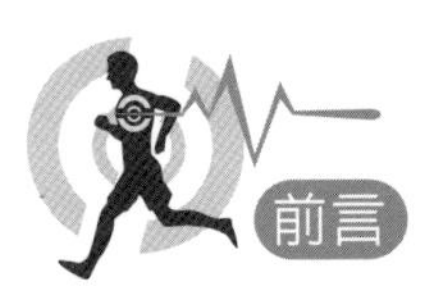

人除了有形的「身體」之外，還有無形的「心靈」，而追求健康是每個人應具有的生活目標。世界衛生組織(WHO, 1948)憲章中對健康所下的定義：「健康是身體的、心理的及社會的達到完全安適狀態，而不僅是沒有疾病或身體虛弱而已」。西方醫學雖然進步，擅長治療身體的急性症狀，但對慢性病或心靈的症狀治療效果似乎成效不彰，加上常見的副作用等問題，因而許多人轉而尋求所謂的另類療法，有些能改善身體或心靈上不適的症狀，使得這些另類療法如百家爭鳴的發展，但究竟對症狀的改善是否有幫助？甚至對健康人是否具有健康促進的效果？這是醫療體系與一般民眾都應該了解的，因此本章針對另類療法進行系統性簡單介紹，並說明如何利用另類療法的觀念來促進健康。

9-1 另類療法介紹

「另類療法」完整的名稱為「輔助與另類療法 (complementary and alternative medicine, CAM) 」，其發展通常伴隨不同民族歷史及文化傳統而各有差異。隨著資訊的傳播及人口的遷移，某些傳統療法也走出民族及地域藩籬，廣泛為各國引進並接受，如耳朵反射點療法、芳香療法及瑜伽等。

世界衛生組織(WHO, 2000)提到傳統醫學是在維護健康並預防、診斷、改善或治療身心疾病方面，而輔助療法或另類醫學則是尚未被納入主流衛生保健系統的一套廣泛的衛生保健作法。美國國家輔助及另類醫學中心(National Center for Complementary and Alternative Medicine, NCCAM)認為CAM有別於西方正統醫學，並將其劃分成5大範疇，如表9-1。

輔助及另類醫學已漸受重視，病人尋求輔助及另類醫學的主要原因，與患有慢性或無法根治之疾病有關。西醫以症狀治療為主，對急症、傳染病等治療快速，加上公共衛生的進步，平均壽命也逐漸延長，然而慢性病及退化性疾病則有增加趨勢，影響生活品質，使得許多人不僅以西醫治病，同時求助於各種輔助及另類醫學，好的醫療方式通常有其實證基礎，甚至具備全人之身、心、靈整體照顧的理念，以強化體質、放鬆身心、提高免疫力，達到自我療癒之目

表 9-1　輔助與另類醫學的分類

分類	定　義	包　含
另類醫學	有完整之理論基礎和臨床實務之系統性療法	自然醫學(naturopathy)、順勢醫學(homeopathy)、中國及印度等之傳統醫學
生物療法	利用自然界之物質來治療	草藥、中藥、健康食品及維生素
身心療法	促進心靈能力之療法	芳香療法(aromatherapy)、藝術療法、禱告、收驚
操作及身體療法	用手或移動身體之操作治療	整脊(chiropractic)、整骨(osteopathy)及按摩、推拿、刮痧
能量療法	利用能量來治療	生物場療法(biofield)如氣功、靈氣(reiki)；生物電磁場療法如電療、磁療、光療法

的。但要注意的是不同醫療是否會互相干擾，造成副作用，建議病人應與醫師討論再嘗試。以下將針對常見的輔助與另類醫學說明。

9-2 另類醫療系統

一、中國傳統醫學

中國傳統醫學簡稱中醫，係根據中國哲學理論與先民生活實踐經驗傳承而來，這些理論與經驗包含陰陽、五行生剋、氣血津液、臟腑、經絡等，並發展出許多種療法，如中草藥、氣功、針灸、按摩、刮痧、拔罐等，在十九世紀西方列強入侵之前，已於中國流傳二千多年了。即便現代西醫成為主流，中醫仍佔有一席之地，且與健康促進之生活方式息息相關，不僅在治病上發揮其功效，也成為民眾平時保健的根據。例如民眾根據節氣、時辰調整生活作息，何時該做或吃什麼，冬令進補、近年來三伏貼的流行就是一例。中藥也不僅在生病時服用，平日裡許多中藥就常加在食物中，成為保健藥膳。刮痧、按摩亦屬常見，遵循簡單的原則，每個人都可以操作，且對於某些非嚴重症狀如中暑、肌肉痠痛等常見奇效。

二、印度傳統醫學

印度的吠陀經，集各種知識之大成，包含許多輔助文獻，其中記載醫學知識的經典被稱為阿育吠陀(Ayurveda)，梵文「阿育」意指生命，「吠陀」為知識，合起來即為生命的科學。阿育吠陀提到宇宙萬物是由火(Tejas)、水(Apa)、土(Prithvi)、空(Akash)、風（Vayu，氣）所形成的，人是這五個基本要素的綜合體，近似中國的金、木、水、火、土五行理論。這些元素能互相結合創造出三種屬性，稱為督夏(Dosha)，不妨將其視為能量或體質，如圖9-1與表9-2所示：

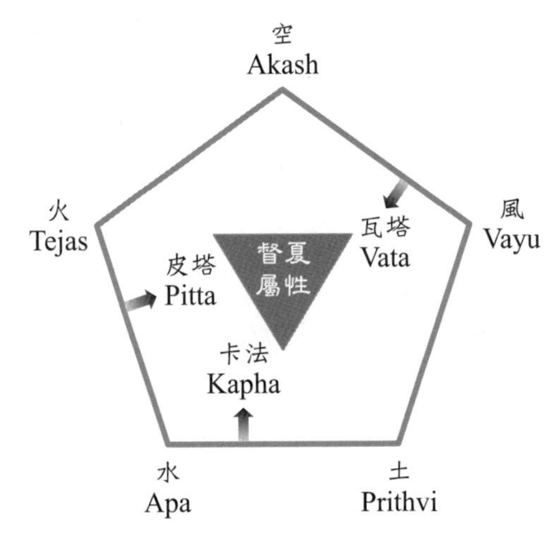

圖 9-1　阿育吠陀認為宇宙萬物由五大元素構成，有些元素兩者結合形成不同督夏

資料來源：作者自行繪製。

表 9-2　阿育吠陀五大元素所組成的三種督夏 (Dosha)

督夏類型	構成元素	功　　能
瓦塔(Vata)	風＋空	以風為主導，支配人體消化道食物及養分運輸，控制神經、循環、呼吸系統
皮塔(Pitta)	火＋水	以火為主，促進消化、吸收和新陳代謝
卡法(Kapha)	水＋土	以水為主，與體液有關，負責生長作用、維持體重、抵抗力、保護人體組織。例如，腦脊髓液保護腦和脊柱，胃壁黏液能有效保護胃

阿育吠陀醫學認為人之所以有病痛，就是體內的三種屬性失去平衡，為了維持平衡狀態，平時要注意自已的飲食均衡。此外，呼吸吐納、睡眠、冥想及運動也很重要。阿育吠陀認為「健康」並非僅僅是遠離疾病痛苦而已，應更進一步達到肉體、精神、靈魂的幸福與充實狀態，與本書所提到的健康促進概念不謀而合。

阿育吠陀醫學常使用的手段有草藥、按摩和瑜伽等，由於其異國風情與神祕色彩，廣受現代人喜愛。早在公元六世紀時，隨著佛教的傳布，阿育吠陀傳到西藏、中國、韓國、蒙古和斯里蘭卡，而亞歷山大帝國的入侵，更將其傳到中東、東南歐等地方，影響的區域越來越廣。

三、順勢療法

順勢療法(homeopathy)，又譯成「同類療法」，源於希臘文Homoion pathos，意思是「類似的(homoion)苦惱(pathos)」。德國醫師山姆．赫尼曼(Samuel Hahnemann, 1755~1843)作了一系列藥物的研究，他發現會造成健康人體產生某些症狀的藥物，經過超高倍稀釋後，可以用來治癒為這些症狀所苦的病人。順勢醫學可以治療許多急性的病症，如小兒腹瀉、感冒、皮膚過敏、運動痠痛、牙疼、婦女疾病及許多的慢性疾病。

順勢製劑採用礦物、植物和生物中有效成分之超微量劑量，至少微量到0.0001 ppm，幾乎無毒性也沒有副作用，也不會和其他的藥物產生交互反應。順勢製劑通常有兩種主要的成品，一種稱為「品牌藥品」，通常含有二種以上的有效成分；另外一種稱為「單方製劑」，只有一種有效成分（表9-3）。根據國際標準，單方製劑要以拉丁文命名，如「ARNICA MONTANA 15CH」，Arnica Montana是原物料的拉丁名字，是山上的野菊（山金車）；「15」就是指這些原物料被稀釋了15次；「C」代表「百分之一」，是指每一次稀釋都是用一百倍的比率；「H」是紀念赫尼曼醫師。臨床研究發現4C以上劑量為安全無副作用的。

表 9-3　順勢單方製劑實例

Aesculus hippocastanum 適應癥：痔瘡 俗名：七葉樹 症狀：些許流血 改善：保持清爽，適度運動 不可：睡眠，站立、熱	Antimonium crudum 適應癥：反胃引起的消化不良 俗名：三硫化銻 症狀：白色舌苔 盡量：讓胃保暖 不可：暴飲暴食，洗冷水澡
Arnica montana 適應癥：外傷與擦傷 俗名：豹毒 盡量：休息 不可：輕微的碰觸	Arsenicum album 適應癥：水土不服、腹瀉 俗名：砒霜 症狀：灼熱感、大便惡臭 盡量：熱飲 不可：冰飲
Calcarea fluorica 適應癥：重複扭傷 俗名：氟化鈣 症狀：韌帶鬆弛 盡量：熱敷，不停的動 不可：潮濕	Carbo vegetabilis 適應癥：肚子脹氣 俗名：木炭 症狀：打嗝、消化不良 盡量：打嗝 不可：喝酒、多脂肪食物和過熱
Colocynthis 適應癥：胃痙攣 俗名：苦瓜 症狀：劇痛和易怒 盡量：重壓和彎腰 不可：生氣和休息	Kali phosphoricum 適應癥：頭痛及智力退化 俗名：磷酸鉀 症狀：身心疲憊 盡量：吃飯和行動遲緩 不可：用腦力工作和寒冷

順勢醫學在西方較盛行，其觀念亦可以應用於健康促進。例如激烈運動後會造成全身肌肉痠痛，這時該立刻停止運動嗎？其實適度的緩和運動反而有助於血液循環，減少乳酸堆積，減輕痠痛，甚至讓肌肉更快適應未來更高強度的運動。

9-3 身心介入療法

一、芳香療法

根據法國化學家蓋特佛斯(Rene Maurice Gattefosse)回憶，他在香水實驗室的爆炸意外中全身著火，當下在地上滾動滅火，但雙手快速出現壞疽，便將雙手浸於薰衣草精油中，隔天才開始進行治療。後來他研究各種精油之療效，並提出芳香療法(aromatherapy)，至於是何時提出？有種說法認為他在1928年將其研究結果發表於科學刊物文章上中首次提到，實際較為可信的為1937年他所發表的芳香療法專書。芳香療法是將植物所萃取的精油，以嗅吸、塗抹、按摩、浸泡等方式應用於人體，達到預防疾病的功效。

精油分子極微小，能滲入皮膚而快速吸收進入血液循環至各個器官；精油具有揮發性，以鼻吸方式可改善呼吸道症狀；藉由嗅神經傳導到邊緣系統與下視丘可調節血壓、呼吸、心跳、情緒、記憶及荷爾蒙等影響神經、心理、生理與行為的效果。

使用芳香療法時，可以針對身心靈的狀態，選擇最適當的方式。例如想讓身體放鬆，可以採用適當精油搭配按摩的方式，精油應事先以適當倍數基礎油稀釋後才可以直接塗抹在皮膚上；或利用泡澡、泡腳方式。使用時為避免精油可能與治病藥物產生交互作用，應審慎評估並錯開時間，並注意精油是否會造成光敏性皮膚炎。

二、催　眠

催眠術是一種使注意力自一般意識轉移，且高度集中的引導與暗示技術；催眠狀態是處於一種意識高度專注的狀態，或是高度的忘我狀態，焦點以外的一般意識訊息則被忽略了，因此潛意識就活躍起來。

催眠的三部曲為誘導、暗示、結束；而進入催眠狀態的三個重要前題為放鬆、專注、意願。催眠術應用很廣，例如魔術、詐術、邪術、控制術、回春術、健康術、美容術，心理治療術等。臺灣俗稱「觀落陰」的遊地府，廟宇中的扶乩降神、收驚、靈療、祈禱、前世回溯等也和催眠現象有關，甚至部分氣功或超能力不是催眠自己，就是催眠他人相信。

撇開怪力亂神的部分，也無須非常專業及深入，人人皆可自我催眠。例如，多稱讚鼓勵自己、家人或朋友，可以幫助建立自信心，提高遇到挫折的抵抗力；生病時也不要過度憂心，要對醫療和自己身體免疫力有信心，否則如同成語「杯弓蛇影」，因為疑心生暗鬼，催眠自己喝到有蛇的水，反而讓自己生重病。但還是不可過度勉強自己或他人，以免招致反效果或變成自大狂。

三、靜　坐

每天食衣住行等生活瑣事及人事物的互動，常造成人們七情六慾的困擾，加上對電視、電腦網路、手機等電子產品的應用依賴，思緒越繁雜，身心壓力叢生。除了提倡多運動來促進身體健康，也應每日撥出時間靜下心來，採用靜坐的方式來調整身、心，全身肌肉依序放鬆，輕閉眼睛，兩眼內視，專注於呼吸上，不管是聽息、數息、隨息、忘息都好，心有專注，雜念自然減少。有宗教信仰的人可以在意識專注後觀想某神佛，練氣功者可以將意念專注於丹田或特定部位；也可學習止觀法門，最後甚麼都不想，達到真正身心放鬆。

靜坐時間長短由自己決定，數分鐘到一小時皆可，坐不住也可躺著，總之不要拘泥形式。選擇安靜不受打擾的地方，例如自己臥室，在臨睡前靜坐一會，之後更容易入睡。

9-4 生物基礎療法

一、生機飲食

生機飲食是結合生食與有機的飲食方式。生食是指不需烹煮加熱可直接吃的食物，有機是指種植時不噴農藥、不施化學肥料而收成的天然蔬果食物。生機的飲食生活，就是無毒的飲食生活。生機飲食的原則如下：

1. 吃對食物，少吃加工食品

所謂食物，是指從大地和海洋生長出來的植物和動物，如當季的新鮮蔬果、五穀雜糧、新鮮魚肉等。食品則是食物經過加工製造，可能含有人工添加物，如香腸、丸子、肉鬆、肉乾、臘肉、火腿、熱狗以及煙燻、醃漬、冷凍食品和罐頭食品等，也包含麵包、甜點、糖果、餅乾、蜜餞、飲料等，皆是生機飲食者不吃的範圍。

2. 飲食清淡，減少煎炸

健康的食材應秉持「少油、少鹽、少糖」的烹調原則，盡量少用調味料，如味精等。烹調方法盡可能採用蒸、煮、涼拌，少煎、炒、燒烤或油炸。油、鹽、糖過量會造成心臟、血管和肝臟的負擔，引起肥胖、心血管疾病或腎病等，高溫烹調可能產生毒素和致癌物。

3. 常吃蔬果，少吃肉

每餐食用不同顏色的新鮮蔬菜、水果，以及每週至少攝取2~3次海帶、海藻類，不僅是鹼性食物，還能提供膳食纖維、礦物質、維生素等，但甜度太高的水果適量即可。酸性食物例如魚、肉、蛋、奶等葷食，以及糖、麵、精製米，比例可降到20%以下。全穀類食物是中性食物，比例可占40~50%。

4. 每天最少一餐生機飲食

建議每日至少一餐採全素食，以全穀類、蔬菜、芽苗菜、堅果類及水果等為主。

二、健康食品

近年來在中國大陸、臺灣等地陸續被揭發出黑心食品，如病死豬所做的香腸和貢丸、漂白劑、三聚氰胺奶粉、塑化劑、地溝油、餿水油、重金屬汙染等，連老牌的裕榮食品蝦味先都冒出使用過期原料的問題，使食品安全衛生問題一再浮上檯面，受到舉世關注，因此，選擇食品或農產品時，盡量以有檢驗合格或認證標章為主（表9-4），不貪便宜購買標示不清、無製造日期或過期的食品，注意反式脂肪、碳水化合物、氯化鈉含量及香精、色素問題，才不易將問題食品吃下肚。若要徹底避免這些問題，還是要回歸生機飲食。

表 9-4　常見之各項食品認證標章

標章名稱	標章名稱	標章名稱
健康食品標章	碳標籤	臺灣優良食品
有機農產品標章	優良農產品標章	深層海水自願性產品驗證標章
正字標記	產銷履歷農產品標章	吉園圃臺灣安全蔬果標章
GGM羊乳標章	鮮乳標章	屠宰衛生檢查合格標誌

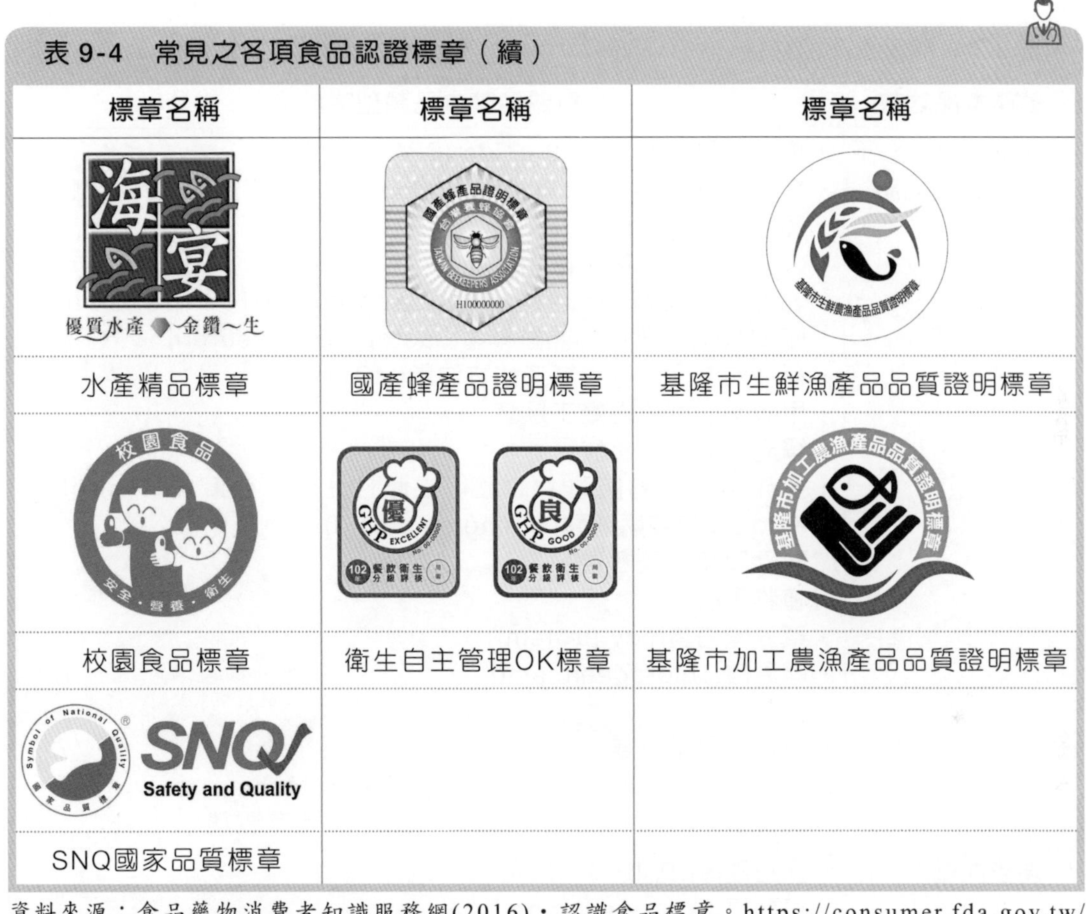

表 9-4　常見之各項食品認證標章（續）

標章名稱	標章名稱	標章名稱
水產精品標章	國產蜂產品證明標章	基隆市生鮮漁產品品質證明標章
校園食品標章	衛生自主管理OK標章	基隆市加工農漁產品品質證明標章
SNQ國家品質標章		

資料來源：食品藥物消費者知識服務網(2016)・*認識食品標章*。https://consumer.fda.gov.tw/Pages/Detail.aspx?nodeID=527&pid=6677

俗話說「藥補不如食補」，與其生病後再來吃藥，不如在尚未發病前調理自己的健康，平日便應注重三餐飲食與運動保健。在飲食方面除了維持生命所需的正常飲食外，許多人還會有特殊營養需求，健康食品因此興起。歐美將健康食品分為自然食品、減肥食品、維生素類強化食品、保健食品、治療食品、預防過敏專用食品、礦物質類強化食品、健康飲料食品等類。行政院衛生福利部審核通過的健康食品則包含「健食規字號」與「健食字號」兩類，前者目前有63種，後者有324種健康食品，其功效與相關成分整理如表9-5所示。日本食品產業中心對健康食品的定義是：「健康食品絕非醫藥品，健康食品是在消費者希望變得健康的想法下，主動積極地攝取特定食品；因此期待意味遠大於實際功效」。

表 9-5　健康食品的功效

健康食品功效	相關健康食品類型或成分
1. 調節血脂、不易形成體脂肪	・魚油製品：omega-3 acids (EPA+DHA) ・紅麴製品：monacolin K，一種HMG-COA還原酵素抑制劑 ・葡聚醣(β-glucan) ・大蒜製劑：蒜素(allicin) ・乳酸菌：副乾酪乳酸桿菌(Lactobacillus paracasei NTU101)、羅伊氏乳酸桿菌(Lactobacillus reuteri) ・椰子油製品：含中鏈三酸甘油脂(MCT) ・甲殼素：水溶性幾丁聚醣 ・單元不飽和脂肪酸 ・多元不飽和脂肪酸：油酸、二酸甘油酯、亞麻油酸(linoleic acid)、次亞麻油酸(α -linolenic acid) ・藍藻製劑：藻藍素 ・植物固醇 ・黃豆蛋白質(soy protein) ・綠原酸(chlorogenic acid) ・番茄汁 ・海洋深層水：鎂 ・茶飲：烏龍茶聚合多酚、綠茶兒茶素(catechins) ・膳食纖維：菊苣纖維(inulin)、難消化性麥芽糊精
2. 調整血壓	・乳三胜(VPP, IPP) ・丹參酮IIA（tanshinone IIA） ・葛根素（puerarin）
3. 調整血糖	・葡聚醣(β-glucan) ・ρ-酪醇(ρ-tyrosol)；紅景天苷(salidroside) ・人參皂苷（ginsenoside Rb2） ・三價鉻 ・含難消化麥糖糊精之總膳食纖維 ・桑葉生物鹼 ・異黃酮(daidzein、glycitein、genistein) ・羅伊氏乳酸桿菌(Lactobacillus reuteri)

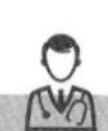

表 9-5　健康食品的功效（續）

健康食品功效	相關健康食品類型或成分
4. 調整腸胃	・牛蒡提煉：總多酚(total polyphenols)、綠原酸(chlorgenic acid) ・綠茶成分：兒茶素(catechins) ・膳食纖維：菊苣纖維(inulin) ・乳酸菌：嗜酸乳酸桿菌(Lactobacillus acidophilus)、乾酪乳酸桿菌(Lactobacillus casei)、雷特氏B菌(Bifidobacterium lactis)、鼠李糖乳酸桿菌(Lactobacillus rhamnosus)、龍根菌(Bifidobacterium longum)等 ・人參配醣體 ・木寡糖、果寡糖（以1-kestose＋nystose計） ・異麥芽寡醣（以isomaltose、panose、isomaltotriose計）
5. 骨質保健，改善骨質疏鬆	・左旋表兒茶素-3-O-β-D-吡喃阿洛糖苷(epicatechin-3-O-β-D-allopyranoside) ・鈣、維生素D_3、鎂、鋅 ・槲皮素 ・總多酚：沒食子酸(gallic acid)、單寧酸(tannic acid) ・總異黃酮
6. 牙齒保健	・木醣醇 ・副乾酪乳酸桿菌(Lactobacillus paracasei)
7. 免疫調節	・異黃酮（包含daidzin, genistin, daidzein, genistein） ・葡聚醣(β-glucan) ・人參皂苷(ginsenosides Rb1, Rg1, PPT) ・牛磺酸(taurine) ・葉綠素 ・半乳寡糖 ・可能總三萜類（possible triterepenoids） ・腺苷(adenosine) ・多醣體：人參配醣體(ginsenosides)、靈芝三萜類、靈芝多醣體 ・金針菇免疫調節蛋白(fungal immunomodulatory protein) ・非變性乳漿蛋白 (whey protein,undenatured form) ・乳酸菌：植物乳酸桿菌(Lactobacillus plantarum L-137)、副乾酪乳酸桿菌(Lactobacillus paracasei)、龍根菌(Bifidobacterium longum) ・總類黃酮(chrysin、pinocembrin) ・藍藻製劑：藻藍素 ・釋蟲草粉末、麥角固醇(ergosterol) ・總免疫球蛋白G、特定免疫球蛋白G

表 9-5　健康食品的功效（續）

健康食品功效	相關健康食品類型或成分
8. 調整過敏體質	・總乳酸菌 ・靈芝酸(ganoderic acid)
9. 促鐵吸收	甘胺酸亞鐵
10.護肝	・表沒食子兒茶素-3-沒食子酸酯(epigallocatechin gallate)、表兒茶素(-)(epicatechin) ・胺基酸：甘胺酸(glycine)、丙胺酸(alanine)、胺基乙磺酸、精胺酸(arginine) ・肝醣 ・薑黃素(curcumin) ・大豆苷元(daidzein) ・腺苷(adenosine) ・芝麻素(sesamin) ・五味子素B (schisandrin B) ・香菇菌絲體萃取物：木質素 ・靈芝製劑：三萜類、多醣體、靈芝酸(ganoderic acid)
11.抗疲勞	・甲肌肽、肌肽(anserine、carnosine) ・牛磺酸 ・刺五加苷B（eleutheroside B） ・冬蟲夏草菌絲體粉末（腺苷adenosine和甘露醇mannitol） ・總人蔘配醣體(total ginsenosides) ・雞精：總支鏈胺基酸「白胺酸(leucine)、異白胺酸(isoleucine)、纈胺酸 (valine)」 ・輔酶Q10
12.延緩衰老	・總多酚（以ferulic acid計） ・總多酚（以gallic acid計） ・總多酚（以tannic acid計）

總之，健康食品種類很多，但要注意的是勿受誇大不實廣告所欺騙，因為健康食品不是藥物，也不是萬靈丹，不可強調任何療效，應抱持營養補充的心態來看待即可，且最好是藉由攝取天然食物來吸收營養素，會比服用單一成分來得均衡無副作用。

9-5 徒手操作及以身體為基礎的療法

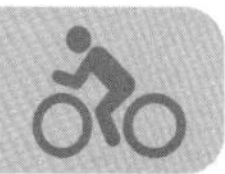

一、整骨療法與整脊療法

整骨療法(osteopathy)由美國醫師安德魯・泰勒・史迪爾(Andrew Taylor Still)於1874年所創，他創建整骨療法操作技術，其重點主要在骨頭與關節的徒手操作，以解除血液循環阻礙及神經的壓迫，激發身體的自我修復機制。整骨療法是一種結合生物力學、骨科和神經系統臨床評估作徒手觸診和整骨療法的操作治療，非侵入性，最適合治療神經肌肉骨骼疾病，例如背部和頸部疼痛、坐骨神經痛、運動損傷和體位勞損。

十九世紀末加拿大的丹尼爾・大衛・帕瑪(Daniel David Palmer)醫師在美國為一個病人進行脊椎推拿後，意外發現該失聰病人恢復聽力。帕瑪認為可能因移位的脊椎壓迫到神經，神經所支配的肌肉、呼吸、循環、消化等生理功能因而受到影響，只要將脊椎復位後便能解除症狀，此為「整脊療法(chiropractic)」由來。整脊療法亦稱脊柱旋轉法、脊柱旋轉復位法，是以撥扭、按壓等整復手法作用於脊椎，使脊椎發生旋轉、牽拉等作用，造成突出椎體、軟骨復位，解除對神經的壓迫，緩解疼痛；改善脊椎關節之間的粘連，增加脊椎活動範圍，達到治療的目的。

要如何減少脊椎問題呢？從正面來看，脊椎為直的，位於人體中線，從側面觀來，脊椎由四個曲線構成。若長期姿勢不良或單側肩臂背持重物，可能使脊椎發生側彎或椎間盤突出等問題，壓迫神經或內臟，並使肌肉、肌腱和筋膜受到影響。因此，平時應注意自己的姿勢及負重，維持前後左右均衡，適時做軀體收縮與靜態伸展運動，強化脊椎周圍肌肉組織，可強化不穩定關節。

二、推拿與按摩

按摩或推拿歷史悠久，是中醫療法的一部分。唐朝太醫署曾設立按摩科，清朝《醫宗金鑑》將傷科手法分為「摸、接、端、提、推、拿、按、摩」等八種，但目前社會上對「按摩」和「推拿」並未強調其手法不同，只是名稱不同，其實做法大同小異。

按摩、推拿是在身體肌膚部位運用各種手法，以恢復或改善身體機能。但是從施行方式來看，現代按摩和傳統中醫推拿已有些許分別。現代按摩主要目的是放鬆肌肉、改善循環和抒壓解勞，運用的手法種類較少；傳統中醫推拿用來治療內科、外科、婦科、兒科、骨科及傷科等疾病，其手法種類較多。

以適當的手法、力道及時間按摩後，正常可能出現以下反應：輕度痠、脹、痛、發熱、出汗或呼吸加深。

按摩注意事項：

1. 吃飽飯後半小時內，最好不要推拿按摩。
2. 按摩時應放鬆，若按壓到痛點時，可採深呼吸而勿憋氣。
3. 若有特殊疾病應先告知，以利加強或避開相關部位的按摩。
4. 按摩完畢後應立即補充500毫升左右的溫水，促進循環與代謝，以便快速將體內廢物及毒素排出。

有以下症狀時，不宜按摩：

1. 皮膚傳染病、傷口、發炎及紅腫發熱處不宜按摩。
2. 胃腸潰瘍出血或發炎者不宜按摩。
3. 手術後短期內不宜按摩。
4. 懷孕時不宜按摩，以免引起宮縮。
5. 有未控制之癌症腫瘤不宜按摩。

有以下症狀時，應先告知按摩師，小心按摩：

1. 缺鐵性貧血。
2. 月經期。
3. 高血壓、心血管疾病或糖尿病。
4. 中風必須要血壓穩定後才可按摩。

9-6 能量療法

能量療法就是以能量來治療，其原理為共鳴，過程中會發生能量轉移的現象，而能量轉移方向通常是由強度高到低，包括正能量與負能量，所以不要隨意為他人進行能量療法，以免病氣等負能量互相傳導。能量治療的種類很多，從能量水、玉石、植物、藥物、氣功、音波、光波、電磁波、鬼、神佛、耶穌、上帝，到整個地球、甚至宇宙等能量皆有擁護者，有些與信仰或迷信扯不清，偶有怪力亂神或歛財騙色之案例，因此疑者自疑，信者恆信，不易有交集。我們能看見並觸摸到不同能量載體，但除了可見光、音波與熱能外，多數的能量看不見，摸不著，也感覺不到。因此對能量療法的態度寧可相信那些有科學根據，可以檢測，有實際效果，並且正向的能量療法；無法驗證或看不出效果，且違背善良風俗之能量治療皆應遠離，以免上當受騙，甚至有生命危險。

以下介紹兩種熟悉的能量療法，一為帶有神祕色彩，華人流傳幾千年的「氣功」，二為具有科學基礎的「光電療法」。

一、氣　功

氣功在中國有幾千年的歷史，傳統理論對「氣」的定義是「生命的能量」，天地間所有的生命體都蘊含有「氣」，這是一種不可見的物質，一種非實質的力量，但「氣」卻表現在身體各種生理活動上，如年輕時，氣盛血強；衰老時，氣血也衰弱。氣功就是在練氣，根據特定的程序，經過長期反覆的鍛煉，達到自我入靜的放鬆，使體內的氣增強，在經絡間流通順暢，具有強壯身體、保健長壽、治療疾病等功效。氣功的功法種類很多（表9-6），不論何種功法，練功時要進行三調：即調意、調身和調息，目的在於使意念高度集中，全身放鬆，轉為平順深長的腹式呼吸。

表 9-6 氣功分類

分類依據	類別	功法實例或說明
肢體是否運動	靜功	鬆靜功、內養功、強壯功、真氣運行法
	動功	太極拳、五禽戲、八段錦、峨嵋樁、鶴翔樁、大雁功、易筋經、洗髓功
	動靜功	先靜後動，或先動後靜
練功姿勢	臥功	身體採仰躺或側臥等方式
	坐功	坐在椅子上或採單盤、雙盤、跪坐等坐姿
	站功	主要採站姿進行
	行功	配合步法及呼吸，邊走邊練，如郭林新氣功

有些功法較複雜，有靜有動，或站或坐，不能以單一類別來區分。各種不同的功法中，雖然三調各有側重，但調身、調息都離不開調意的指導，所以調意是主要的。在調身的同時進行調息，以意領氣，將自然呼吸逐步轉為均勻的、緩慢的腹式呼吸。練習到一定程度以意領氣的作用也逐步減少，此時即可有目的進行調意，從意守某一部位到萬念俱寂，進入深度的入靜狀態。

氣功療法的應用範圍很廣，各種心身疾病和焦慮症、恐慌症、強迫症等都有療效，對於體弱、營養不良、精神不振等也能有強身保健的作用，但切莫刻意追求所謂特異功能，或任意替人進行氣功能量治療。

二、光電療法

光電療法包含光療法和電波療法。光療法(light therapy)是利用陽光或人工光線（紅外線、紫外線、可見光、雷射）防治疾病和促進身體康復的方法。電療則是以不同頻率的電波刺激人體肌肉與神經，產生肌肉收縮、放鬆之反應。

（一）光療法

所有生命都受到日夜這種自然節律的影響。古人日出而作，日落而息，具有規律的日夜生理週期或稱為生物時鐘。生物時鐘受到腦部松果腺所分泌的褪黑激素(melatonin)影響，褪黑激素分泌則受光線強度改變，白天減少，夜間大幅增加；年輕時分泌較多，45歲以後分泌減少，因此老人日夜節律較不明顯，難入睡且睡眠時間短。現代人夜生活頻繁，晚睡、熬夜，甚至有許多工作需值大夜班，長期下來容易讓身體健康出現警訊。此外坐飛機跨時區飛行則會出現時差反應。向東飛行會比向西飛行導致更大的時差，因為向東飛行時白晝縮短，旅客日照時間變短，影響正常的生理節律。

睡眠醫學上利用200~500 lux的全光譜燈在規劃時段中進行光照治療，有效治療如難以入睡、睡眠片段化或早醒等各種睡眠問題。短波光源比長波光源更容易影響生理節律，使用偏紅色光譜的燈光照明對促進睡眠品質有利，綠光和藍光對褪黑激素的抑制能力較強，在夜間照射會導致睡眠深度變淺。針對作息紊亂的年輕人，建議於早上9~11時適當地出外活動，曬曬太陽；睡眠時間短的老人則可在下午15~17時到戶外曬太陽，可使其晚上較容易入眠。

人工光療法包含可見光、紅外線、紫外線、雷射、脈衝光等，醫療上可以用在局部組織加熱，造成血管擴張、血流增加、體溫上升、新陳代謝速率加快、高溫殺死或切割組織細胞等作用。醫療雷射有特定波長，聚焦強，溫度極高，具有切割角膜、腫瘤、除毛、除黑色素、治療靜脈曲張等醫療美容用途。

在健康促進上光療以自然的太陽光為主，不僅能改善睡眠，還能引發人體光化學反應，例如眼睛視覺以及皮膚照射陽光後可以製造人體所需的維生素D。但要注意夏季陽光中的紫外線強度太高，曝曬過久容易引起曬黑、皮膚曬傷、視力受損及光敏反應等問題。不過紫外線也不是一無是處，至少其高能量可以殺菌、防霉，還可以讓螢光劑現形，對日常生活中曬棉被衣物、烘碗殺菌、檢驗螢光劑殘留都有幫助。冬季寒冷時，可以用遠紅外線加熱保溫，有維持體溫、幫助血管擴張、促進循環、增加代謝、減少痠痛、提高免疫力、預防感冒之效果，但須注意不可使用過久或用到睡著，造成失火、燒燙傷之危險。

（二）電刺激療法

西元前四世紀希臘和羅馬人發現一種魚可產生100~150伏特的高壓電，便用來治療足部關節炎，此為電刺激治療較早的應用。電刺激的種類很多，但可在家自行使用的常見為低頻波（一般稱為經皮神經電刺激），低頻波是指頻率在1,000 Hz以下的電波，一般多採用0~100 Hz。經皮神經電刺激就是把電流通過黏在皮膚上的電極，刺激神經而得止痛的效果，無副作用；此外，低頻波也可促使肌肉收縮，雖無增強肌力的作用，但可延緩或避免肌肉萎縮，減輕肌肉痙攣和增進血液循環。市面上也有掌上型大小的儀器販售，便於攜帶，不須自己動手，可隨時隨地幫自己按摩減輕肌肉痠痛。

結　語

追求健康是每個人應具有的生活目標，但人難免生病，而西醫不能完全解決所有的病痛，所以輔助與另類療法才有存在的空間。不是所有的輔助與另類療法都適合每個人，應建立正確的態度，選擇最適合自己的方式，不聽信誇大不實的廣告，以免花錢又傷身，甚至延誤病情，危及性命，最好與醫師或專家討論，再來決定該療法的可行性。預防絕對重於治療，若能在疾病未顯之前，透過輔助與另類醫學的觀念與做法，將潛在的疾病消弭於無形，並且令身體更健康，這就是健康促進的積極作為了。

問題與討論
Discussion

1. 嘗試說明輔助與替代療法有何優缺點。

2. 舉例說明順勢醫學在健康促進該如何進行？

3. 舉例說明哪些輔助與替代療法可以同時使用？

4. 哪些輔助與替代療法可能有迷信與詐騙的困擾？

5. 如何利用光療法幫助睡眠？

參考文獻
Reference

廖育群 (2003)・*認識印度傳統醫學*・東大。

食品藥物消費者知識服務網 (2016)・*認識食品標章*。https://consumer.fda.gov.tw/Pages/Detail.aspx?nodeID=527&pid=6677

食品藥物消費者知識服務網（無日期）・*衛生福利部審核通過之健康食品資料查詢*。https://consumer.fda.gov.tw/Food/InfoHealthFood.aspx?nodeID=162

孫大鵬 (2005)・光照對人的生理節律的影響・*燈與照明，29*(1)，31-33。

Boiron, T.（無日期）・*順勢療法簡易入門*。http://www.boiron.com.tw

Liu, M. (2009)・*阿育吠陀*。http://zriich.blogspot.tw/

World Health Organization (2000). *Programme on traditional medicine – general guidelines for methodologies on research and evaluation of traditional medicine.* http://apps.who.int/medicinedocs/

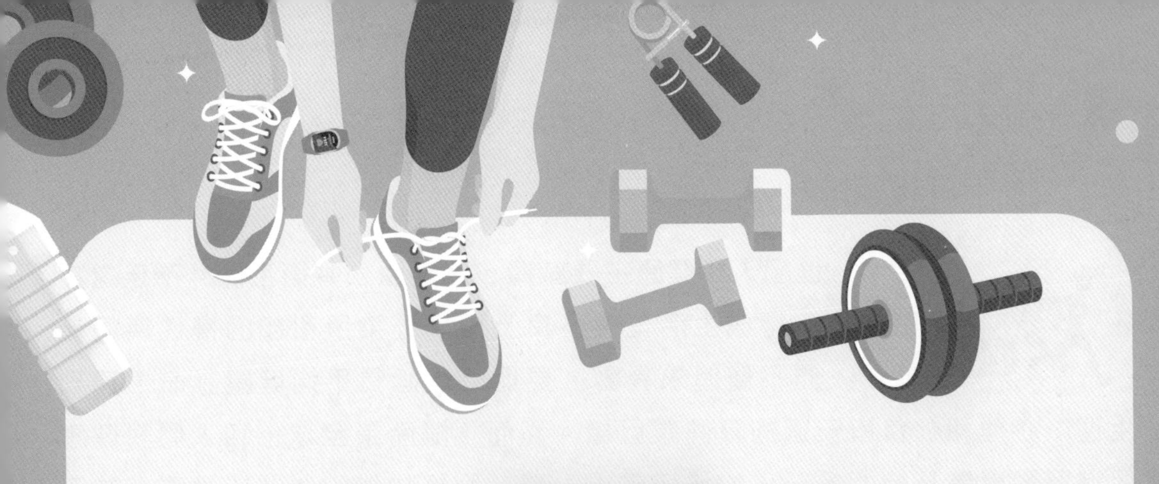

Chapter 10

健康促進產業的未來發展

林指宏　編著

10-1　健康促進產業發展趨勢

10-2　溫泉產業發展趨勢

10-3　健康養生特色案例

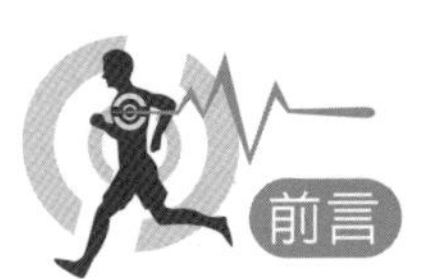

二十一世紀人類健康主要威脅，逐漸由公共衛生條件不足之病菌感染，轉成生活型態不良及環境汙染所引起的慢性疾病型態，人們不僅追求長壽，更期待能延長平均健康餘命，達到生理、心理和社會皆安適的真健康目標。然而，隨產業全球化和人們對健康促進服務專業及技術多元化的迫切需求，單一服務功能的休閒或醫療產業已漸漸無法滿足人們追求健康的要求，促使整合休閒、健康、養生及醫藥保健相關產業為一體的健康服務業隨之而興起。根據一份針對美國健康促進產業市場分析報告指出，2006年美國人因追求健康目的，帶動美國興起健康養生風潮，間接促使健康養生產業成為全球新興產業，包括樂活(LOHAS)、美容保健(cosmetics)、健康照護(health & personal care)、保健食品(health & wellness packaged food)、瑜伽(yoga)、有機食品(organic food)及健康促進(wellness facilities)等，單就2016年美國市場因健康養生所帶來的消費金額就高達1兆7,400億美元。再者2015年全球保健研究中心(Global Wellness Institute, GWI) 統計，全球健康產業的營運總收入已達到3.7兆美元。史丹佛研究中心(Stanford Research Institute, SRI) 分析2007~2016年以來，全球健康旅遊業的增長率為9.1%，估算2016年產業市場營收已達到6,420億美元，其中 SPA產業則維持7.7%的高年成長率，霍沃思健康旅遊公司(Horwath HTL Health and Wellness)更樂觀分析表示，2016年全球SPA產業營運業績為1,170億美元，其中溫泉度假村的投資成長率為10%，且溫泉產業將持續保有5%的年成長率，即從2013年的營收金額500億美元，增長到2016年的580億美元。由此可知，休閒旅遊及健康養生儼然已成為二十一世紀相當重要的明星產業項目。

溫泉療養、保養及休養已延用千年以上。十九世紀歐洲各國和日本更視溫泉為主流醫學之核心資源，廣泛被使用於保健、疾病預防和疾病治療。臺灣溫泉應用雖處於剛起步階段，但基於臺灣溫泉資源充沛，以及2003年我國制訂了溫泉法，有效透過產、官、學界三方合作方式，在短短的十年之間，無論是在溫泉政策推動、溫泉基礎研究、溫泉高值應用研究、溫泉人才培訓、溫泉產業健康化應用等方面，都有顯著的推動成效，使得我國從僅能向他國取經的學習型態，躍居成為國際平等互訪之交流模式，有效提升臺灣溫泉之國際能見度，加上政府開放兩岸觀光醫療政策，有助於帶動溫泉成為臺灣下一階段「保健養生」新風潮的主力產業。

鑒於臺灣溫泉產業規模較小、區域特性及品牌概念模糊，加上臺灣健康促進產業尚待興起，及全球化競爭等不利國內健康養生產業發展之瓶頸阻礙因素影響，現階段唯有促使臺灣溫泉產業邁向健康化之產業升級目標，方能迎合健康促進之時代潮流。此外，建立溫泉產業健康服務制度，將可具體且實務地帶動臺灣溫泉產業邁向高值化經營策略目標，引領產業及時和國際產業經濟鏈及消費市場需求接軌。準此，唯有開創臺灣健康促進產業新契機，並透過溫泉高值化及國際化之雙重策略目標，創造臺灣健康促進產業新經濟目標。

10-1 健康促進產業發展趨勢

一、全球健康產業發展趨勢

根據全球保健研究中心(GWI) 統計，2015年全球健康產業的營運總收入達到3.7兆美元（圖10-1），依營收金額排序分別為：(1)美容和抗老化(beauty & anti-aging) 9,990億美元；(2)健康飲食和體重控制(healthy eating, nutrition & weight loss) 6,480億美元；(3)健康旅遊(wellness trorism) 5,632億美元；(4)體適能與身心靈(fitness & mind-body) 5,420億美元；(5)預防保健醫療(preventive, personlized medicine & public health) 5,340億美元；(6)另類療法醫學(complementary & alternative medicine) 1,990億美元；(7)健康住宅(wellness lifestyle real estate) 1,990億美元；(8)SPA產業經濟(SPA economy) 990億美元；(9)溫泉產業(thermal/mineral springs) 510億美元(1.5%)；(10)職業健康(workplace wellness) 430億美元(Yeung & Johnsto, 2017)。史丹佛研究中心(Stanford Research Institute, SRI) 分析2007~2016年以來，健康旅遊業的增長率為9.1%(SRI International, 2010)；霍沃思健康旅遊公司(Horwath HTL Health and Wellness) 估算分析，2016年全球SPA產業營運業績可達到1,170億美元，其中溫泉度假村的投資成長率為10%，而溫泉產業的營收獲利

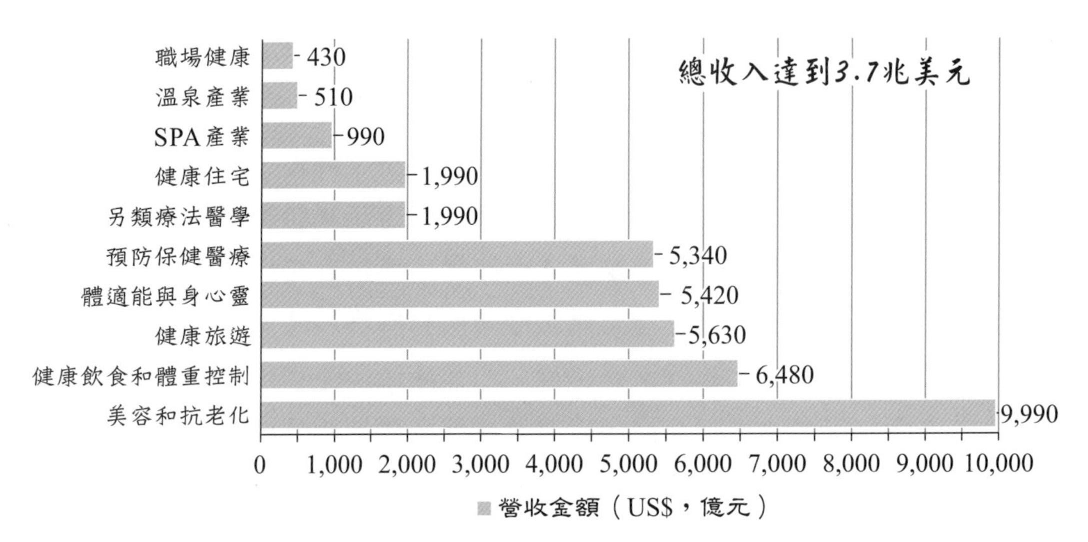

圖10-1 2015年全球健康產業的營運分析

資料來源：作者自行繪製。

可持續保有5%的年成長率，統計2016年營收獲利金額為580億美元。另外，根據GWI統計，2015年全球溫泉產業營收獲利金額，保守估算已達510億美元經濟規模，並推估2020年可突破646億美元(Yeung & Johnsto, 2017)，但由於受到嚴重特殊傳染性肺炎(COVID-19)疫情影響，2020年下降為391億美元(Global Wellness Institute, [GWI], 2021)。

SRI 2010年分析並歸納推助全球健康產業快速興起的原因有三：(1)全球老化與不健康人口數的增加趨勢；(2) 醫療體制失調，偏重疾病治療與失能復健；(3) 全球化交流與健康覺醒趨勢。根據世界衛生組織(WHO)的定義，65歲以上老年人口比率超過總人口7%的國家稱為高齡化社會(aging society)、達14%稱為高齡社會(aged society)、達20%稱為超高齡社會(super-aged society)，依此界定，2018年臺灣正式進入高齡社會，2056年時高齡人口可能增加至37.5%，使臺灣迅速成為全球最老的國家（國家發展委員會，2020）。此外，國發會在「我國長期照護服務需求評估」報告分析中指出，臺灣高齡社會之失能人數比例正快速的成長中，從2011年統計有483,801人，推估2018年644,738人，到2028年將增至930,455人。根據內政部(2021)統計分析，2020年國人平均餘命增加到81.3歲（男性78.1歲；女性84.7歲），長期而言，國人平均壽命呈現上升趨勢，但在臺灣長命不等於好命，養生刻不容緩。

二、健康養生觀念

健康在古今中外皆為人們所共同關心的課題，中國傳統的養生法著重在「自然養生」觀念，其目的在於保持身心的和諧統一。中國傳統養生法強調健康不僅是身體無病，生活應保持心理健康，日常生活即應著重精神調養，也唯有將精神、情緒及心理活動融入生活體驗過程中，才能實踐促進身心健康目的，達到全方位養生法。

世界衛生組織為了落實維護人類健康的目的，將健康視為具體之行動，將二十一世紀人類健康的新策略訂為「健康促進(health promotion)」(World Health Organization [WHO], 1998)。健康促進論點將不以疾病或特殊健康問題為導向，而是在於尋求擴展正向的健康潛能，是一種積極追求健康的「著手行為 (approach behavior) 」。相對地，疾病預防僅限於消極性阻止或降低因疾病或特殊健康問題，對個人健康安適所造成病理性的傷害而已，是一種「避免行為(avoidance behavior)」。健康促進行為的目標超越了僅僅預防某些特殊疾病或健康問題，希冀促使個人達到最高層次的健康（薛等，2011；WHO, 1998）。

三、健康服務趨勢

根據健康促進發展策略目標，現今以疾病治療為主軸的醫療體制，已無法滿足人類對健康的訴求。因而，世界衛生組織特於1998年在渥太華憲章中重新闡述「健康服務(health service)」，期能在完整且均衡的關懷人們健康狀況下，提供專業健康服務，達到促進健康、疾病預防、診斷、治療、護理和康復的擴大服務(WHO, 1998)。

健康服務新觀念也促使現今健康照護體制逐漸從以「治療」為主的體制，修正回「預防醫學」觀念，而服務型態也從以醫院為經營主軸的理念，調整到以個人健康為中心的服務思維（經濟部投資業務處，2009）。茲將世界衛生組織二十世紀之醫療體制演進推展至二十一世紀健康服務之發展趨勢，整理如圖10-2。此外，現今之健康服務也逐步轉向創新服務，發展健康品牌形象及原創服務管理，並建立策略性合作伙伴，包括醫療、休閒產業、學術及保險機構（游，2009），醫療體制也開始重視中、西醫的聯合服務，強調身、心、靈的全面評估與介入，讓健康檢查服務從消極的「疾病篩檢」，轉化為積極的「健康管理」，藉以提供全面性的整合健康服務（林，2009）。

雖然，當今臺灣健康服務仍停留以主流醫學為基礎，但隨著民眾對於健康需求的態度，逐漸由消極地接受治療的觀念，轉變為積極地追求養生保健的訴求，使得流傳於世界各地的傳統醫學(traditional medicine)及輔助與替代醫療(complementary and alternative medicine, CAM)重新受到全球各國的重視。美國國家輔助與替代醫療中心(National Center for Complementary and Alternative Medicine, NCCAM)也將主流醫療與具有科學實證的CAM相結合，成為新世紀整合醫學(integrative medicine) (NCCAM, 2007; 2011)，且有逐漸發展成為新世紀健康服務的主流趨勢（林等，2012）。

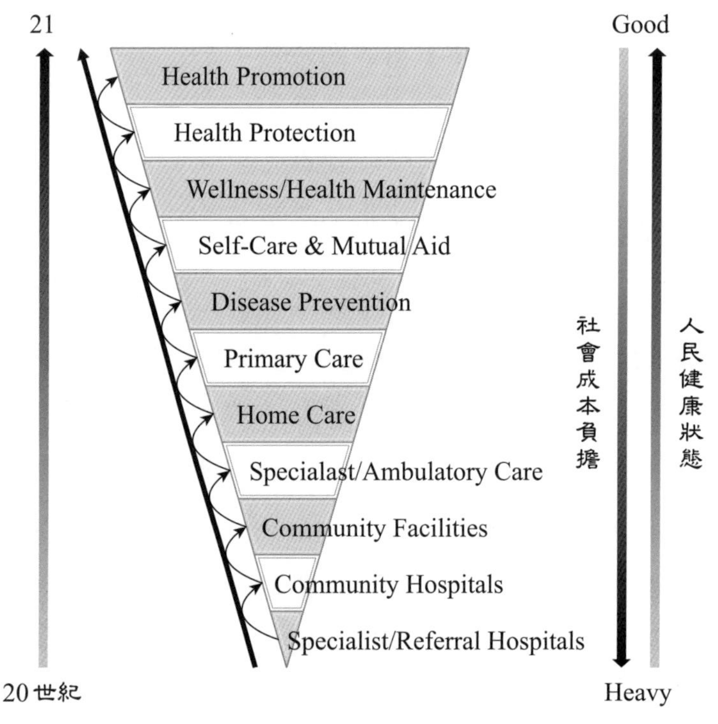

圖10-2　健康服務型態的世紀演進

資料來源：作者自行繪製。

四、疾病醫療與健康促進產業發展

史丹佛國際研究組織(Stanford Research Institute; SRI International)於2010年研究報告中指出，未來健康保健領域可區分為「健康促進產業」和「疾病醫療產業」兩種模式(SRI International, 2010)。根據SRI定義，所謂「健康促進產業」專責於健康服務為目的所設置的行業，目的在於積極協助人們達到健康目標，服務對象是健康的人，藉由「健康服務」使其更健康、更好看、減緩老化的影響或防止疾病的發展，而不是消極等待醫療，故也被視為是一種主動的健康服務模式(the wellness industry is proactive)。反之，「疾病醫療產業」專責於醫學技術，透過精湛醫學技術確認病灶，並以病灶為醫治目標，進行各種治療或改善疾病根源的產業，為當今主流醫學型態，由於服務對象皆患有疾病，迫於無奈而就診，故又可視為是一種被動的健康服務模式(the sickness industry is reactive)。亦即，健康服務目的已由往昔端賴醫藥專業服務與疾病醫療，轉趨正向的、積極的主動從事預防保健、健康維護、休憩養生之「樂活(lifestyle of health and sustainability, LOHAS)」生活型態（林等，2012）。

隨著全球「健康促進產業」觀念的興起，SRI指出全球居民有89%強烈認同SPA產業[註]對健康保健有其重要的貢獻性(SRI International, 2010)。根據2015年全球SPA產業分析，全球約有約有210個國家有設置SPA服務，年產值達776億美元，主要市場集中於亞太、歐洲和北美地區（圖10-3）。其中又以亞太地區成長最快速，成長速率排名依序為中國大陸、印度、印度尼西亞、越南和泰國(Yeung & Johnsto, 2017)。雖然，歐洲SPA市場已趨於飽和，但仍居全球SPA產業發展之領導地位，分析其主要原因在於，歐洲SPA產業並不是單純只懂得健康價值的健康關聯行業，它甚至提供另類保健概念，某些SPA產業也提供醫療服務。

註：SPA定義：參考國際SPA協會(International SPA Association, ISPA)對SPA詮釋自然醫學之自癒理論，定義SPA為：「凡以提升或促進整體身、心、靈健康目的之專業服務，稱之為SPA」。據此定義SPA產業為：「凡以SPA為專業服務的行業，稱之為SPA產業」。

SRI認為健康促進產業將從現今疾病醫療產業中脫穎成為新時代潮流，且以身、心、靈自癒療法為核心的SPA產業將受惠快速成長，成為最具典範代表性的「健康促進產業」（林等，2012）。

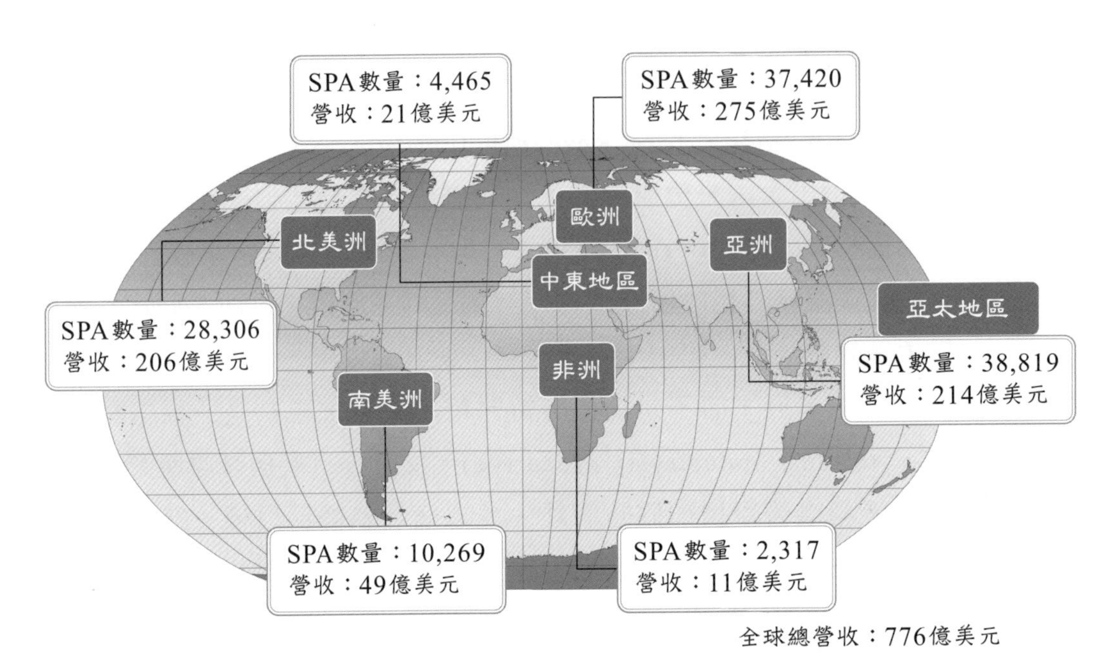

圖10-3　2015年全球SPA產業經濟規模

資料來源：作者自行繪製。

現今亞太地區，例如新加坡、泰國、韓國等國家，已開始整合休閒、健康、養生及醫療等服務，推出多功能的旅遊服務產品，將休閒觀光、滋養生機、保生療養等功能加以整合，提供旅客充分休息及調養身心的機會，超越傳統醫療與旅遊模式，成功開拓新層面的國際旅遊市場。

五、美容美體產業發展

鄭慈千(2013)引述歐睿國際市調公司(Euromonitor International)研究分析報告指出，全球美容保養品市場銷售規模在2002年接近2,000億美金；2006年大幅提升至3,000億美金；2007年突破3,000億美元；2010年達到3,500億美元以上，其中以皮膚保養品(skin care)銷售額為880億美元（占24%），其次美髮用品(hair care)為680億美元（占18%），彩妝用品(color cosmetic)為470億美元(13%)及香水 (fragrance)為370億美元(11%)，如表10-1。此外，亞洲市場也有逐年成長趨勢，2013年歐睿國際市調公司研究統計已達930億美元水準，其中日本和中國已進入全球前五大化妝品市場銷售行列。

再者，根據鍾啟東(2005)引述高盛公司(Goldman Sachs)估計，全球美容保養品市場主要產品品項及市場比例分析，重點在於洗髮護髮品及身體保養領域。進一步分析市場佔有率，以法國萊雅集團經營市佔率最佳，其次分別為美國聯合利華(Uniliver)、寶僑(P&G)、雅詩蘭黛(Estee Lauder)、日本資生堂(Shiseido)及雅芳(AVON)。

臺灣化妝保養品的市場銷售分析，2004年有18億美元的水準，2008年的銷售值已達20億美元，臺灣化妝保養品購買意願及能力最高之年齡層分布在25~34歲職業婦女。根據歐睿國際市調公司資料顯示，中國市場上批發和零售業化妝保養品零售額，每年以11.33%的速度成長，從2006年營業額597億人民幣；2011年已達1,103億人民幣；2013年更高達1,625億人民幣，其中護膚品零售額達1,314億人民幣，彩妝為188億人民幣。中國市場化妝保養品主要消費族群為19~44歲女性消費者(76.7%)，購買品項以清潔和保養皮膚、頭髮的基本產品為主（香港貿易發展局，2014）。近年來，韓國化妝品產業每年以10%的速度快速成長，未來可能有機會超越日本。

化妝保養品的重點訴求在於「安全」和「有效性」。歐、美國家之化妝品消費者著重以「抗老化產品」為主流，亞洲皮膚保養品品項占整體化妝品市場比例則維持在40%以上，尤其是美白、防曬、保濕等功能性產品為主（林，2013c；許、林，2012）。

表 10-1　2013 年全球美容保養品市場主要產品品項及市場比例

品項名稱	銷售金額（美元，億）	市場比例(%)
皮膚保養品(skin care)	880	24
美髮用品(hair care)	680	18
彩粧用品(color cosmetic)	470	13
香水	370	11

資料來源：鄭慈千(2013)．化妝保養品市場新趨勢研究．*臺北城市大學學報*，*36*，213-222。
鍾啟東(2005)．產業特寫－化妝保養品產業概況與展望．*台肥季刊*，*46*。

2005年臺灣SPA美容業的年產值已超過250億元，成為美容美體產業發展主流。臺灣SPA美容業的發展主軸在於放鬆抒壓、美容保養和度假休閒等。由於美容服務業屬於奢華行業，臺灣現階段的美容相關行業，依不同的服務項目，大致可分為一般美容、瘦身美容、健身美容、美髮沙龍、醫學美容及SPA養生美容等（許、林，2012），特將上述的服務項目定義，如表10-2。

表 10-2　美容各服務項目定義與著名代表

服務項目	定　義	著名代表
一般美容業	專注於臉部、背部、四肢等身體各皮膚保養服務	自然美；美麗佳人；佐登妮絲
瘦身美容業	以減重及塑身為主要服務	媚登峰；菲夢絲；最佳女主角
健身美容業	運動號召之休閒健康俱樂部	健身工廠
美髮沙龍業	頭髮剪修及造型為主要服務	曼都；小林
醫學美容業	外科整形搭配新興服務，如脈衝光、果酸換膚、微晶換膚、肉毒桿菌等	常春藤精緻整形；非凡整形外科
SPA養生美容業	水及精油為主要傳導媒介，以達局部或全身放鬆之服務	施舒雅；登琪爾

資料來源：許秀如、林指宏(2012)．*美容服務業與大樓型高級住宅策略聯盟之研究－以高雄地區為例*．發表於「2012 Conference on LOHAS and Wellness」．嘉南藥理科技大學。

六、按摩抒壓產業

現代人壓力過大，長期壓力容易引起自律神經方面的疾病，進而導致身體上的不適症狀，如口乾、胸悶、呼吸不順或急促、心悸、全身無力、全身痠痛、頭暈、頭痛、腹部不適或功能性腹痛或腹瀉等，稱之為精神緊張之壓力症候群(Huizink et al., 2002; Vogele & Steptoe, 1992)。壓力也會對心理造成重大影響和引起負面的情緒，如憂鬱、躁動、焦慮、不安、憤怒等(Jacobs et al., 1994; Kral et al., 1997; Lee et al., 2003)。壓力長期持續會出現更嚴重的「憂鬱症反應」，受壓力者容易感到了無生趣，造成自我傷害。過度的壓力甚至會導致心理失調、工作效率降低和負面的人際關係，嚴重的話還會導致高血壓、心臟病、猝死等疾病（勞動部勞動及職業安全衛生研究所，2014；鄒，2011；Krantz et al., 1991; Sundin et al., 1995）。

有效的抒壓，包括去除或舒緩「外因性」或「內因性」之壓力源。共同找出壓力源及清除壓力所造成的行為問題和誘發機制是解決問題的第一步，區辨面對態度是正視問題的行為改變必要方法。最終，有效的抒壓方式則是終止壓力的絕對必要手段（李等，2006）。目前有效之抒壓方法眾多，歸納主要採用手段仍以主動調整生活型態為主，例如透過運動、營養、規律生活、休閒、禪坐等方法（吳，2009；林，2009）。

隨著工商社會緊湊生活型態，現代人過著忙碌的生活，已無多餘精神和體能來從事規律性的運動，在此情況下，有越來越多的民眾選擇被動式抒壓方式。此時，專業按摩在經過醫學證實是可以降低現代人的文明病和抒解日常生活上的壓力，便成為忙碌人們的抒壓新寵兒。

（一）泰式按摩業

被尊稱為被動式瑜伽之「泰式按摩」，逐漸在臺灣各地如火如荼成立，專為沒有時間放鬆壓力、沒有多餘體力運動的現代人所設立。回溯泰式按摩淵源，主要根據源於中國傳統推拿及印度的瑜伽融合而成，發展至今也考量到人體十二經絡，其按摩理論強調暢行經絡無阻礙，就能達到通筋舒暢和抒壓目的。泰式按摩手法經由專業按摩師調理阻滯的穴位或關節，消除氣滯使其經絡及穴位順暢，並增加肌肉之間的協調性，是一種舒筋活絡和強身健體的方法(Chaithavuthi & Iri, 2007)。簡言之，按摩師可利用兩手、兩臂、兩腳及全身重量滾壓、伸展、拉伸被按摩者的身體，通過壓足、壓腰、踩脊等方式作用於肌肉筋膜和關節等部位(Chow, 2011)。研究證實，泰式按摩具有明顯的消除疲勞、放鬆肌肉、關節伸展、促進血液及淋巴循環以及放鬆身心，且對肌肉損傷、痛風、炎症等有明顯改善效果（李等，2013；Buttaga et al., 2011）。

（二）足部按摩業

足部按摩原為傳統的民俗療法，近年融合歐洲足部反射理論與亞洲傳統中醫經絡學理，發展出本土式的獨特足部理療技法，轉型成為臺灣熱門的休閒保健產業。近年來臺灣足部按摩產業透過國際觀光行銷策略，已成為國際觀光客來臺欲前往體驗的亮點之一，尤其深受日本旅客的喜愛，預估產值上看1,000億。現今，臺灣主要足部按摩業有吳神父、鄧老師、太極堂、六星集等。

綜觀臺灣足部按摩產業發展，除了本業技術外，已開始著重於結合觀光資源行銷，有些店家會與溫泉旅館結合經營，成為度假的配套行程。此外，臺灣足療業者也透過連鎖經營方式，形成城市抒壓新寵兒，並於2011年7月透過兩岸足療業務交流，與廣東省旅遊局簽署了「足療、溫泉及旅行」等相關業者的合作協議，藉此活絡足療產業經濟。由此可知，臺灣的旅遊市場早已看準了「足療」與「溫泉」的搭配商機，串連成為保健的觀光行程。

七、觀光醫療發展

健康旅遊(wellness tourism)是以維護或增進個人健康目的之旅遊型態，根據全球保健研究中心(GWI)調查分析，2015年全球健康旅遊總支出為5,632億美元，主要市場集中於北美洲（2,157億美元）、歐洲（1,934億美元）和亞太地區（1,112億美元），如圖10-4。比較2013~2015年成長率，以歐洲年成長率16.7%最高(Yeung & Johnsto, 2017)。進一步依據世界旅遊組織(World Tourism Organization, 2006)的定義，觀光醫療(medical tourism)是指以醫療護理、疾病與健康、康復與休養為主題的旅遊服務新興產業。近年來隨著醫療產業發展在健康服務領域的擴張，所提供的服務範圍也越來越廣，包括健康檢查、整型美容、疾病醫療、重症醫療、器官移植等，都可以納入觀光醫療的範圍（何等，2012）。

全世界在醫療健康保健支出，從2001年的3.3兆美元逐年成長至2005年的4.4兆美元。二十一世紀「觀光醫療」已在世界各地快速興起的風潮，其中韓國以整形外科名聞遐邇，而東南亞國家，例如新加坡、馬來西亞、泰國及

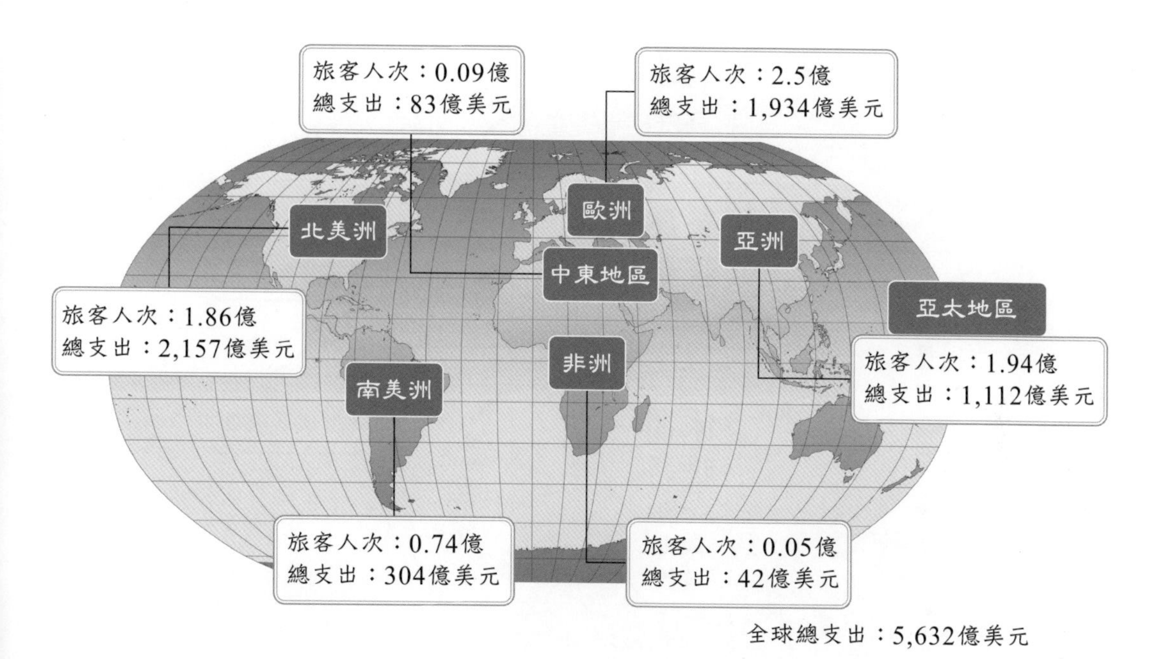

圖10-4　2015年全球健康旅遊產業經濟規模

資料來源：作者自行繪製。

印度等國，則以歐美和中東觀光客為訴求，積極發展各項觀光醫療業務（何等，2012）。此外，到南非進行「手術加野生世界體驗」、到阿根廷「隆乳兼跳探戈」等頗具賣點的旅遊，吸引不少觀光者嘗試到異國體驗，這種兼具度假與整形雙重功能之旅遊，遂成為各國積極開發之觀光新興市場。邇今，觀光醫療業務除了健康檢查之外，美容整形及復健醫療也日漸成為觀光醫療核心。由於觀光醫療已成為二十一世紀醫療產業新興服務項目，促使當代醫學由簡易的醫病關係，逐漸轉化成為國際服務產業，其服務內容也由單一技術產業，發展成為異業結合之新興型態（何等，2012）。因此，結合醫療健康及觀光產業的創新產業，將創造出醫療健康與旅遊產業的新價值（圖10-5）。

觀光醫療異業結盟最密切之產業不外是醫療及觀光休閒產業，現今臺灣休閒產業已慢慢從過去的遊樂區（樂園）形式轉向休閒旅遊（農場民宿）型態，觀光休閒已成為國人休息與充電的好機會，加上臺灣在健康促進、醫療保健、養生美容之發展皆有良好技術，若能妥善規劃，便能在國際觀光醫療市場贏得先機（何等，2012）。

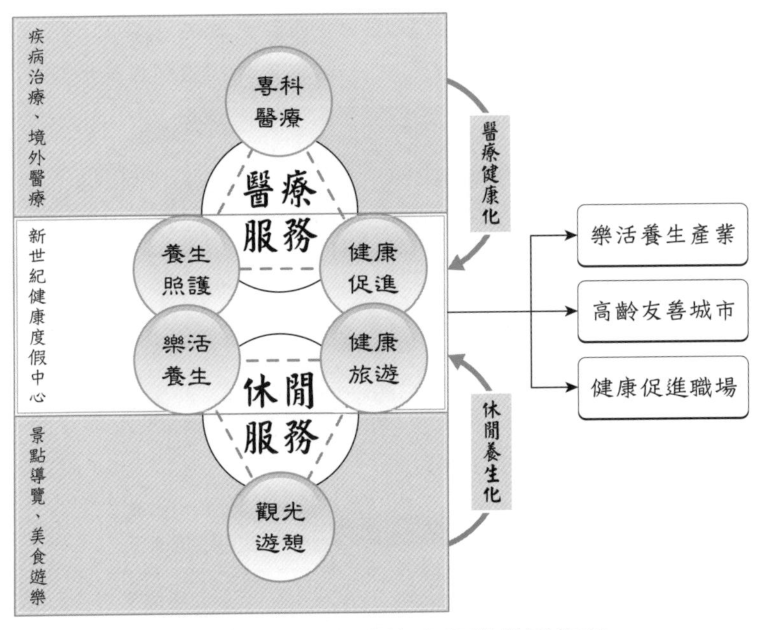

圖10-5　全球健康產業發展趨勢

資料來源：作者自行繪製。

鑒於全球觀光醫療新潮流來臨，臺灣由衛生福利部主導推行的觀光醫療政策，其中臺灣的私立醫療院所協會成立之專案管理中心，負責推動國際醫療發展，也唯有建立自我獨特品牌，方能在競爭激烈的洪流中進軍國際市場。準此，國家發展委員會特規劃「醫療產業升級醫療服務國際化旗艦計畫」，期待臺灣能以較低成本，但可提供高技術及高品質的觀光醫療服務，建構自我競爭優勢，並藉由親華人之國家優勢，吸引全球華人及鄰近國家白領階級來臺就醫。同時，設置養生醫療休閒園區，以突破舊有的觀光模式，發展整合養生、醫療及休閒的生活圈理念規劃，再搭配異業合作或結盟之行銷策略，以發展臺灣之健康休閒產業（何等，2012）。

觀光醫療政策帶動兩岸之發展快速成長，衛生福利部於2008年7月15日開始至2020年1月31日，依衛部醫字第1091660514號公告，總共核定臺灣88家醫療院所得代申請大陸人士來臺進行健康檢查和醫學美容之觀光醫療行為（臺灣國際醫療全球資訊網，2022）。民間組織「臺灣觀光醫療發展協會」亦以醫療業者及旅遊業者策略結盟之方式，為求診之個案提供完善之就診與旅遊行程，成功營造醫療新商機，帶動臺灣醫療邁入健康促進產業發展的新契機，而觀光醫療將是促進臺灣經濟成長的明日之星（何等，2012）。

八、高齡友善城市

世界衛生組織指出，新世紀老年人口及居住城市人口的增加趨勢，預估到2025年60歲以上人口將是2006年的2倍，達到12億人口數，到2050年將達20億。此外，2007年時全球已有超過一半人口集中居住在城市，到了2030年將有超過五分之三人口居住於城市。世界衛生組織為因應老化人口的世代來臨，在2007年出版《全球高齡友善城市建設指南(Global Age-Friendly Cities: A Guide)》，文中定訂8個面向，包括：無障礙與安全的公共空間(outdoor spaces and buildings)、交通運輸(transportation)、住宅(housing)、社會參與(social participation)、敬老與社會融入(respect and social inclusion)、工作與志願服務(civic participation and employment)、通訊與資訊(communication and information)、社區及健康服務(community support and health services)，以做為各城市推動高齡友善城市的指引（石，2011；衛生福利部國民健康署，2011），詳如表10-3。

臺灣1993年的人口統計顯示，65歲以上人口已達到7%，「高齡化社會(ageing society)」已成事實，加上戰後嬰兒潮亦開始進入65歲，邇今65歲以上人口超過16.2%，2018年正式邁入「高齡社會(aged society)」；推估到2025年即可能達到20%，成為「超高齡社會(superaged society)」。政府為因應高齡社會的到來，自2010年開始，響應WHO倡議之高齡友善城市，衛生福利部提出8大面向為推動高齡友善城市的具體操作策略（圖10-6、表10-4），首先於嘉義市試辦，2011年經公開招募，另有臺北市、新北市、桃園市、新竹市、南投縣、臺南市、高雄市、臺東縣等8縣市政府加入推動行列，2013年度更擴大至22縣市加入推動行列，透過縣市政府各局處將高齡友善納入施政核心，及跨部門資源整合，來營造讓長者獲致最大健康之友善的城市環境，以達成世界衛生組織「活躍老化」之目標（衛生福利部國民健康署，2014）。

表 10-3　高齡友善城市八大面向

面向	目的	工作內容
無障礙與安全的公共空間	重視戶外開放性空間與公共建築品質	設置綠色空間、提供愉悅、乾淨、安全的休憩環境、友善和健康的步道空間、人行安全空間、友善建築空間、適量的公共廁所等
大眾運輸	提供可及性與可負擔性的大眾運輸	合理的交通費用、可靠並頻繁的公共交通、高齡友善的運輸工具、為高齡者提供優先的座位、社區交通服務、貼心的大眾駕駛和停車空間等
住宅	提供舒適住宅與社區和社會服務	提供價格可負擔及合適建材的建築、補助津貼、居家服務、社區與家庭連結、安全生活環境等
社會參與	提供社會參與及支援、良好的健康服務和優良生活環境	費用可負擔、提供各類活動並保證任何人皆能參與、促進社區世代整合及避免孤立等
敬老與社會融入	推動敬老以協助高齡者融入社會	提供尊重和包容性的服務、提升公眾尊老意識、加強世代間互動與公眾教育等
工作與志願服務	協助高齡者參與工作或當志工	推廣告知志工與就業機會、給予能夠參與公眾事務的能力，提供志工訓練等
通訊與資訊	協助高齡者取得切身相關的資訊與資源	資訊提供、口語交流、提供自動化通訊與設備、公家機關設立電腦與網路供使用等
社區及健康服務	提供高齡者健康照護，並協助克服昂貴的醫療花費	城市內的健康與社會服務分佈均勻，數項服務共設一處，各種交通方式皆能輕易到達、緊急事件的規劃與照護、社區支援服務等

資料來源：衛生福利部國民健康署 (2019)。*高齡友善城市計畫*。https://www.hpa.gov.tw/Pages/Detail.aspx?nodeid=3856&pid=11059

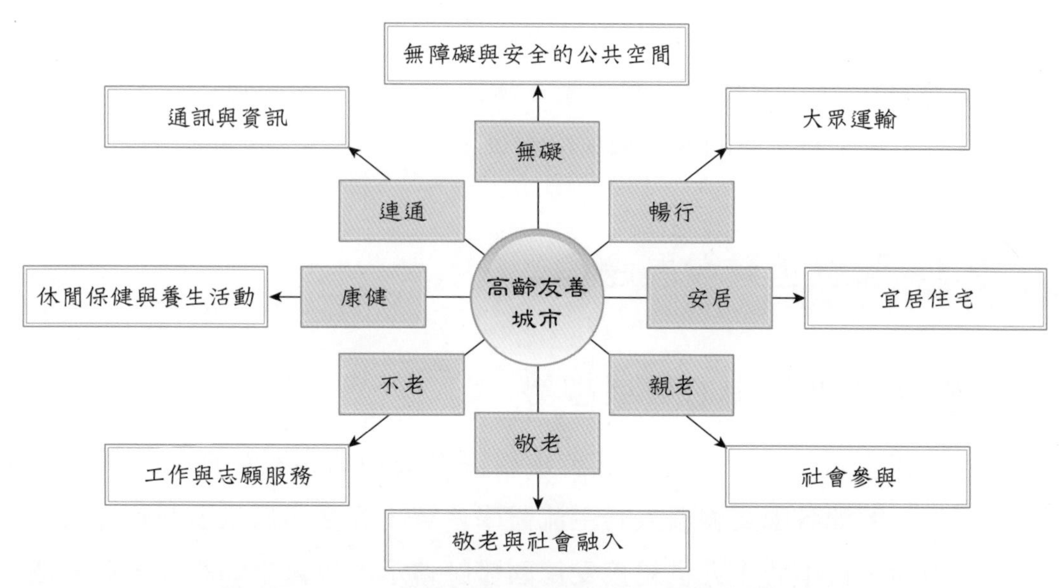

圖 10-6　營造高齡友善城市 8 個具體操作策略

資料來源：作者自行繪製。

表 10-4　推動高齡友善城市的具體操作策略

策略	工　作　內　容
敬老	提倡敬老文化及營造跨代互動模式 鼓勵發展各種銀髮服務和產品，創造銀色GDP
親老	舉辦高齡友善活動 鼓勵長輩參與（位置便利、收費合理、容許親友陪伴參加）
無礙	持續改善公共空間 符合無障礙標準（馬路綠燈時間要夠長、禮讓行人） 維持社區良好治安
暢行	提供長輩搭車優惠 便利的大眾運輸或接送設計
安居	社區有適合不同失能程度的住所與服務 協助長者住家裝修的方案 結合志工，提供送餐和家事服務
連通	提供各種重要資訊給長輩，確保長輩與社會的連結 提供資訊時，字體和鍵盤要放大，說話速度要慢，配合長輩慣用的語言
康健	提供各種社會服務、休閒娛樂、運動保健活動、講座或健檢服務等 鼓勵長輩多多走出來參加
不老	支持長者持續就業、參加志願服務或勇敢追逐夢想

資料來源：衛生福利部國民健康署(2019)．高齡友善城市—八大面向。
https://www.hpa.gov.tw/Pages/List.aspx?nodeid=3869

總而言之，臺灣推動高齡友善城市的終極目標，如同芬蘭的公共健康政策，希冀讓高齡者「臨終前二週才躺在床上生活！」的理想境界，讓高齡者「樂活長青」，享有美麗的晚年和生命願景！

10-2 溫泉產業發展趨勢

一、溫泉健康度假中心發展趨勢

溫泉川流從古至今，無分國界皆流傳許多使用溫泉養生或治病的典故。十四世紀後，歐洲各國更視溫泉為主流醫學珍寶，許多疾病也多仰賴溫泉而治癒。另一方面，日本於十九世紀接受德國醫師傳承溫泉醫學知識後，更廣泛使用溫泉來達到保健、疾病預防和疾病治療，最終成為日本全民運動和形成獨特之溫泉文化。臺灣溫泉應用啟蒙於日本，基於臺灣溫泉資源相當的豐富，加上泡湯已成為國人旅遊保健的重要休閒項目，臺灣溫泉業者及政府代表於2000年間參訪日本溫泉發展後，特於2003年制訂我國溫泉法，帶動溫泉成為臺灣現階段保健養生新風潮的主力產業。

邇今，歐洲各國對於溫泉使用，早已跳脫單純性的溫泉醫療或觀光休閒應用模式，而是具體將兩者融合成為新世紀養生場所，隨後再以異業結盟或區域聯盟方式，擴大成立或調整經營型態，脫穎轉變成為以保養為主軸的溫泉健康度假中心型態。二十一世紀全球度假中心發展趨勢莫不以「健康養生」為依歸，以健康為首要設置目的，整合休閒、保養及理療三大目的為度假中心服務主軸，透過協會認證方式，將之打造成為鮮明養生色彩之綜合型健康度假中心(health resorts)，已儼然成為二十一世紀健康促進龍頭產業。健康度假中心在德國及日本則傾向使用「溫泉保養地(Badekurorte)」稱之。圖10-7說明溫泉區提供多元服務型態，依溫泉度假中心整體環境與溫泉性質區分，逐步淡化醫療服務色彩，進而以健康促進為核心，並融合醫療健康化及休閒養生化特性，從最基礎之健康促進服務，進階到溫泉多元與高值應用模式，打造溫泉保健獨特服務模式，最終成為著名之溫泉保養地（林，2010a, 2010b；徐、張，2008；錦水溫泉飯店、嘉南藥理科技大學，2008）。

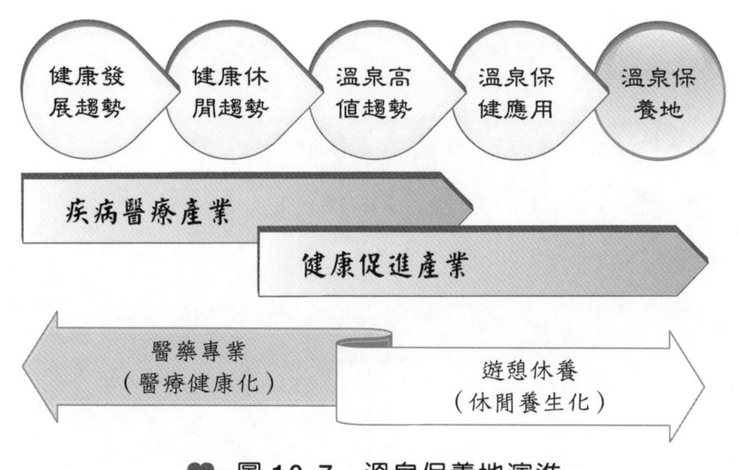

圖 10-7　溫泉保養地演進

資料來源：作者自行繪製。

無論如何，根據工研院的研究調查顯示，2006年全球SPA產業創造約2,000億美元的市場規模。據此推論，臺灣未來SPA產業年產值可能超過新臺幣250億元（林，2013c）。2015年GWI更精確進行全球溫泉產業分析，年產業營收達510億美元，主要市場集中於亞太地區（292億美元）和歐洲（197億美元），合計占全球96%的營收率（圖10-8）。若以國別區分，中國大陸（157億美元）和日本（125億美元）分別占全球營收第1和第2名，合計兩國之年營收達282億美元，占了全球55%的營收率。進一步比較溫泉產業營運性質，其中有63%業者同時提供溫泉與SPA服務，僅37%業者純以溫泉為營業核心(Yeung & Johnsto, 2017)。

臺灣溫泉分布密集，從1895年日據時代成立之知名溫泉應用和溫泉產業聚落發展也有百年之久。根據2015年全球保健研究中心(GWI)統計，2015年臺灣SPA產業實際年營收約5億美元，而溫泉產業年營收約3億美元(Yeung & Johnsto, 2017)。雖然GWI實際統計和工研院推估的新臺幣250億（約150億美元）仍有一段落差，但也表示臺灣溫泉有更大的發展空間。回顧近代臺灣溫泉發展，1999年前，臺灣政府因法令管理未齊備而任意由民間發展，產生了溫泉旅遊環境及服務品質低落之雙負面產業發展現象(Lee & King, 2008; Lee, Ou, & Huang, 2009)。有鑑於此，交通部觀光局將1999年訂定為臺灣溫泉觀光起

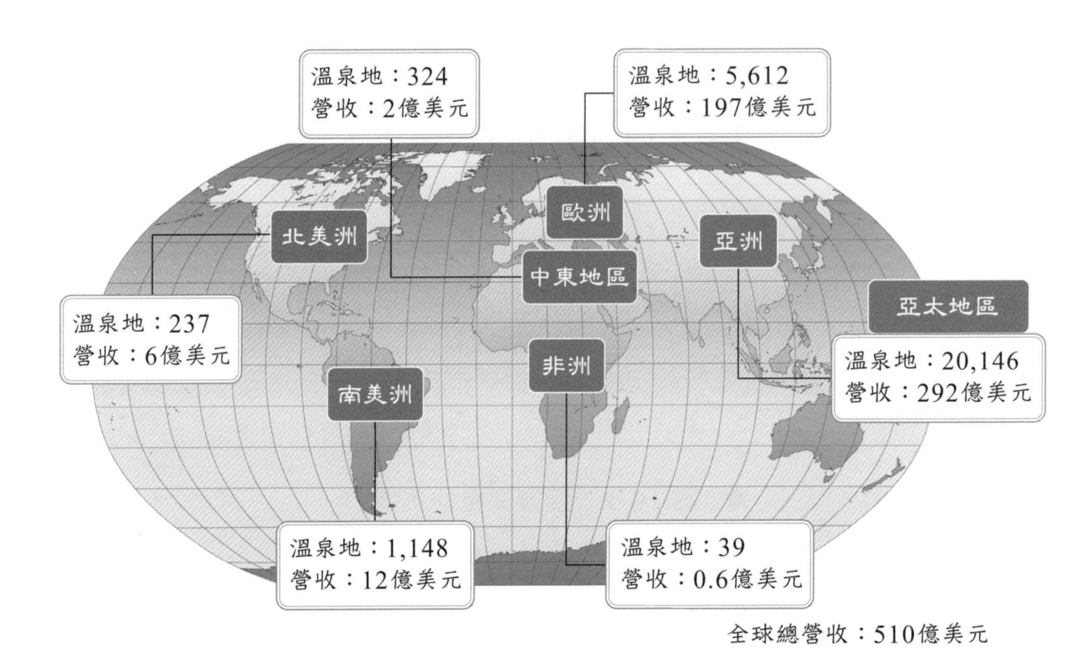

圖10-8　2015年全球溫泉產業經濟規模

資料來源：作者自行繪製。

始年、2003年公布溫泉法(Water Resources Agency, 2010)、2005年實施溫泉法緩衝輔導階段、2013年全面實施溫泉法。根據交通部觀光局2017年統計，臺灣取得溫泉標章合法經營之溫泉業者有371家，已核定之溫泉區共計25區(Tourism Bureau, 2017)。綜觀近代臺灣溫泉發展史，溫泉法的推動是促成臺灣溫泉產業蓬勃發展的主要原因。臺灣溫泉法主要參考日本溫泉法編修後立法，也因此保留有溫泉養生特質，例如，溫泉法「總則」的第一條就明確地指出：「為保育及永續利用溫泉，提供輔助復健養生之場所，促進國民健康與發展觀光事業，增進公共福祉，特制定本法。」近年來，臺灣政策有意媒合養生醫療與休閒產業，創造養生醫療休閒園區的發展環境。養生醫療休閒園區係以突破以往的觀光模式，發展整合養生、醫療及休閒的生活圈理念規劃，配合異業合作或結盟之行銷策略，以發展臺灣之健康休閒產業（何等，2012）。

綜觀溫泉發展至今仍深受民眾喜愛，主要是溫泉千年來對人類健康養生的貢獻性。溫泉理療作用包含水的物理健康效益和其內容物所提供之化學健康促進效益(Kurabayashi et al., 2001; Tei et al., 1995; van Tubergen & van der

Linden, 2002; Wilcock, Cronin, & Hing, 2006)。現今，歐洲許多國家和日本仍維持溫泉理療的傳統，即經由溫泉專科醫師依病人症狀，開立醫療處方，並使用特定溫泉治療疾病，達到慢性疾病的預防與治療目的，例如風濕關節炎、心衰竭、肺氣腫和各種皮膚疾病的預防與治療(Hall et al., 1990; van Tubergen & van der Linden, 2002)，日本的溫泉醫院和德國的溫泉保養地，更將溫泉理療納入醫療保險項目，日本則是目前全球將溫泉細分種類最多及設有溫泉專科醫師的國家（林，2010b；經濟部水利署，2008）。

二、溫泉多元應用趨勢

歐洲各國溫泉應用不僅止於溫泉浸泡模式，溫泉飲用和溫泉蒸氣吸入法也受到同等的重視。溫泉浸泡強調可有養顏美容、調節體液和神經的平衡作用，對舒緩精神壓力也有功效；溫泉飲用法著重於預防保健及醫療目的，需經醫師或專業人員指導使用；溫泉蒸氣吸入對提升呼吸道機能有效益（林，2010b）。

新世紀著名溫泉區除了強調溫泉本質所擁有的獨特健康效益之外，在溫泉保養地尚需搭配飲食、水療、按摩、運動及在地各種自然資源，融合成為健康養生套裝服務，才是現今溫泉保養地的主流魅力（圖10-9）。舉例說明，日本就以其溫泉醫學及研究優勢，成功將溫泉結合觀光休閒；韓國除了提供溫泉，也強調溫泉具有健康促進的效用，有效吸引民眾從事溫泉養生休閒活動；俄羅斯更直接同意民眾使用溫泉進行復健治療。此外，例如土耳其、希臘、法國、紐西蘭及保加利亞等國家，使用溫泉的訴求也不離開健康療養目的，而法國更將溫泉皮膚治療的經驗與研究成果，延伸成獨特的溫泉化妝保養品（林，2013c）。

邇來，全球各國溫泉產業發展莫紛紛樹立自我獨特的溫泉經營型態，在歐洲各國普遍已從單純的溫泉醫療模式脫穎，轉變成為以保養為主軸的溫泉健康度假中心型態，並結合在地療養資源或保健技術，開發整體健康養生配套活動或醫療治療模式，甚至將溫泉醫療應用實證經驗轉化到溫泉多樣應用方式，藉以吸引臺灣民眾或國際觀光旅客到訪（表10-5）（林，2010b, 2013c）。

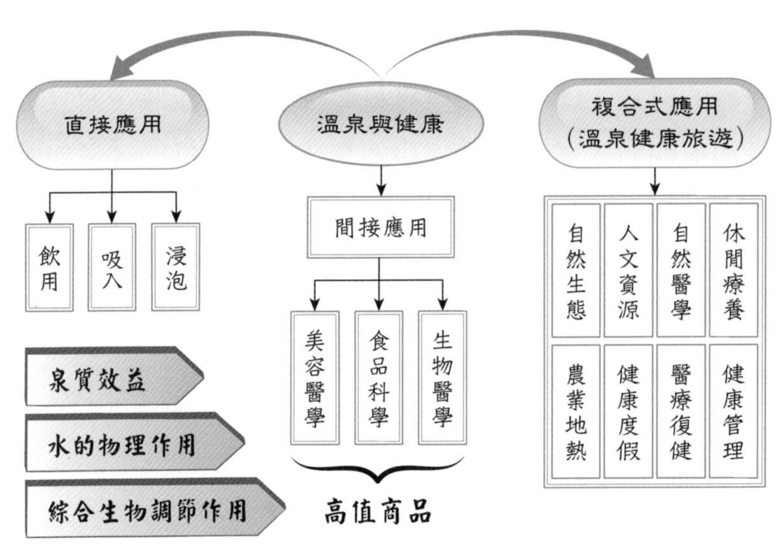

圖 10-9　溫泉結合在地資源之多元應用模式

資料來源：作者自行繪製。

表 10-5　全球溫泉國家之溫泉特色發展

國　家	泉　質	溫泉特色	標榜療效
澳洲	硫酸鹽氯化物泉、鈉鹽化物泉	多處露天溫泉，結合自然景觀	可泡浴、某些標榜有美容效果、具有能量治療效果
以色列（死海）	氯化物、礦鹽物質	政府設立理療觀光區	皮膚疾病治療有顯著效果、可供飲用、可泡浴
以色列（約旦河）	富含氯化鈉	高溫泉水（約42°C）	高溫泉水治療相關皮膚疾病
保加利亞	硫磺泉、碳酸泉	促進皮膚循環代謝，有益中樞系統	具療效泉質
法國（理膚寶水）	中性微礦物質	泉水理療著名聖地	附設皮膚研究實驗室，研究發現對於皮膚疾病治療有顯著效果；將溫泉療法的費用涵蓋於健康保險可以給付的範圍

表 10-5　全球溫泉國家之溫泉特色發展（續）

國　家	泉　質	溫泉特色	標榜療效
德國	硫磺泉質、礦鹽物質	水療及理療	對於皮膚疾病治療有顯著效果、抒壓生理治療；將溫泉療法的費用涵蓋於健康保險可以給付的範圍
希臘	硫磺、氯化物、碳酸質泉	理療效果	具皮膚疾病療效，並利用水療促進身體保健
冰島	富含礦物質（矽）	可治療皮膚疾病	對於皮膚疾病具有顯著治療效果，其中藍湖(Blue Lagoon)尤以湖水中富含礦物質終年呈現藍綠色最具特色，吸引民眾
義大利	碳酸硫磺泉質	承襲羅馬時代以降的溫泉理療傳統	由水療方式以抒緩身心壓力
韓國	碳酸泉	溫泉水溫偏低，泉水為鹼性	皮膚疾病治療
日本	種類多元（二氧化碳泉、碳酸氫鹽泉、氯化物泉、硫酸鹽泉、含鐵泉、含鋁泉、硫磺泉、酸性泉、放射能泉）	優良的溫泉質及精緻泡湯文化聞名於世；可飲用和浴用	注重溫泉的健康保養效果；溫泉療法納入醫療系統，可視同醫療費用抵稅
俄羅斯（索契溫泉）	硫酸鹽、硫磺泉	索契溫泉之理療應用聞名於俄羅斯	醫療用途，如增進血液循環及皮膚相關疾病治療

資料來源：林指宏(2013c)・*臺南溫泉高值化政策委託專業服務規劃案*・臺南市政府觀光旅遊局。

三、溫泉保養地

溫泉保養地除了強調特定理療應用外，在歐洲更配合自然環境的優勢、引入各種健康養生技術，搭配多元化的整體醫療(holistic medicine)及健康管理服務，開創溫泉高值化商品及多元應用模式，創造在地經濟特色，有效提高了健康度假中心的健康服務層面（林，2010a）。溫泉保養地入口對照式的招牌，頗有宣示到此一遊，能保男人40威猛無限、女人40嬌顏再現之意象，簡易明白地展現溫泉養生與溫泉療效魅力（圖10-10）。

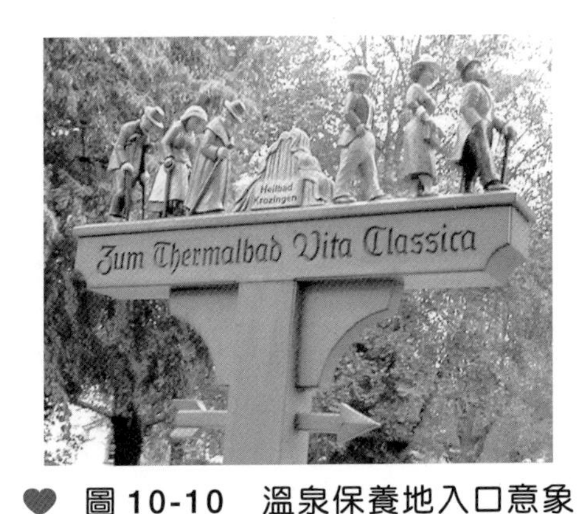

圖10-10　溫泉保養地入口意象

資料來源：阿岸祐幸博士拍攝；作者編修。

歐洲各國保養地的興起可追溯到羅馬時期。羅馬時期溫泉應用已具有休閒度假及養生功能。爾後，歐洲再將溫泉融入主流醫學的核心治療模式，形成溫泉醫學主流模式。此一溫泉醫學主流模式直到19世紀，當時德國神父塞巴斯蒂安克奈普(Sebastian Kneipp, 1821~1897)，開創的克奈普方法(Kneipp's method)，才進入另一新境界。現今歐洲盛行保養地型態，除了溫泉資源特色外，具海洋、氣候資源或擁有克奈普方法認證核心技術者也甚為普遍。

根據1993年統計，歐洲各國符合保養地型態，約有1,700個單位，包含166個具有溫泉及泥療特色、41個氣候療養特色、54個海洋療法特色及50個以克奈普療法而聞名的度假中心(Gilbert & Weerdt, 1991; Thorsteinsdottir, 2005)。歐洲保養地以提供完善的健康服務及多元化的保健技術聞名。調查到訪溫泉保養地消費目的之前五名，依序為骨骼肌肉及行動不便占53%、循環障礙占14%、精神疾病占13%、代謝失調占5%、癌症病人占5%、呼吸系統疾病5%及其他因素者占5%(Titzmann & Balda, 1996; van Tubergen & van der Linden, 2002)。現今世界上有法國、德國、義大利與奧地利及日本等國家，將溫泉應用納入健康保險給付或視同可扣抵醫療費用稅金範圍（林，2010a；Sekine et al., 2006）。

綜觀現今歐洲知名的溫泉保養地現況，大多能有效發揮該溫泉度假中心之溫泉泉質、地理環境及人文特色，並結合科學技術進行溫泉產品研發、資源規劃及人員專業訓練。另外，克奈普深信透過運動、簡單飲食及規律生活，能強化免疫系統、增加身體抗壓能力(DPA, 2008; Griffin, 2003a, 2003b; Roques, 2009; Zuluaga, 2009)，有助於身、心、靈的自癒效果(self-healing)，更為保養地帶來新契機。相對地，日本雖然仍強調溫泉醫學的優勢，且日本也從昭和29年開始指定「國民保養溫泉地」，至今已有86個溫泉區皆指定為合格之保養溫泉區，但其規模就遠不及歐洲各國，且大部分到訪「國民保養溫泉地」民眾仍以休閒度假旅客為主，已不如歐洲各國長期將溫泉度假中心視為保健及疾病療養的場所（林，2010a；社團法人日本溫泉協會，2010；Sekine et al., 2006）。

四、溫泉高值商品應用發展

全球溫泉在美容醫學與化妝保養品領域的應用，以法國發展最為成功，其將溫泉浸泡所得到的醫療和養顏美容效果，轉化為高經濟效益的醫學美容用途，並由法國政府全力輔導，帶動法國溫泉資源廣泛應用於美容醫學產品的研發，創造法國溫泉在美容醫學領域應用的全球權威地位，也為法國創造溫泉經濟奇蹟。

（一）法國溫泉醫學美容奇蹟

法國以溫泉保養品研發為主軸之公司，包括理膚寶水(La Roche-Posay)、雅漾(Avene)、薇姿(Vichy)、優麗雅(Uriage)、聖泉薇(Saint-Gervais)等知名品牌，其中以法國理膚寶水和醫美領域結合度最高，具全球競爭優勢。綜觀法國五大品牌特色，除了發揮溫泉極致特色及優點之外，善用品牌故事也是成功的要素。舉例來說，中世紀理膚寶水是皇宮貴族的溫泉療養中心的一座古城，直到1869年才改制為公共溫泉醫療場所，而今躍升為歐洲皮膚科溫泉治療之都。理膚寶水使用其長期從事溫泉皮膚病治療工作所累積的大量溫泉皮膚醫學之實證優勢，加上近年來成立實驗室之研究成果，成功創造溫泉醫學美容話題，為溫泉美容開啟世紀新頁。

法國溫泉品牌大都強調其溫泉水含豐富硒、二氧化矽、鈣等微量元素，宣稱具有舒緩、柔軟、協助癒合傷口等功效。此外，透過保養地的認證，提供當地完整之溫泉療程服務，將醫學美容體驗或皮膚病治療之療程訂定為三星期以上，包括全身或局部的高壓噴浴、溫和的噴霧式淋浴、氣泡水及飲水等複合式治療套裝行程(La Roche-Posay Laboratoire Dermatologique, 2013)。除了持續維持其國際溫泉醫學美容權威之地位外，也為品牌創造全球無限商機。

綜觀法國溫泉醫學美容的發展歷程，並非僅依賴商業行銷策略而興起之全球知名品牌，而是藉由其優勢醫學實證文化及科學研究成果，導入專業醫學美容服務，並以高品質之療效為訴求，發揮溫泉特殊皮膚呵護效果，再依研究成果開發系列性膚質改善及養護之醫學美容專業級之化妝保養品（林，2013c；林等，2008；經濟部水利署，2008）。

（二）臺灣溫泉高值商品發展

2005年臺灣溫泉法實施後，溫泉高值化應用得以開始展露發展契機，林指宏(2013c)指出，未來臺灣溫泉高值應用之國際化目標有三大方向亟需積極努力，一是塑造溫泉區成為健康促進旅遊地，營造健康促進潮流新地標；二是依溫泉泉質特性研發溫泉高值化商品，創造在地溫泉經濟新風範；三是開發在地溫泉風味餐，創新獨特以求市場區隔與共榮。現今，臺灣溫泉高值化應用發展已進入創新自我品牌形象的階段。首例，由原住民族委員會（簡稱原民會）點火起跑（張、林，2013）。

原民會為能落實推動原住民族溫泉區整體規劃，於2010年推行「原住民族地區溫泉資源永續經營及輔導獎勵中長程實施計畫」，並於2012年擇定三個原民鄉，核發辦理溫泉示範計畫，包括新竹縣五峰鄉清泉溫泉、屏東縣牡丹鄉旭海溫泉、宜蘭縣南澳鄉碧候溫泉（表10-6）。示範計畫中包含研發溫泉高值保養品、溫泉食品及推動在地溫泉風味餐三大溫泉高值領域（林，2013a, 2013b；張、林，2013），計畫期間完成之溫泉高值保養品成果斐然（圖10-11）。

表 10-6　原民會溫泉示範區規劃研發之溫泉高值保養品

溫泉區	系列名稱	品牌定位	產品名稱
新竹縣五峰鄉 清泉溫泉	「青山綠水」 溫泉保濕系列	護膚調理 化妝保養品	溫泉美顏緊緻面膜
			溫泉肌膚調理保濕水凝露
			溫泉調和卸粧水
			溫泉護膚化妝水
			溫泉手工皂
屏東縣牡丹鄉 旭海溫泉	「藍天白雲」 溫泉美白系列	美白護膚 化妝保養品	溫泉嫩白保濕面膜
			溫泉滑嫩美白精華液
			溫泉美白嫩膚保濕噴液
			溫泉美白嫩膚保乳液
宜蘭縣南澳鄉 碧候溫泉	「祕幽仙境」 溫泉呵護系列	保濕護膚 化妝保養品	溫泉美顏呵護面膜
			溫泉滑嫩呵護乳霜
			溫泉肌膚呵護水凝露
新竹縣尖石鄉 秀巒溫泉	「雙軌保濕」 溫泉雙軌保濕呵護系列	活顏再現 化妝保養品	雙軌保濕呵護化妝水
			雙軌透亮呵護乳液
			雙軌潤澤美顏面膜
高雄市茂林區 茂林溫泉	「幽谷淨白」 溫泉嫩膚淨白系列	春漾淨白 化妝保養品	溫泉嫩膚淨白化妝水
			溫泉嫩膚淨白水凝露
			溫泉嫩膚淨白面膜
臺東縣金峰鄉 金峰溫泉	「雙效抗衰老」 溫泉洛神煥亮護膚系列	高效抗氧化 化妝保養品	溫泉洛神煥亮精華液
			溫泉洛神煥亮乳液
			溫泉洛神煥亮潤澤面膜

資料來源：林指宏(2014)・*2014關子嶺溫泉業者訓練專案*・交通部觀光局西拉雅國家風景區管理處。

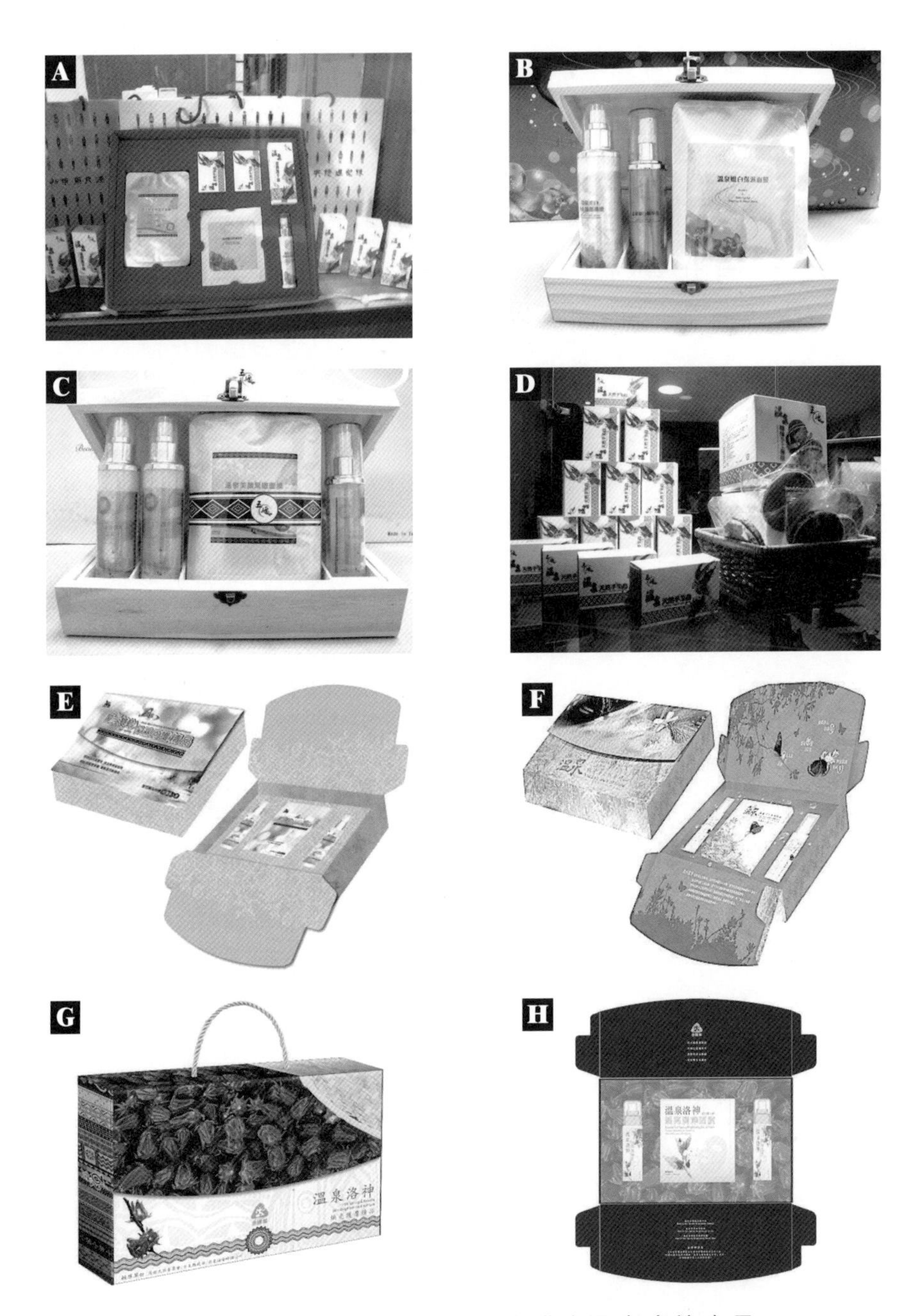

圖 10-11　原民會研發完成之溫泉高值商品

說明：由上而下，由左而右，分別為：A.原住民族委員會之「暢懷原民溫泉緣」創意溫泉禮盒；B.臺灣最南端之牡丹溫泉「藍天白雲牡丹意」美白呵護系列產品；C.來自張學良故居之五峰清泉溫泉之「青山綠水五峰情」保濕養顏系列產品；D.五峰清泉溫泉之手工皂暨溫泉手工餅；E.新竹縣尖石鄉秀巒溫泉之「雙軌保濕」龍泉雙軌保濕呵護精品；F.高雄市茂林區茂林溫泉之「幽谷淨白」幽谷溫泉嫩膚淨白精品；G.臺東縣金峰鄉金峰溫泉之「雙效抗衰老」溫泉洛神煥亮護膚精品立體及H.展開圖。

圖片來源：作者自行拍攝。

2014年1月，原民會接續在溫泉食品研發項目初展結果，透過五峰鄉清泉溫泉及牡丹鄉旭海溫泉之溫泉飲用水源標準檢測後，研發製作全國首創不含小蘇打粉之溫泉手工餅（林，2013a, 2013b；張、林，2014）。2016年原民會再核定新竹縣尖石鄉秀巒溫泉、高雄市茂林區茂林溫泉及臺東縣金峰鄉金峰溫泉，並預定於2017年7月啟動桃園市復興區羅浮溫泉，合計7個溫泉示範區（表10-6、圖10-11）。溫泉價值創新應用在政府領導下，臺灣紛紛朝向溫泉高值商品應用發展，包括臺北市政府推動的「北投溫泉湯花」商品系列，臺南市政府推動的「臺南溫泉」溫泉高值化商品規劃（林，2013）及溫泉品牌授權（2015年臺南市溫泉高值利用供給及品牌授權計畫）。回顧臺南市政府於2011年成立取供事業以統籌供應業者使用溫泉為啟始，成功向經濟部智財局完成「龜丹」及「關子嶺」地名商標註冊（圖10-12），並建立品牌授權機制，有效降低業者障礙門檻，投產製造商轉意願趨向溫泉價值創新市場積極，刺激溫泉產業多元正向發展，透過生產履歷資訊系統建置，讓消費者能輕鬆辨識商品，以提升旅客至臺南溫泉進行美麗養生的在地認同感，讓溫泉不只停留在溫泉區，還能透過商品主動走出到外銷國際，讓臺南溫泉以最在地特色走向世界，引領溫泉第一品牌時尚風潮。邇來，藉由溫泉高值商品研發及輔導業者持續不斷自主行銷力量，溫泉價值創新應用已然成為臺灣另一新興市場，僅僅在臺南市就有「瀛曦生技股份有限公司」、「津大企業社」、「泓如企業有限公司」和「泓唯股份有限公司」投入溫泉化妝保養品系列商品開發，而「若水文創商行」更以關子嶺溫泉泥漿開發陶藝文創商品。近年來，臺灣透過產、官、學合作以溫泉優勢開創華人及國際溫泉交流模式，已成功從市場面構築出臺灣未來溫泉高值化發展的新契機。

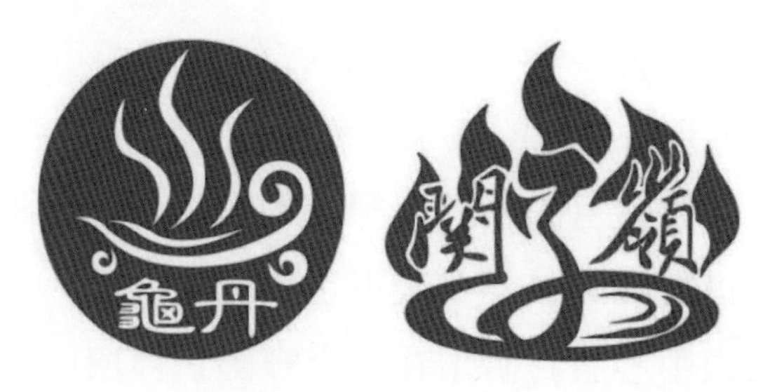

圖10-12　臺南市溫泉高值利用供給及品牌授權圖樣

綜合整體臺灣溫泉發展現況，進一步推估未來溫泉高值商品發展可歸納成四大類別（圖10-13），包括：(1)溫泉高值保養品；(2)溫泉特色商品；(3)溫泉生活用品；(4)溫泉健康食品。期冀臺灣未來能以此四大系列溫泉商品，奠定溫泉區自我品牌形象與發揚在地溫泉特色經濟，拓展臺灣溫泉國際版圖（張等，2014）。

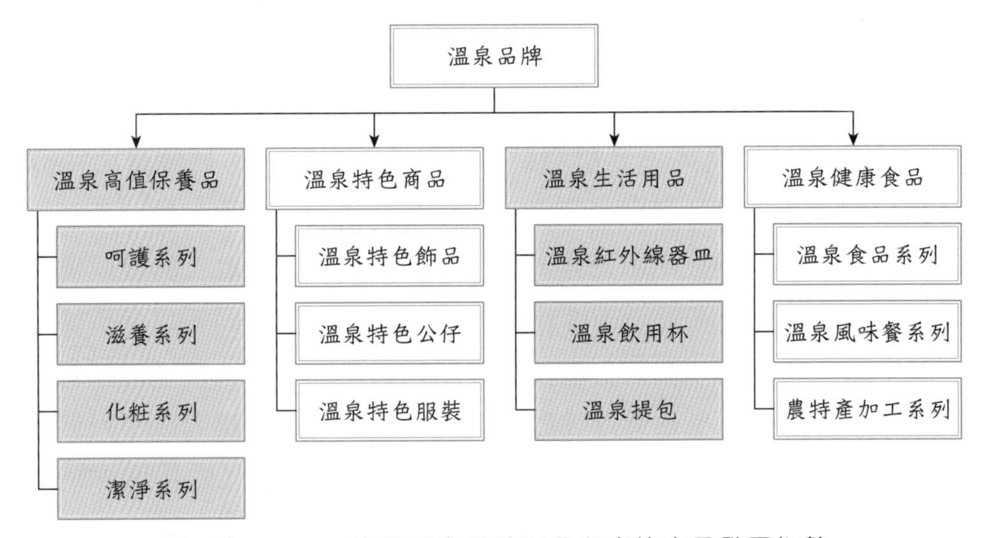

圖 10-13　臺灣溫泉品牌形象與高值商品發展趨勢

資料來源：張翊峰、林指宏(2014)．*原住民族地區溫泉計畫推動委託專業技術服務案*．原住民族委員會。

10-3 健康養生特色案例

一、日本角川富山預防保健中心

日本角川富山預防保健中心（以下簡稱富山中心），成立於2011年7月，為日本第一個專門從事預防保健的溫泉水療中心，溫泉泉源來自於1,200米深之弱鹼性地熱溫泉，主要設置目的在於因應日本高齡老化趨勢，提供當地銀髮民眾友善服務場所，藉以實踐高齡友善城市之敬老、親老、無礙、暢行、康健、不老之理想境界。富山中心服務訴求在於提升國民健康的預防保健，透過機構

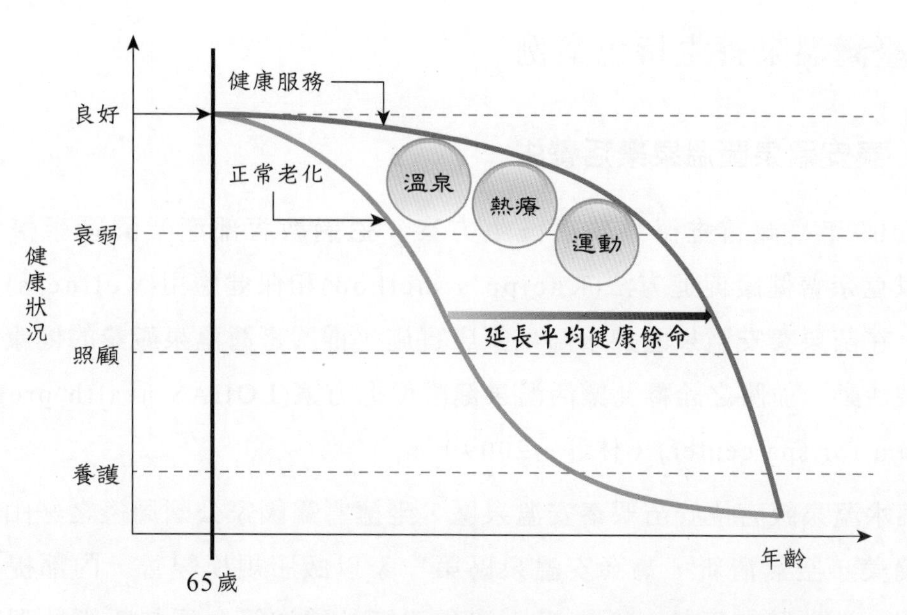

圖 10-14　日本角川富山預防保健中心健康服務介入目標

資料來源：參考日本角川富山預防保健中心由作者自行繪製。

專業之健康服務介入，包括溫泉、水療、熱療和水中運動方案，以65歲高齡為服務對象，期能透過長期的生活實踐及專業護理養生配套，成功延長高齡者失智失能發生年齡，即有效縮短高齡者平均健康餘命和平均餘命之間的差距，同時又能減少醫療費用的支出（圖10-14）。

富山中心提供主要服務有三種，一是水中運動，提供專業復健水療訓練及水中運動療程；二是陸上運動，透過專業指導，進行運動保健療程；三是溫熱療法，提供熱浴及溫泉療法，並搭配其他療程，達到身、心、靈康健效果。除了主要服務之外，富山中心也結合克奈普療法、土耳其浴、芬蘭浴、精油按摩和專業復健等，提供個人專業服務。根據2012年7月追蹤調查，平均年齡75.5歲的140個中心會員，長期使用後有70%健康質量有增長改善效果。此外，為了提供長者便捷舒適服務，中心也結合高品質生活(quality of life, QOL)旅遊套裝的形式，落實暢行提供巴士接送（林，2013c）。

二、臺灣溫泉養生特色案例

（一）泰安溫泉區溫泉樂活養生

2009年臺灣首推溫泉樂活養生方案，透過教育部產業園區產學合作計畫，以克奈普健康促進方法(Kneipp's method)和保健應用(wellness)理論為基礎，在苗栗泰安溫泉區錦水溫泉飯店實施，推展臺灣溫泉產業的健康促進應用套裝活動，並將之詮釋為樂活溫泉健康促進方案(LOHAS health promotion program for spa center)（林等，2009）。

錦水溫泉飯店位於苗栗泰安溫泉區，坐擁雪霸國家公園周邊之好山好水，林相優美，空氣清新，為泰安溫泉區第一家以飯店規模經營，內部提供藥草浴、SPA池、熱帶雨林、蒸汽吸入浴和遠紅外線浴等多種創新經營型態。爾後，再引進德國溫泉保養地之理念，搭配優質的碳酸氫鈉泉，建造最新可增進健康的溫泉設施，配合養生及時令性客家懷石料理，期冀營造成為國人休閒養生保健的最佳場所。此外，飯店採用最新科學設備，每30分鐘監控泉質包括pH（酸鹼值）、ORP（氧化還原電位）、濁度、導電度、溫度等變化，並透過精密處理設備，利用臭氧及二氧化氯滅菌系統，提供優質溫泉。飯店緊鄰優美的汶水溪畔，依偎在青翠的橫龍山下，附近虎山、橫龍山等群山擁翠，而四季山林之美更不時於溪谷、飛瀑、山嵐及雲霧展現（圖10-15）。

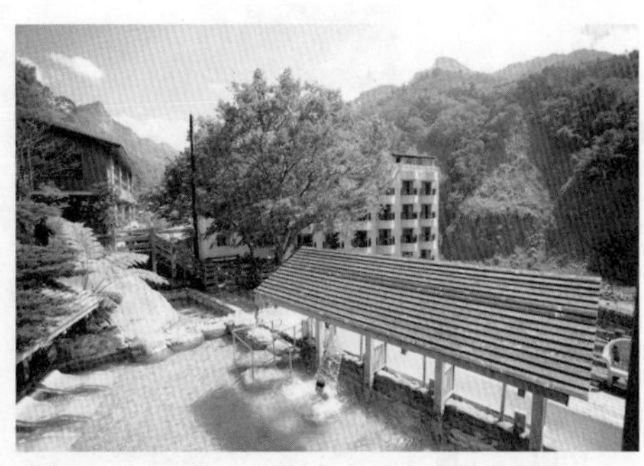
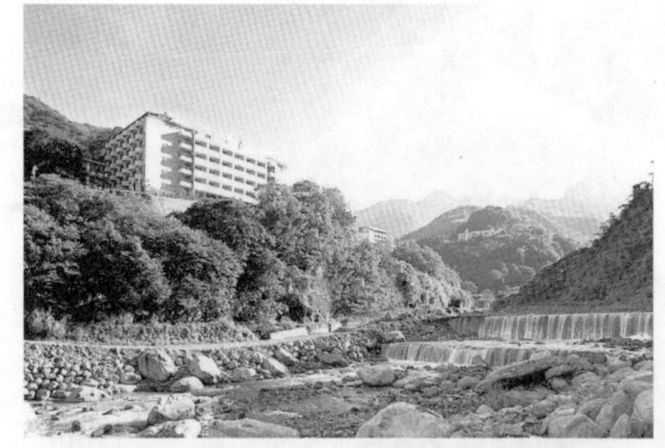
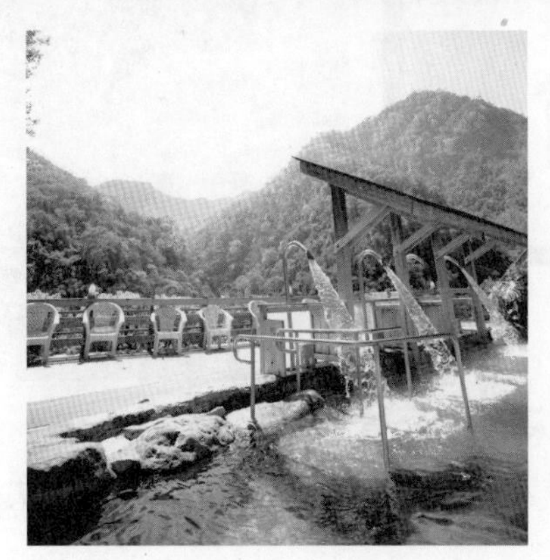
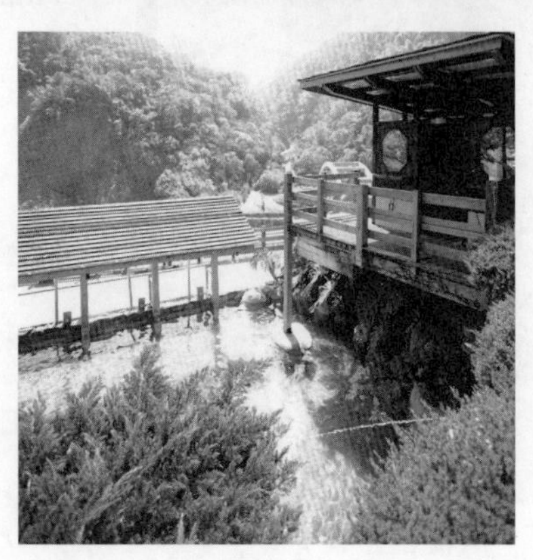

圖10-15　群山擁翠溫泉優質的錦水溫泉飯店

資料來源：錦水溫泉飯店授權使用。

錦水溫泉飯店專案之樂活溫泉健康促進方案，主要是利用飯店內優質溫泉設備，設計冷熱交替水療方案（配合KNEIPP踩踏法及冷熱循環技術；圖10-16），再搭配打必厝溪自然環境及情景，將運動療法（利用健康步道配合生態解說及呼吸調理技術整合設計，符合健康有氧之運動方案；圖10-17）和植物療法融入於方案中（結合自然環境之植物芬多精和水氣負離子效應），是臺灣溫泉區健康促進套裝行程應用技術的首創具體作法。爾後，經濟部輔導新北市烏來「樂活養生學苑」，以「健康儲值」概念，提供中高齡族群專業健康養生課程，為經濟部推動臺灣溫泉養生照護產業計畫中「養生度假中心服務」模式的示範點，提供臺灣中高齡族群短期旅遊休閒、健康管理等溫泉創新服務（林等，2009；Lin, 2010）。

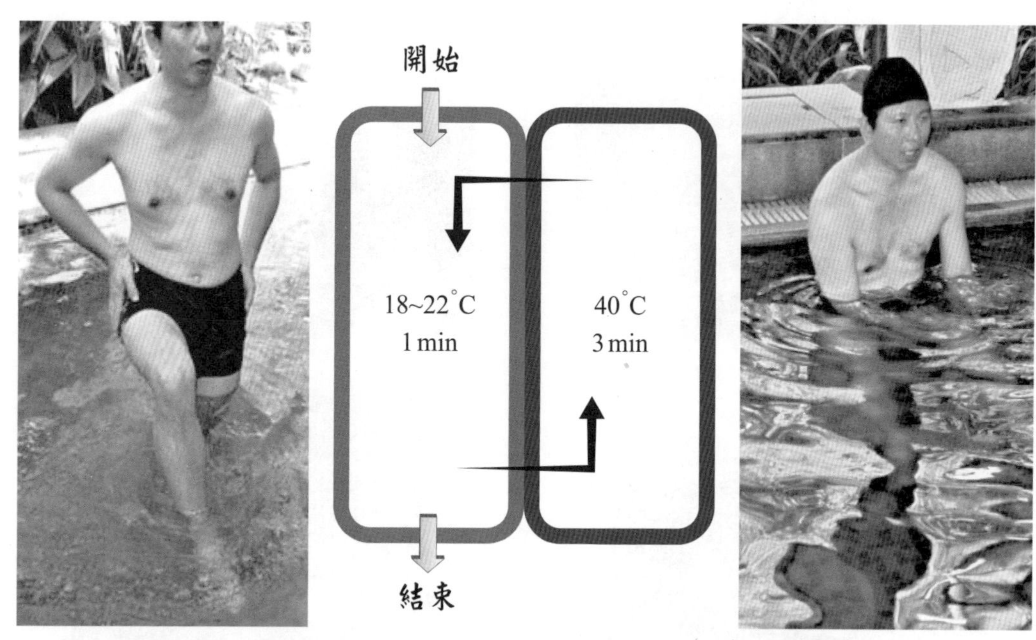

圖 10-16　KNEIPP 踩踏法之冷熱交替水療方案

資料來源：林指宏、余光昌、鄒碧鶴(2009)・*克奈普健康促進方法在臺灣溫泉產業的應用－期末報告*・教育部。

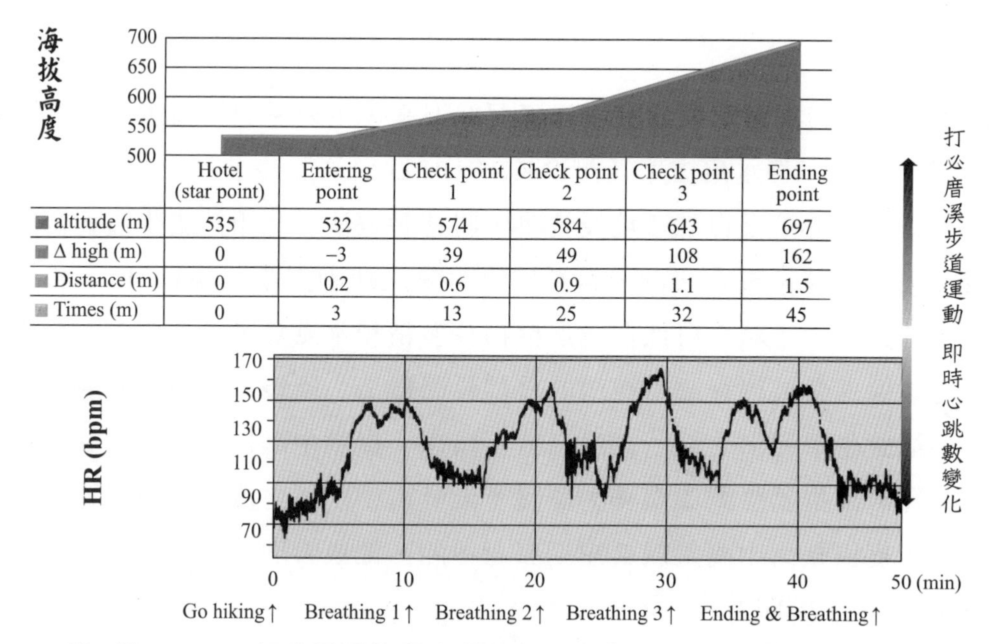

	Hotel (star point)	Entering point	Check point 1	Check point 2	Check point 3	Ending point
altitude (m)	535	532	574	584	643	697
Δ high (m)	0	−3	39	49	108	162
Distance (m)	0	0.2	0.6	0.9	1.1	1.5
Times (m)	0	3	13	25	32	45

圖 10-17　打必厝溪健康步道配合呼吸調理技術之健康有氧運動方案

資料來源：林指宏、余光昌、鄒碧鶴(2009)・*克奈普健康促進方法在臺灣溫泉產業的應用－期末報告*・教育部。

（二）關子嶺泥漿溫泉樂活養生應用

臺南市關子嶺溫泉區自日據時期即以泥漿溫泉聞名國際，溫泉應用至今已超過一百年以上。關子嶺地區之地質構造屬六重溪斷層，附近岩層屬烏嘴層母岩，含大量泥火山沉積物。其溫泉為泥質岩層之自湧泉性露頭，泉源熱水循環深度在2,500公尺以上，泉質屬弱鹼性碳酸鹽泉，pH值為8.0，泉溫約在75~80℃，湧泉處挾帶微細之青灰岩泥和各種礦物質，使泉水呈現灰黑色澤，故又有「黑色溫泉」、「濁泉」或「泥巴溫泉」之稱號。主要溫泉泉源有兩處：一為寶泉橋的山腳下；二為火王爺廟之廟宇前下方，故又被當地民眾尊譽為「靈泉」。此外，關子嶺溫泉區海拔高度為300~500公尺，由大凍山、九龍山、雞籠山、福龍山、檳榔山以及枕頭山環繞而成，擁有氣壓、氣候、溫度、濕度、森林芬多精和溫泉負離子的自然養生優勢條件（圖10-18）。暢遊四季關子嶺，容身於蝴蝶、螢火蟲、鳥類、甲蟲和植物生物多樣性環境，體驗溫泉加倍呵護「怡養容顏保康健」的養生魅力（林，2014）。

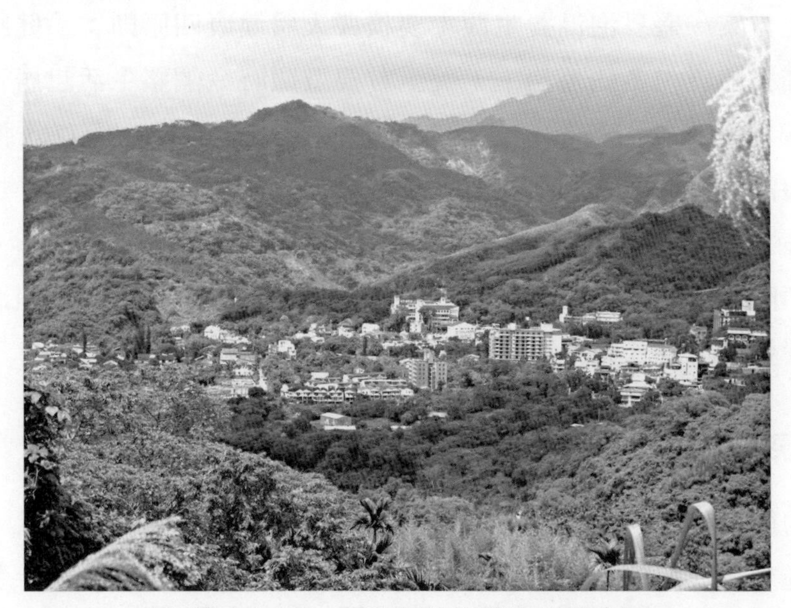

圖10-18　群山環繞之關子嶺溫泉區

資料來源：作者自行拍攝。

友寄景清（大正九年／民國九年）在「關仔嶺的溫泉書」中指出，「泡關子嶺的溫泉好似浸泡於天堂的甜湯一般，泉質極優，風光明媚，幽靜嫻雅，被喻為為臺灣最適合舒緩身心的溫泉」。記載中指出關子嶺溫泉對許多病症皆有效用，特別是針對風濕、婦女病、皮膚病、生殖器疾病效果更為顯著，可惜至今仍無詳盡科學研究或實證醫學記載。關子嶺溫泉含有特殊成分硒(Se, 3.255 ppb)、偏硅酸(H_2SiO_3, 130 ppm)和碳酸鎂($MgCO_3$, 425 ppm)且泥漿含二氧化矽(SiO_2)約占70%以上。矽、硒及鎂等元素，已被科學研究證實具有抗發炎及抗氧化作用，可以作為皮膚病的輔助治療方式，且溫泉所含之偏硅酸(H_2SiO_3)是人體必要之微量元素，可有效被人體消化系統吸收。此外，林指宏等(2013)透過研究成果分析指出，關子嶺溫泉泥漿養顏美容作用和其對膚質的改善作用有關，並證實其作用機制可能是來自於關子嶺溫泉泥漿具吸附皮膚廢舊角質細胞及骯髒汙穢物，而達到深度膚質潔淨效果。

爰此，林指宏(2013)進一步在西拉雅國家風景區管理處計畫支持下，規劃可提升關子嶺溫泉資源健康促進利用和導入發展創新的溫泉產業觀念，推出盛夏泡湯養生方案。盛夏泡湯養生觀主要根據人體健康四原則：「健脾除濕、清熱消暑、補養肺腎、冬病夏治」。養生首要遵照時令調整生活起居，祕訣「解表熱、溫裏寒、氧活、舒筋」才能有好容顏。盛夏泡湯最能有效將體內寒氣逼出，中醫認為可解表熱、溫裏寒，具有清瘀、排毒和利水作用，加上泡湯有益心、脾兩臟，養心則安神、活血通經絡，可達到「養顏美容」、「舒活安眠」、「預防疾病」及「冬病夏治」的好處（林，2014）。據此理念，規劃之盛夏泡湯養生觀兩大行程，如圖10-19。

（一）溫泉舒鬱健康活絡行

體液均衡是健康的重要指標，溫泉可以有效改善血液循環功能，有利水腫消腫和促進新陳代謝的作用，運用得宜尚可減輕或預防乳酸堆積所引起的肌肉僵硬和疼痛問題。

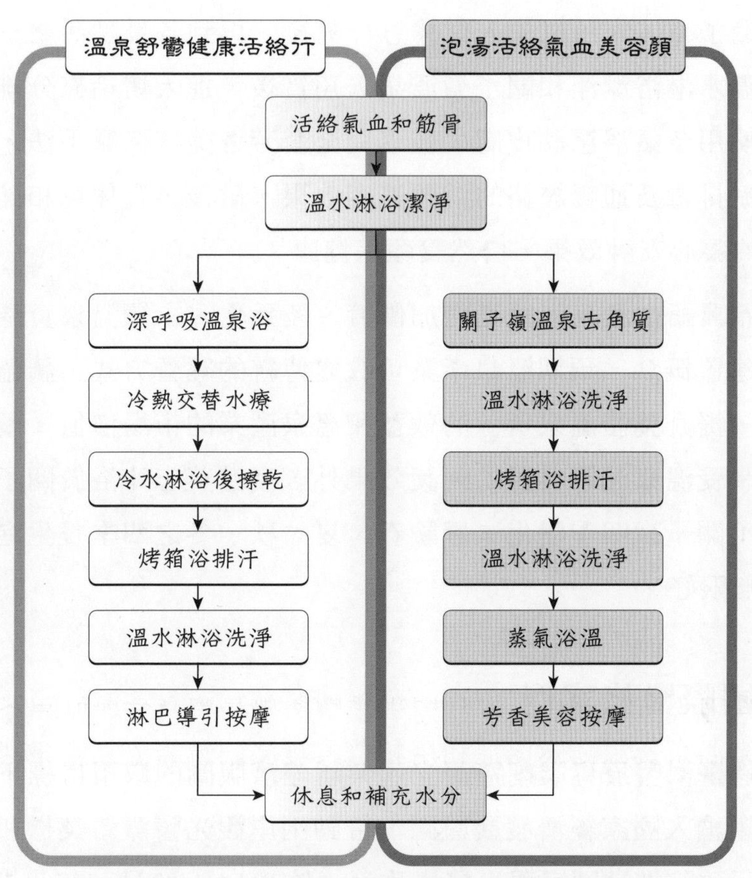

圖 10-19 關子嶺溫泉盛夏泡湯養生流程

資料來源：林指宏(2014)。*2014關子嶺溫泉業者訓練專案*。交通部觀光局西拉雅國家風景區管理處。

夏天到關子嶺，您可以先入住休息片刻後，再到各景點活絡一下筋骨和氣血，回來以溫水淋浴潔淨後，再享受關子嶺溫泉浴，並搭配冷熱交替水療法、深呼吸法、烤箱(sauna)及淋巴導引按摩手法，相得益彰，達到氣血活絡、通暢經絡的養生效果。爾後，宜休息和補充水分，加上芳香保健的凝心安神效果，身體自然保健康。

（二）泡湯活絡氣血美容顏

皮膚角質和氣血是美麗的重要指標，關子嶺溫泉可以有效改善皮膚血液循環，給您好氣色，加上溫泉泥具有清除老化角質層的特殊美容顏效益，輕鬆來泡湯，容光煥發，帶著魅力回家。

夏天到關子嶺，您可以先入住休息片刻後，再到各景點活絡一下筋骨和氣血，回來以溫水淋浴潔淨和關子嶺溫泉去角質後，進入烤箱充分排汗和溫水淋浴洗淨，再使用蒸氣浴溫潤皮膚，並享受全套芳香美容按摩手法，達到皮膚除舊布新、清瘀排毒及通暢經絡的活顏美容效果。爾後，宜休息和補充水分，加上芳香保健的凝心安神效果，自然養顏保健康。

最終，希冀藉由溫泉資源高附加價值、多元化、永續溫泉資源利用與營運模式之創新建置概念，預期溫泉產業可改變傳統的經營方式，讓溫泉產業能更多元化發展，提升整體溫泉資源的效益和溫泉產業的市場價值。爾後，旅遊關子嶺，除了享受溫泉泥漿美麗的呵護效果外，漫遊莫忘沐浴於關子嶺自然美景懷抱中，跟上關子嶺四季變化，體驗春、夏、秋、冬之四季養生泡湯步履，樂活美顏魅力無限好。

三、臺北國際醫旅案例

政府透過臺灣醫療專業創造觀光產業新經濟版圖的政策目標下，特將推動觀光醫療政策納入國家經濟發展藍圖，帶動兩岸觀光醫療新契機和商機。臺北市政府配合行政院推動國家觀光醫療政策，於2014年12月，在北投溫泉區正式啟用結合溫泉養生、醫療和觀光為一體之「臺北國際醫旅」，為臺灣溫泉保養地推動帶來一線曙光。臺北國際醫旅建築主體為一具備觀光、醫療、保健三合一的新建物，為臺灣第一家觀光醫療結合溫泉度假機構（佔地約1,500坪，每層坪數約250~300坪），透過委外經營模式，首創結合「溫泉酒店、健康管理、美容醫學」三合一之創新服務事業體，並以「健康管理」之醫院命名，強化健康管理之品牌形象，為其建立特色及市場區隔。首波推出之營運策略以優質健檢、健康管理、美容醫學及溫泉養生住宿為服務核心，期能透過優質醫學技術和溫泉養生特色，搭配北投地區自然及人文景觀，開創旅遊新經濟模式（圖10-20）。

臺北國際醫旅以「健康生活與尊榮關懷」為其經營理念，並強調滿足顧客的身心靈均衡與健康需求為服務目的，有別於現今臺灣醫療體制強調疾病治療為主軸之服務型態，願景吻合歐洲保養地發展趨勢。根據理念，臺北國際醫旅推出一套以「健康假期」及「美麗假期」為服務概念的觀光醫療服務模式，流程規劃從健康檢測、評估、諮詢到健康管理之套裝服務，住宿方面則由溫泉飯店接待。整體行程內容包括安排高度精密醫療儀器進行精緻細膩的全方位健檢，爾後再透過專業解讀與判斷健檢結果，並提供後續的顧客健康諮詢及完整的健康管理服務，為期二天之要全身健康檢查之醫學專業服務；隨後安排顧客進行大臺北觀光景點旅遊及前往礁溪泡湯遊憩，最後再返回飯店隔日聽取健康檢查報告。希冀藉此身心靈提升之行程安排，讓顧客置身於家庭醫療照顧及身心休閒之最佳養生環境，獲得心靈的舒活與健康（臺北國際醫旅，2014）。

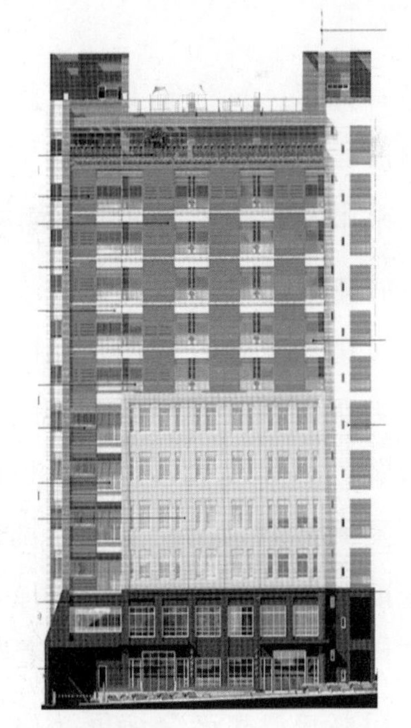

圖 10-20　臺北國際醫旅建築規劃

圖片來源：臺北國際醫旅授權使用(http://www.tpehealth.com/)。

結　語

健康養生(health and wellness)之共同議題在於自我責任和採取健康的生活方式，亦即營造對自我健康負責之生活型態，而以此為服務核心之產業可稱為「健康養生產業」。比較中國的「健康養生哲學」與世界衛生組織提倡的「健康促進生活型態」及「健康促進產業」相互之間，的確有異曲同工巧妙之處。

「健康促進產業」是以保健技術為基礎，搭配主流醫學健康知能，由原本的促進健康、疾病醫療、衛教及健康照護，轉化為積極的健康管理，若能進一步融合休閒與醫療服務的優勢，取其健康促進、養生照護、健康旅遊及樂活養生特色，營造新世紀健康度假中心模式，提供完善健康服務，建構健康促進職場，藉以營造新世紀樂活養生產業，開創高齡友善城市，方可圓滿共享樂活人生。

另一方面，為了促進銀髮族產業發展，以及獲得優質的照護與生活品質，國家發展委員會於「產業發展套案」中將健康照護列為新興產業，部分產業為因應未來市場的顧客需求，逐漸的調整經營的型態。

鑒於臺灣溫泉產業規模較小，且溫泉應用仍停留在休閒娛樂階段，獲利空間有限，再加上區域特性及品牌概念模糊，不易在消費者內心建立良好的忠誠度。當今如何將臺灣休閒產業全面提升至健康促進產業，已是臺灣發展六大核心產業刻不容緩之事，政府也已全面將觀光醫療視為國家發展之核心推動產業，但臺灣休閒場所普遍不具備健康服務內涵，關鍵原因在於臺灣健康促進產業尚未成形，唯有將臺灣溫泉產業提升具健康服務之內涵之產業健康化，方能迎合時代潮流，開創臺灣溫泉產業新契機。

綜觀臺灣溫泉產業發展，由於溫泉品牌及健康促進產業概念模糊，間接使得臺灣難獲國際觀光客青睞，故建立溫泉產業升級為健康促進產業，可具體且實務地帶動臺灣溫泉產業邁向高值化的新技術和經營策略，引領產業及時和國際經濟鏈風向和消費市場需求接軌，透過溫泉高值化應用及國際化之雙重目標，創造產業新經濟，達成產業創新目標。

問題與討論
Discussion

1. 健康促進產業與疾病醫療產業有何不同？

2. 臺灣觀光醫療發展政策方向為何？

3. 世界衛生組織推動高齡友善城市有哪 8 個面向？衛生福利部採用哪 8 個具體操作策略因應之？

4. 溫泉高值應用有哪些應用模式？臺灣溫泉高值商品初步成果為何？

5. 請參閱關子嶺泥漿溫泉樂活養生應用之案例，討論溫泉養生操作方式？

參考文獻
Reference

內政部統計處 (2021)・*110 年第 32 週內政統計通報*。https://www.moi.gov.tw/News_Content.aspx?n=2905&s=235554

石豐宇 (2011)・*高齡友善城市第一階段教育訓練 國外高齡友善城市介紹*・成功大學健康城市研究中心。

何東波、林指宏、陳淑美、黃戊田、陳冠位、張耀麟…陳肇堯 (2012)・*雲嘉南健康養生產業、Long-stay、觀光發展暨觀光醫療產業創新規劃*・臺南市政府。

吳適達 (2009)・*禪坐的解壓機制研究*・交通大學。

李金泉、陳俊瑜、陳俊良 (2006)・健康的職場：壓力風險管理之應用・*工業安全科技，58*，11-16。

李雅晴、林慧萍、簡如瑩、林指宏 (2013)・泰式按摩對大專學生之生理參數影響評估・*嘉南學報，39*，43-55。

林邦興 (2009)・*養生行為與健康促進關係之研究*・育達商業技術學院企業管理所。

林指宏 (2010a)・溫泉健康促進應用・*休閒溫泉學*（206-258 頁）・華杏。

林指宏 (2010b)・溫泉理療・*科學發展，454*，28-33。

林指宏 (2013a)・*101 年度原住民族地區溫泉實質開發實施計畫－五峰鄉觀光商務平臺與溫泉特色產品研發*・五峰鄉公所。

林指宏 (2013b)・*101 年度原住民族地區溫泉實質開發實施計畫－牡丹鄉觀光商務平臺與溫泉特色產品研發*・牡丹鄉公所。

林指宏 (2013c)・*臺南溫泉高值化政策委託專業服務規劃案*・臺南市政府觀光旅遊局。

林指宏 (2014)・*2014 關子嶺溫泉業者訓練專案*・交通部觀光局西拉雅國家風景區管理處。

林指宏 (2016)・*104 年臺南市溫泉高值利用供給及品牌授權計畫輔導團－成果報告書*・臺南市政府觀光旅遊局。

林指宏、江妍慧、張麗蓉、簡如瑩、張翊峰 (2013)・關子嶺泥漿溫泉對於皮膚去角質效果之研究・*嘉南學報*，*38*，215-222。

林指宏、余光昌、鄒碧鶴 (2009)・*克奈普健康促進方法在臺灣溫泉產業的應用－期末報告*・教育部。

林指宏、余光昌、蔡一如、甘其銓、萬孟瑋、李孫榮 (2008)・臺灣溫泉區業者對溫泉資源多元應用和溫泉健康促進的期待・於李一民主編，*2008 國際溫泉產業創新研討會及工作坊論文集*（19-40 頁）・大仁科技大學。

林指宏、鄭建業、許滋那、簡如瑩、張麗蓉、張翊峰 (2013)・關子嶺溫泉泥美容效益機制探討・*嘉南學報*，*39*，132-142。

林指宏、簡如瑩、李節子 (2012)・*溫泉產業結合健康服務之意象調查*・發表於「2012 第十四屆休閒、遊憩、觀光學術研討會暨國際論壇論文集」・東華大學。

林頌凱 (2009)・*創新性健康管理營運模式服務之研究*・臺灣大學。

香港貿易發展局 (2014)・*中國化妝品市場概況*。http://china-trade-research.hktdc.com/

徐瑞良、張玉治 (2008)・臺灣溫泉保養地開發條件構面之探討・*運動健康與休閒學刊*，*8*，214-223。

國家發展委員會 (2020)・*高齡化時程*。https://www.ndc.gov.tw/Content_List.aspx?n=695E69E28C6AC7F3

張翊峰、林指宏 (2013)・*原住民族地區溫泉計畫推動委託專業技術服務案*・原住民族委員會。

張翊峰、林指宏 (2014)・*原住民族地區溫泉計畫推動委託專業技術服務案*・原住民族委員會。

張翊峰、林指宏 (2016)・*原住民族地區溫泉計畫推動委託專業技術服務案－成果報告書*・原住民族委員會。

許秀如、林指宏 (2012)・*美容服務業與大樓型高級住宅策略聯盟之研究－以高雄地區為例*・發表於「2012 Conference on LOHAS and Wellness」，嘉南藥理科技大學。

勞動部勞動及職業安全衛生研究所 (2014)・*企業壓力預防管理計畫指引*・勞動部勞動及職業安全衛生研究所。

游達昌 (2009)・*健康管理服務平臺之發展－以 A 公司個案為例*・臺灣大學。

經濟部水利署 (2008)・*溫泉資源多元化效能提升技術研究計畫*・經濟部水利署。

經濟部投資業務處 (2009)・*健康照護產業分析及投資機會*。http://www.dois.moea.gov.tw/asp/iaaio.asp

鄔宗蓉 (2011)・*工作壓力對於情緒勞務之影響－以人格特質為干擾變項*・中原大學。

臺北國際醫旅 (2014)・*關於醫旅*。http://www.tpehealth.com/

臺灣國際醫療全球資訊網 (2022)・*醫療動態*。https://www.medicaltravel.org.tw/News.aspx?l=1

衛生福利部國民健康署 (2019)・*高齡友善城市－八大面向*。https://www.hpa.gov.tw/Pages/List.aspx?nodeid=3869

衛生福利部國民健康署 (2019)・*高齡友善城市計畫*。https://www.hpa.gov.tw/Pages/Detail.aspx?nodeid=3856&pid=11059

鄭慈千 (2013)・化妝保養品市場新趨勢研究・*臺北城市大學學報*，*36*，213-222。

錦水溫泉飯店、嘉南藥理科技大學 (2008)・*溫泉保養地的整合體系與創新服務營運計畫*・經濟部商業司。

薛宜涓、江佩洵、林指宏(2011)・*醫療機構人員溫泉休閒態度與健康促進生活型態之相關性研究－以臺南地區為例*・發表於「2011 健康休閒國際研討會」・嘉南藥理科技大學。

鍾啟東(2005)・產業特寫－化妝保養品產業概況與展望・*台肥季刊，46*。

Beth, M. (2017). *Global wellness institute releases "global wellness economy monitor" - Packed with regional & national data on wellness markets.* http://www.prweb.com/releases/2017/02/prweb14027109.htm

Buttaga, V., Eungpinichpong, W., Chatchawan, U., & Kharmwan, S. (2011). The immediate effects of traditional Thai massage on heart rate variability and stress-related parameters in patients with back pain associated with myofascial trigger points. *Journal of Bodywork & Movement Therapies, 15*, 15-23。

Chaithavuthi, J., & Iri, K. C. M. (2007). *Thai massage the Thai way.* Chiang Mai.

Chow, K. T. (2011). *Advanced Thai yoga massage.* Healing Arts Press.

Cohen, M., & Bodeker, G. (2010). *Understanding the global spa industry and spa management.* Elsevier

La Roche-Posay Laboratoire Dermatologique (2013). *La Roche-Posay Laboratoire Dermatologique.* http://www.cn.laroche-posay.hk/

DPA (2008). *Kneipp's wellness practices enjoy reviva.* http://www.earthtimes.org/

Gilbert, D. C., & Weerdt, M. V. D. (1991). The health care tourism product in western Europe. *Revue de Tourisme - The Tourist Review - Zeitschrift f,* 5-10.

Griffin, N. (2003a). Kneipp hydrotherapy, part II. *Massage Today, 3*(8), 1-3.

Griffin, N. (2003b). The man and his mission, part I. *Massage Today, 3*(6), 1-3.

Global Wellness Institute (GWI). (2021). *The Global Wellness Economy: Looking Beyond COVID*. https://globalwellnessinstitute.org/industry-research/the-global-wellness-economy-looking-beyond-covid/

Hall, J., Bisson, D. O., & Hare, P. (1990). The physiology of immersion. *Physiotherapy, 76*, 517-521.

Jacobs, A. C., De Medina, P. R., Mulder, E. J. H., Visser, G. H. A., & Buitelaar, J. K. (2002). Prenatal maternal stress, HPA axis activity, and postnatal infant development. *International Congress Series, 1241*, 65-71.

Jacobs, S. C., Friedman, R., Parker, J. D., Tofler, G. H., Jimenez, A. H., Muller, J. E. … Stone, P. H. (1994). Use of skin conductance changes during mental stress testing as an index of autonomic arousal in cardiovascular research. *American Heart Journal, 128*(6), 1170-1177.

Kral, B. G., Becker, L. C., Blumenthal, R. S., Aversano, T., Fleisher, L. A., Yook, R. M., & Becker, D. M. (1997). Exaggerated reactivity to mental stress is associated with exercise-induced myocardial ischemia in an asymptomatic high-risk population. *Circulation, 96*(12), 4246-4253.

Krantz, D. S., Helmers, K. F., Bairey, C. N., Nebel, L. E., Hedges, S. M., & Rozanski, A. (1991). Cardiovascular reactivity and mental stress-induced myocardial ischemia in patients with coronary artery disease. *Psychosomatic Medicine, 53*(1), 1-12.

Kurabayashi, H., Tamura, K., Tamura, J., & Kubota, K. (2001). The effects of hydraulic pressure on atrial natriuretic peptide during rehabilitative head-out water immersion. *Life Sciences, 69*, 1017-1021.

Lee, K., Jackson, D. N., Cordero, D. L., Nishiyasu, T., Peters, J. K., & Mack, G. W. (2003). Change in spontaneous baroreflex control of pulse interval during heat stress in humans. Journal *Applied Physiology, 95*, 1789-1798.

Lin, C. H. (2010). *Affected the body energy balance by Chinese medicine therapy. Presented at "World hydrotherapy advance forum-European & Asian meeting-The research of thermal spa managing strategy"*. King's Resort & Spa , Miaoli, Taiwan, ROC.

NCCAM (2007). *An introduction to naturopathy.* http://nccam.nih.gov/

NCCAM (2011). *What is complementary and alternative medicine.* http://nccam.nih.gov/

Roques, C. F. (2009). *Balneology in France.* https://www.doki.net/

Schweder, I. R., Matthews, J., Menzies, J., Navab, S., & Patel, S. (2008). *Asia pacific roars. The latest spa research data and predictions.* Global Spa Summit.

Sekine, M., Nasermoaddeli, A., Wang, H. B., Kanayama, H., & Kagamimori, S. (2006). Spa resort use and health-related quality of life, sleep, sickness absence and hospital admission: The Japanese civil servants study. *Complementary Therapies in Medicine, 14*(2), 133-143.

SRI International (2010). *Spas and the global wellness market. Synergies and opportunities.* http://www.globalspasummit.org/

Sundin, O., Ohman, A., Palm, T., & Strom, G. (1995). Cardiovascular reactivity, type A behavior, and coronary heart disease: Comparisons between myocardial infarction patients and controls during laboratory-induced stress. *Psychophysiology, 32*(1), 28-35.

Tei, C., Horikiri, Y., Park, J. C., Jeong, J. W., Chang, K. S., Toyama, Y., & Tanaka, N. (1995). Acute hemodynamic improvement by thermal vasodilation in congestive heart failure. *Circulation, 91*(10), 2582-2590.

Thorsteinsdottir, K. (2005). The state of the European hotel spa sector. *Journal of Retail & Leisure Property, 4*(3), 272-277.

Titzmann, T., & Balda, B. R. (1996). Mineral water and spas in Germany. *Clinics in Dermatology, 14*(6), 611-613.

van Tubergen, A., & van der Linden, S. (2002). A brief history of spa therapy. *Annals of the Rheumatic Diseases, 61*(3), 273-275.

Vogele, C., & Steptoe, A. (1992). Emotional coping and tonic blood pressure as determinants of cardiovascular responses to mental stress. *Journal of Hypertension, 10*(9), 1079-1087.

WHO (1998). *Health Promotion Glossary.* http://www.who.int/

Wilcock, I. M., Cronin, J. B., & Hing, W. A. (2006). Physiological response to water immersion: A Method for sport recovery. *Sports Medisine, 36* (9), 747-765.

Zuluaga, J. N. (2009). *Father Sebastian Kneipp (1821-1894) healer extraordinary.* http://www.profesornarvaez.net/

Brennan, M., Tanyatanaboon, B., & Penkar, R. (2016). *Health and wellness industry report -Issue 2: Thermal hot springs.* https://goo.gl/ZKwWo3

Lee, C. F., & King, B. E. (2008). Using the Delphi method to assess the potential of Taiwan's hot springs tourism sector. *International Journal of Tourism Research, 10*(4), 341-352.

Lee, C. F., Ou, W. M., & Huang, H. I. (2009). A study of destination attractiveness through domestic visitors' perspectives: The case of Taiwan's hot springs tourism sector. *Asia Pacific Journal of Tourism Research, 14*(1), 17-38.

SRI International. (2010). *Spas and the global wellness market: Synergies and opportunities.* https://goo.gl/DGOGKx

Tourism Bureau (2017a). *County (city) government hot spring distric management plan and follow-up counseling program for the situation of the progress of the control table.* https://goo.gl/EgLkT3

Tourism Bureau (2017b). *The number of industries that obtain the hot spring mark in Taiwan.* http://admin.taiwan.net.tw/public/public.aspx?no=272

Yeung, O., & Johnsto, K. (2017). *Global wellness economy monitor.* https://goo.gl/FIPdzT

– MEMO –

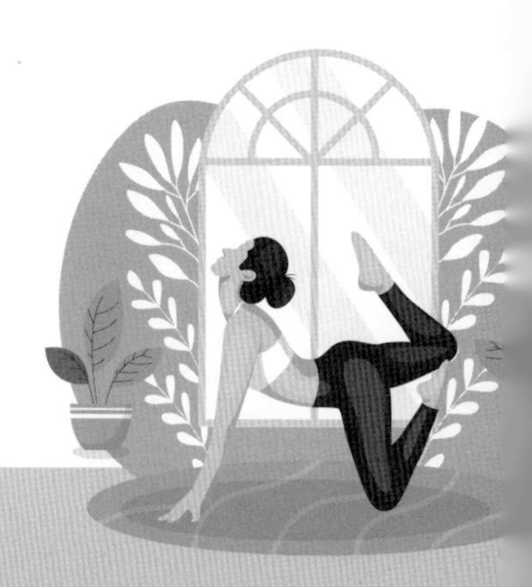

– MEMO –

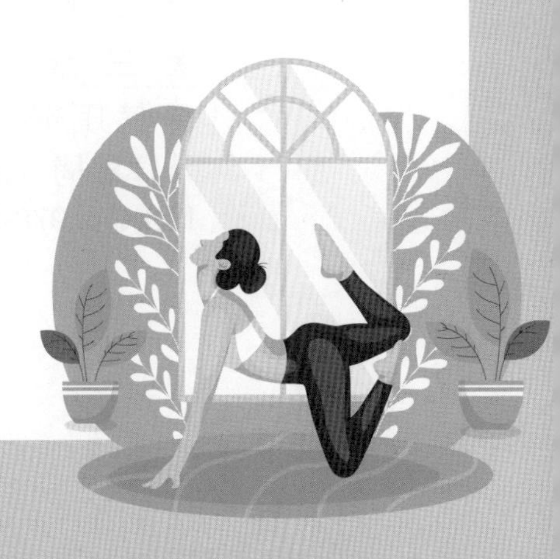

國家圖書館出版品預行編目資料

健康促進／許雅雯、葉慧容、黃戊田、林麗華、吳敏欣、洪于婷、蔡新茂、林指宏編著. －第三版. －新北市：新文京開發出版股份有限公司，2022.06
面；　公分
ISBN 978-986-430-845-3（平裝）

1.CST：健康法　2.CST：衛生教育

411　　111009125

健康促進（第三版）　（書號：**HT30e3**）

總校閱　何東波
編著者　許雅雯　葉慧容　黃戊田　林麗華　吳敏欣　洪于婷　蔡新茂　林指宏
出版者　新文京開發出版股份有限公司
地　址　新北市中和區中山路二段 362 號 9 樓
電　話　(02) 2244-8188（代表號）
F A X　(02) 2244-8189
郵　撥　1958730-2
初　版　西元 2015 年 02 月 01 日
第二版　西元 2017 年 08 月 15 日
第三版　西元 2022 年 07 月 20 日

建議售價：470 元
法律顧問：蕭雄淋律師
ISBN　978-986-430-845-3

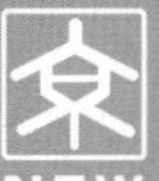

新文京開發出版股份有限公司

新世紀・新視野・新文京 — 精選教科書・考試用書・專業參考書